닥터 단감의

간이식만화

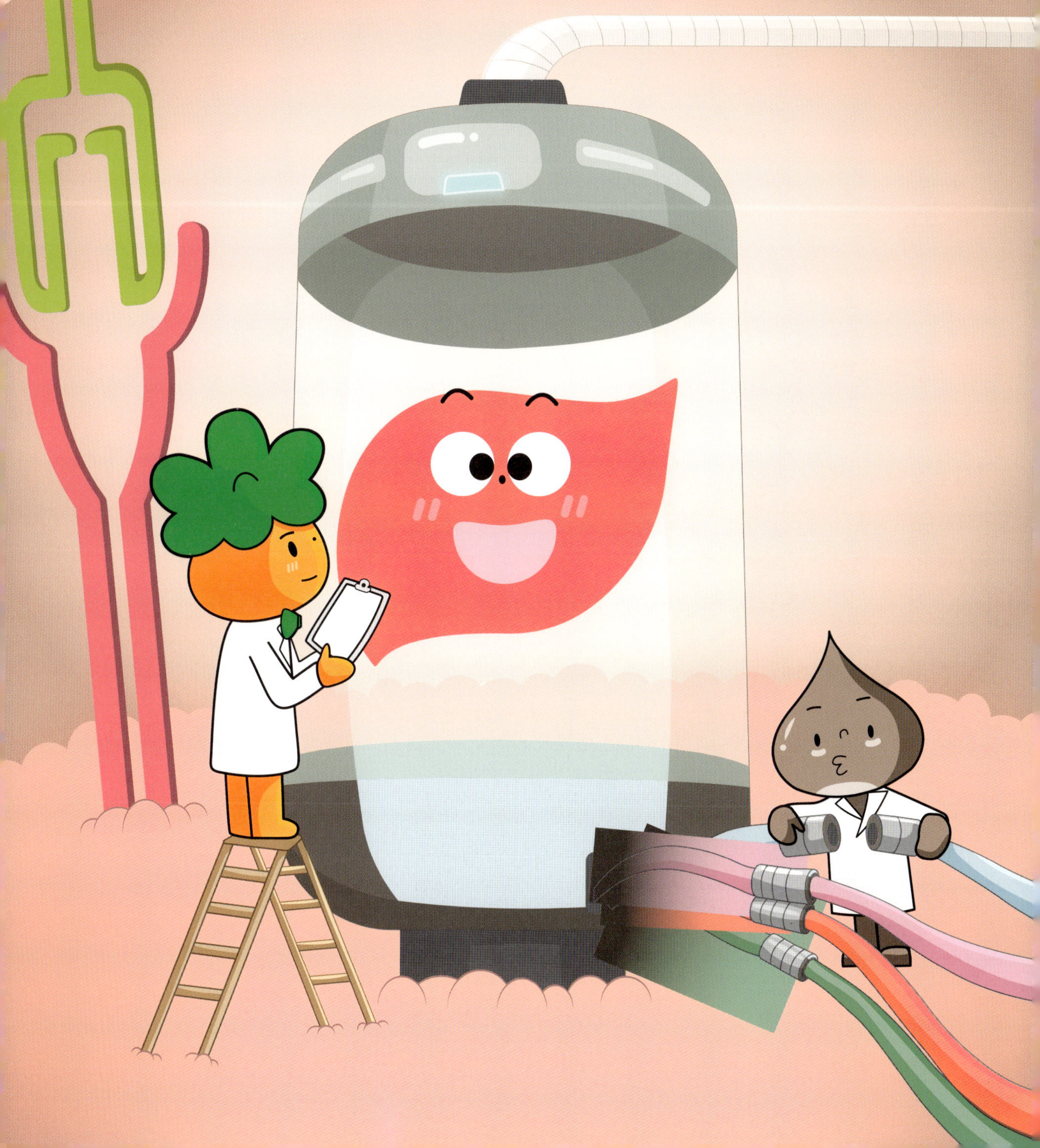

닥터단감의 간이식만화

첫째판 1쇄 인쇄 | 2022년 10월 14일
첫째판 1쇄 발행 | 2022년 10월 25일
첫째판 2쇄 발행 | 2024년 5월 10일

지 은 이 유진수
글 · 그 림 유진수
발 행 인 장주연
출판기획 김도성
출판편집 이민지
편집디자인 이민지
표지디자인 유진수, 임소영
제작담당 황인우
발 행 처 군자출판사(주)
등록 제4-139호(1991. 6. 24)
본사 (10881) 파주출판단지 경기도 파주시 회동길 338(서패동 474-1)
전화 (031) 943-1888 팩스 (031) 955-9545
홈페이지 | www.koonja.co.kr

ISBN 979-11-5955-935-8
정가 20,000원

닥터단감의 간이식만화

프롤로그

닥터단감은 여태까지 세 개의 단행본이 나왔습니다. 닥터단감의 의학이야기는 전공의 시절 충수돌기염 만화를 그렸던 것을 시작으로 군의관 시절 초반 2년 동안 작업을 통해 완성이 된 내용으로 정신의학신문을 통해 웹에서 공개되었습니다. 이 내용을 정돈하여 2020년에 단행본으로 두 권을 내게 되었습니다. 만화정신의학신문은 군의관 시절 마지막 1년 동안 작업했던 것을 2021년에야 한 권의 책으로 낸 것이었습니다. 그 이후에는 이식외과 의사의 삶을 살았기 때문에 집중적인 만화 작업은 꿈도 못 꾸고 한 달에 한 번 정도 신문에 네컷만화를 내는 정도로 만족할 수밖에 없었고요.

하지만, 만화라는 도구를 가지고 제가 매일 만나는 사람들을 위해서 써먹지 못하는 것은 문제가 있다고 계속 생각을 했었습니다. 그래서 결국 미루고 미뤄왔던 간이식만화 작업을 작년부터 시작할 수 있었습니다.

만화를 통해 사실 개인적인 경험들을 녹아낼 수도 있고 그런 방식이 더 흥미를 자극할 수도 있습니다. 최근에 인기리에 방영되었던 슬기로운 의사생활의 주인공은 간이식을 하는 사람으로 등장하고 거기에 녹아 나오는 내용들이 현실에 없는 얘기를 지어낸 것은 아닌 것으로 보입니다. 드라마의 소재로 쓰일 정도의 일들이 제 주변에도 당연히 많이 있습니다. 하지만, 제가 다루는 이식에서의 개인적 경험들은 환자들과 연관이 있을 수 있고 그런 내용들은 누군가로 특정될 수 있는 위험성도 있기 때문에 네이버 웹툰에 어울리는 내용을 그리기보다는 간이식을 예정으로 하거나 간이식을 받은 분들에게 좋은 안내서가 될 수 있는 교과서 같은 만화를 그리고자 했습니다. 사실, 이는 닥터단감 만화를 그리면서 항상 지키고자 했던 원칙과도 같았습니다. 누군가에게는 기억하고 싶지 않은 아픔이 될 수 있는 일들을 단순히 인기를 얻기 위해 휘발성 있는 소재로 사용하는 것처럼 느껴질까봐 최대한 의학적 사실을 담담하게 서술하는 식의 화법을 유지해왔습니다.

처음 닥터단감 원고를 가지고 출간에 관심있어 할 사람들을 만나봤을 때 부정적인 반응들 일색이었습니다. (지금도 사실 그렇습니다) '이런 내용을 누가 읽겠느냐'부터 '재미가 없다', '그림을 못 그렸다' 등의 속내용을 아주 잘 포장해서 수많은 거절을 경험할 수밖에 없었습니다. 그나마 관심을 가진 사람들 중 한 분은 만화에 당연히 있어야 할 '로맨스'나 '서스펜스' 이런 것이 전혀 없다라는 충고를 해주시기도 했습니다. 마음에 와 닿는 얘기이긴 했지만, 다시 돌아봤을 때, 내가 닥터단감을 그리는 이유가 무엇인지 생각해봤더니 '만화가가 되고 싶어서'가 아니라 내가 잘하는 그림 그리기, 만화 그리기를 내가 하는 일에 접목해서 시너지를 얻고 싶었기 때문이었기에 굳이 이것보다 더 잘하기 위해 더 많은 노력을 하는 것은 아닌 것 같다고 생각했습니다. 적어도 이런 전략 덕택에 닥터단감은 여전히 유명하지 않고 인기가 있지도 않습니다만, 하고자 했던 본질에 집중해서 필요로 하는 사람들에게는 가장 소중한 존재가 되기를 바랍니다.

이야기를 시작하는 상황에서 이렇게 얘기하기는 그렇지만, 앞서 얘기한 이유들 때문에 이 만화는 별로 재미가 없을 것입니다. 하지만, 여기도 다루는 내용에 관심있는 분들에게는 필요한 사실만 잘 정돈해주는 좋은 참고서가 될 것으로 기대합니다. 특히, 간이식을 예정으로 미리 공부하시는 분들에게는 어디에서 간이식을 받느냐를 떠나서 도움이 되는 책이 되었으면 합니다.

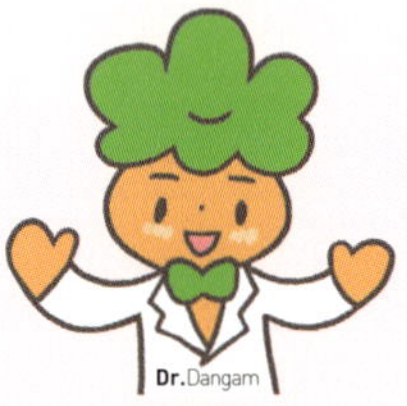

저자 **유진수**

삼성서울병원 이식외과 진료교수
메디컬일러스트 그리닥 스튜디오 대표
메디컬웹툰 닥터단감 작가

추천사

간이식 환자와 가족들에게 작은 힘이 될 수 있는 책이 되기를 바라며

간이식을 시작한지 30여년이 되어가다 보니 그 사이에 많은 변화를 목격할 수 있었습니다. 국내 간이식의 태동 단계에서는 모든 것이 처음이었고 실험적이었으며 매순간순간이 도전이었습니다. 그 긴 시간동안 많은 시행착오를 겪으면서 다양한 어려움에 봉착하였지만 좌절하지 않고 계속 할 수 있었던 것은 간이식을 받은 뒤 회복하고 정상적인 삶을 되찾게 된 환자분들의 행복한 일상을 뒤에서 지켜볼 수 있었기 때문입니다. 다행히도 점진적인 발전을 거친 간이식 수술은 이제 더 이상 실험적인 수술이 아닌 매우 안정적인 결과를 보장할 수 있는 치료법으로 거듭났습니다. 하지만 의료수준의 발달과 삶의 질 향상은 이루어진 반면에 환자와 그 가족들에게 충분하고 정확한 정보를 전달하는 것은 지난 30년간 충분히 해결되지 못한 과제였습니다. 부정확한 정보는 비단 간이식 환자들에게만 국한된 것은 아니지만, 간이식이라는 영역의 특수성과 전문성 때문에 정확한 정보를 잘 전달해줄 수 있는 사람이 충분치 않았던 것도 있습니다. 다행히도 이 책을 통해 환자와 의료진 간의 정보의 불균형으로 인해서 생길 수 있는 문제점들을 차츰 해결할 수 있는 실마리를 찾은 것 같아 이보다 더 기쁠 수가 없습니다. 환자와 그 가족들이 더욱 더 많은 것을 알고 싶어하는 것은 그 뒤에 불안함이 있기 때문입니다. 하지만 그 불안감을 해결해줄 수 있는 신뢰할 수 있는 매체가 그동안 없었습니다. 간이식 환자들을 곁에서 치료해주면서 그분들의 궁금증에 대한 답을 꾸준히 그려왔던 유진수 교수의 간이식 만화가 그들에게 작은 선물이 되었으면 하는 바램입니다.

삼성서울병원 **조 재 원** 교수

목 차

PART 03 면역억제요법

PART 04 간이식과 감염

PART 05 간이식 이후 일상생활

PART 01

간과 간이식

- Episode -

01 간의 기능

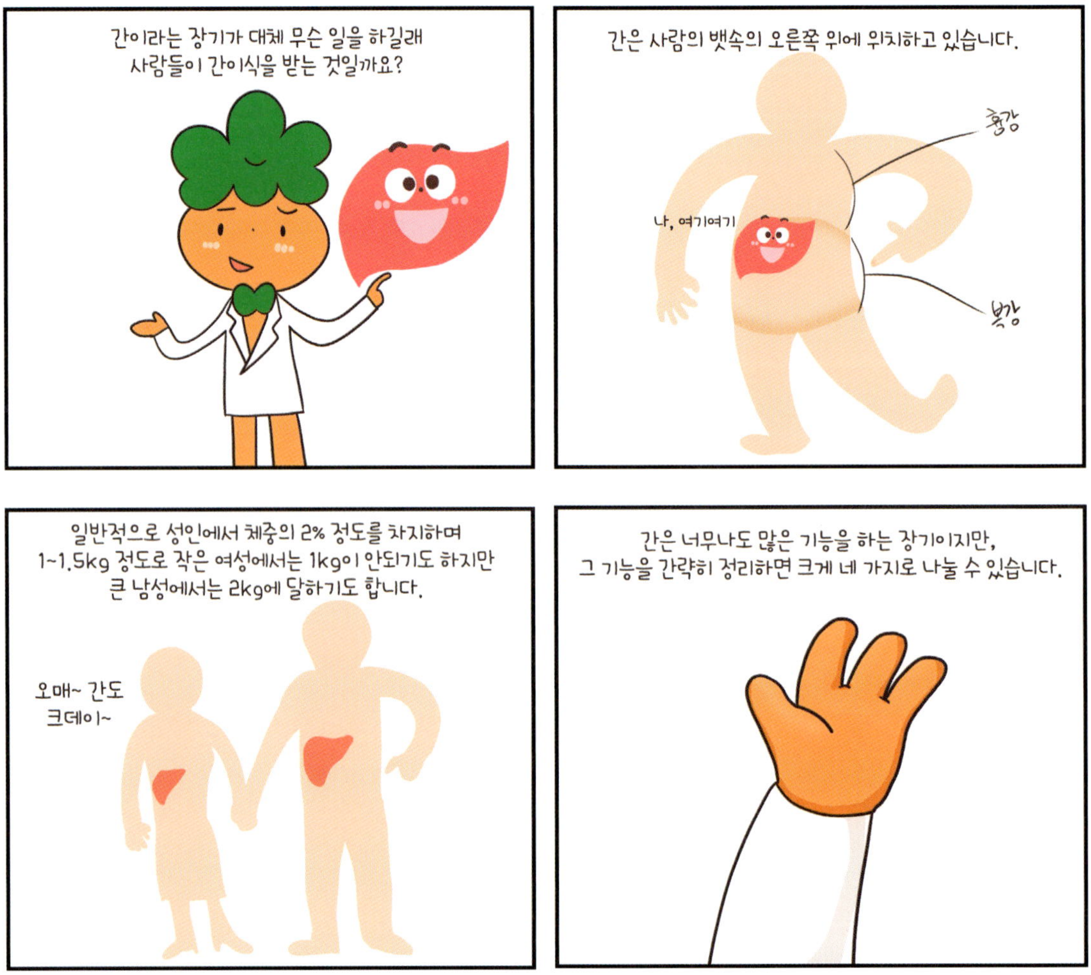

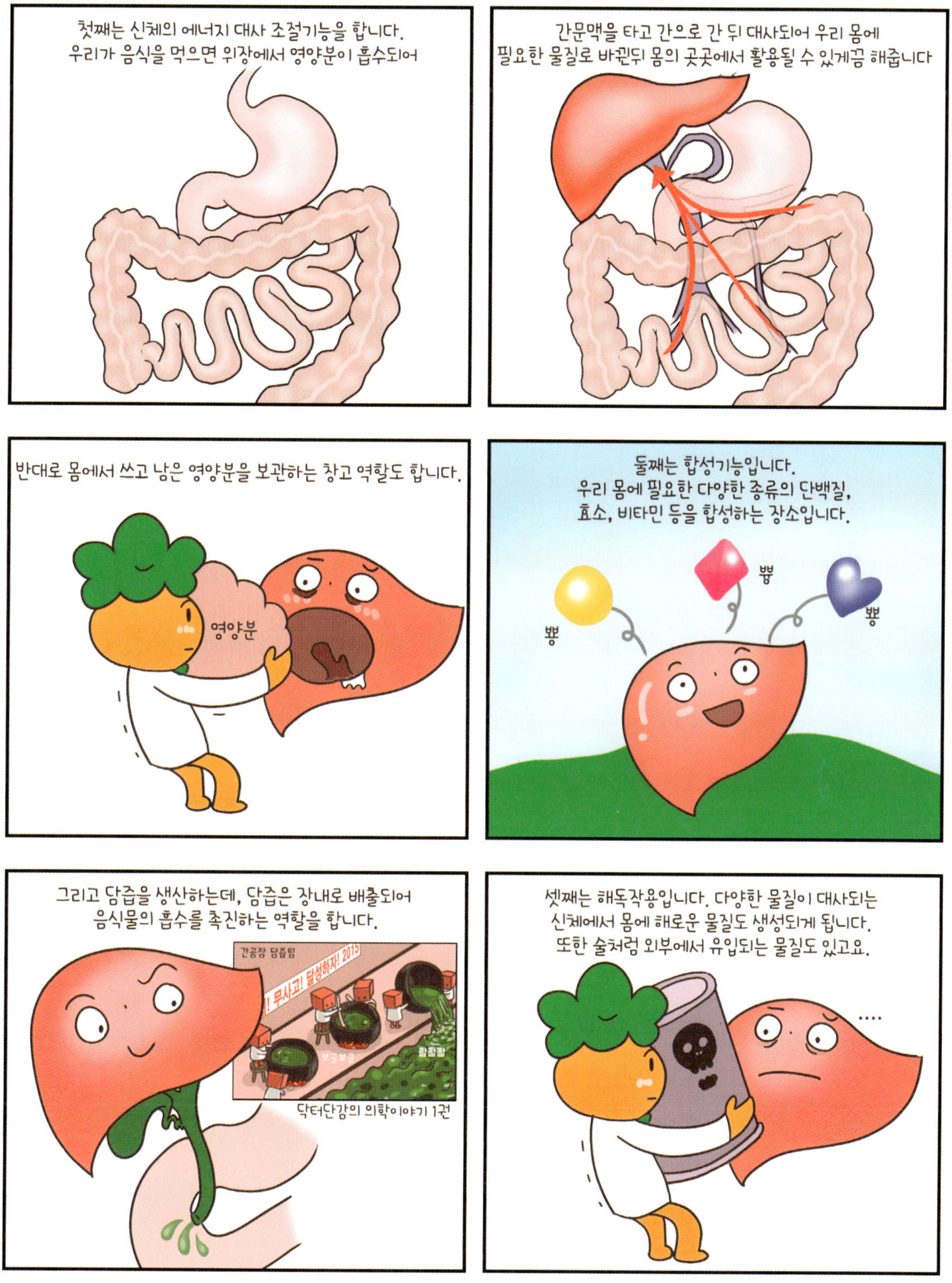
첫째는 신체의 에너지 대사 조절기능을 합니다.
우리가 음식을 먹으면 위장에서 영양분이 흡수되어
간문맥을 타고 간으로 간 뒤 대사되어 우리 몸에
필요한 물질로 바뀐뒤 몸의 곳곳에서 활용될 수 있게끔 해줍니다
반대로 몸에서 쓰고 남은 영양분을 보관하는 창고 역할도 합니다.
영양분
둘째는 합성기능입니다.
우리 몸에 필요한 다양한 종류의 단백질,
효소, 비타민 등을 합성하는 장소입니다.
뿅
뿅
뿅
그리고 담즙을 생산하는데, 담즙은 장내로 배출되어
음식물의 흡수를 촉진하는 역할을 합니다.
간공장 담즙팀
! 무사고! 달성하자! 2015
보글보글
콸콸콸
닥터단감의 의학이야기 1권
셋째는 해독작용입니다. 다양한 물질이 대사되는
신체에서 몸에 해로운 물질도 생성되게 됩니다.
또한 술처럼 외부에서 유입되는 물질도 있고요.
....

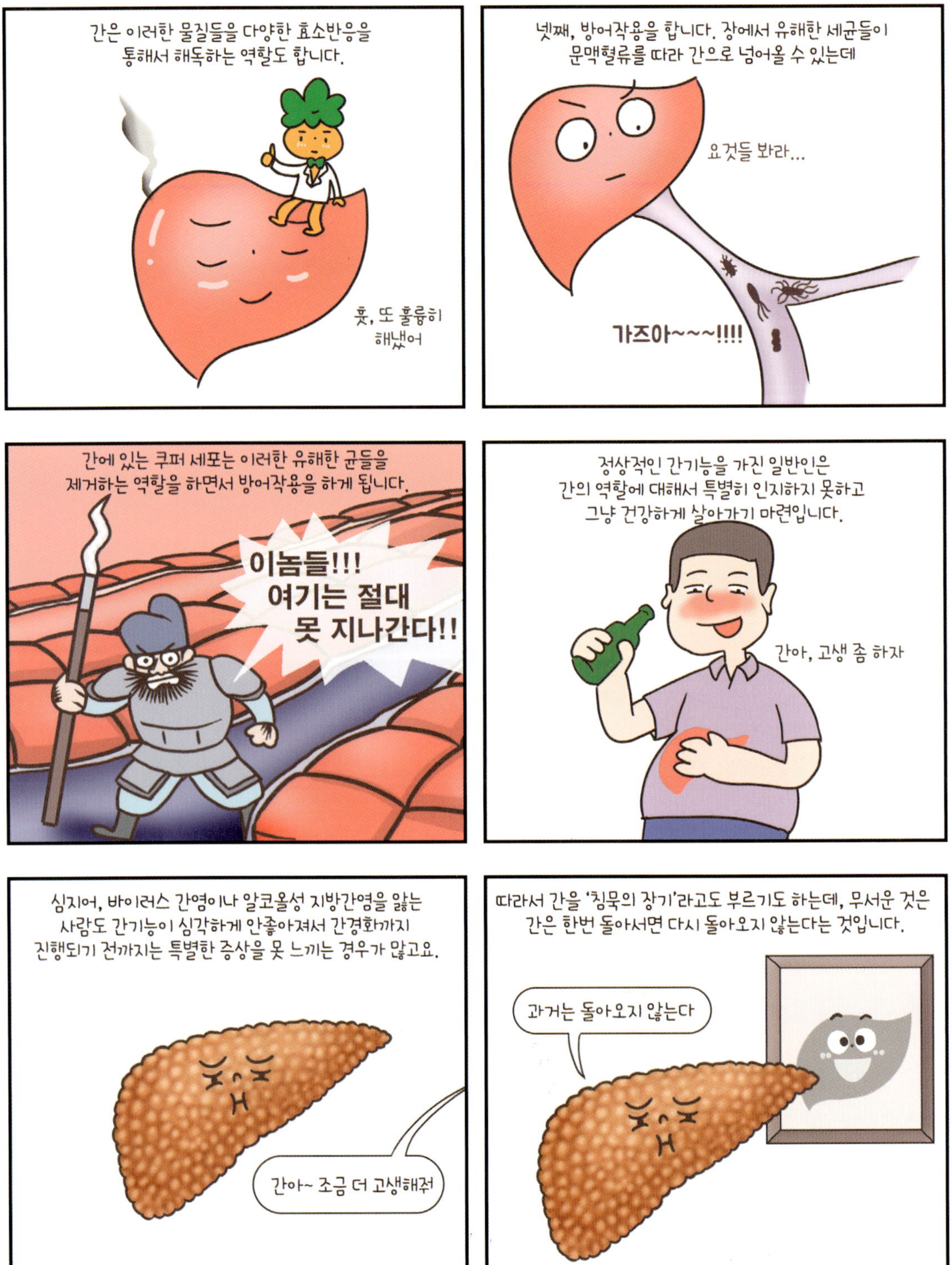
간은 이러한 물질들을 다양한 효소반응을
통해서 해독하는 역할도 합니다.
훗, 또 훌륭히
해냈어
넷째, 방어작용을 합니다. 장에서 유해한 세균들이
문맥혈류를 따라 간으로 넘어올 수 있는데
요것들 봐라...
가즈아~~~!!!!
간에 있는 쿠퍼 세포는 이러한 유해한 균들을
제거하는 역할을 하면서 방어작용을 하게 됩니다.
이놈들!!!
여기는 절대
못 지나간다!!
정상적인 간기능을 가진 일반인은
간의 역할에 대해서 특별히 인지하지 못하고
그냥 건강하게 살아가기 마련입니다.
간아, 고생 좀 하자
심지어, 바이러스 간염이나 알코올성 지방간염을 앓는
사람도 간기능이 심각하게 안좋아져서 간경화까지
진행되기 전까지는 특별한 증상을 못 느끼는 경우가 많고요.
간아~ 조금 더 고생해줘
따라서 간을 '침묵의 장기'라고도 부르기도 하는데, 무서운 것은
간은 한번 돌아서면 다시 돌아오지 않는다는 것입니다.
과거는 돌아오지 않는다

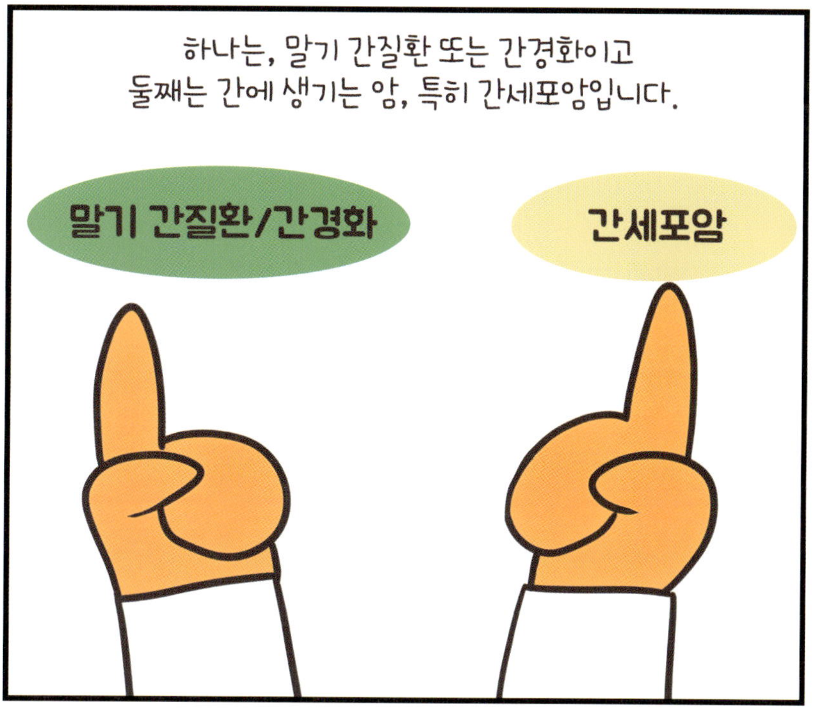
하나는, 말기 간질환 또는 간경화이고
둘째는 간에 생기는 암, 특히 간세포암입니다.
말기 간질환/간경화
간세포암

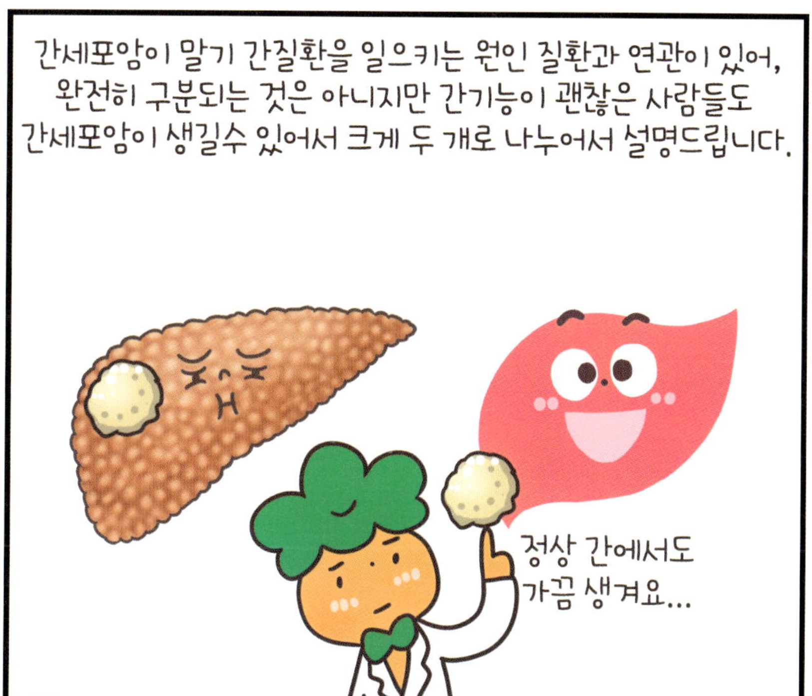
간세포암이 말기 간질환을 일으키는 원인 질환과 연관이 있어,
완전히 구분되는 것은 아니지만 간기능이 괜찮은 사람들도
간세포암이 생길수 있어서 크게 두 개로 나누어서 설명드립니다.
정상 간에서도
가끔 생겨요...

episode **01**

간의 기능

간수술을 하고 있는 외과의사인 제가 가진 간에 대한 지식은 일반인들보다는 당연히 많겠지만 사실 그렇게 대단치도 않습니다. 적어도 간이 뭐하는 장기인지 누가 묻는다면 조리있게 일부터 백까지 잘 설명할 자신이 없습니다. 이는 그만큼 간이 담당하고 있는 역할이 많기 때문이고 아직 우리가 모르는 부분도 많기 때문입니다. 하지만 대사, 합성, 해독, 방어작용 등으로 정리를 할 수는 있습니다.

우리 몸의 장기 하나하나가 각자 맡은 역할이 있기 때문에 없어서는 안되는 소중한 존재들이겠지만 간만큼 그 중요성에 비해 관심이 떨어지는 장기도 없습니다. 수많은 중요한 일을 하는 중요한 존재임에도 소리 없이 조용히, 심지어 엄청나게 못 생겨진(간경화) 상태에서도 웬만큼 할 일을 해내니까 그 중요성이 부각되지 않은 면이 크다고 생각합니다.

간만큼 중요하면서 그만큼 대우를 받는 장기들이 있다면 뇌, 폐, 심장 등을 들 수 있습니다. 뇌야 사람을 사람답게 해주는 '인간성'을 대표하는 장기이다 보니 그 무엇과도 바꿀 수 없으니까 말할 필요도 없습니다. 동아일보에 연재했던 "닥터단감의 퓨처메디–도깨비" 편에서 뇌이식에 대해서 가볍게 다룬 적이 있습니다.

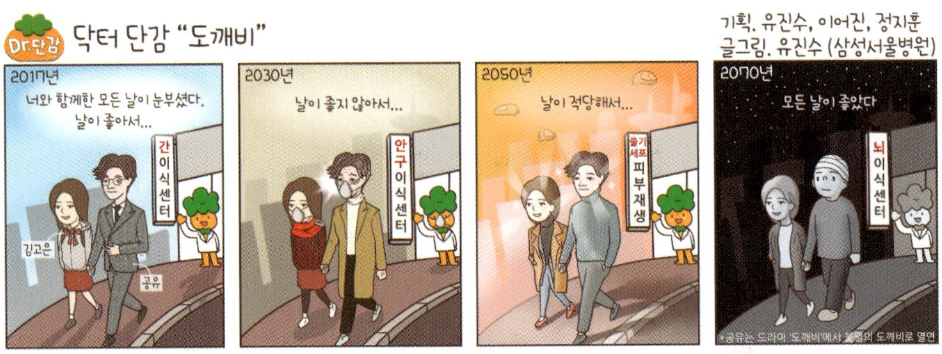

Dr.단감
닥터 단감 "도깨비"
기획. 유진수, 이어진, 정지훈
글그림. 유진수 (삼성서울병원)
2017년
너와 함께한 모든 날이 눈부셨다.
날이 좋아서...
간 이식센터
김고은
공유
2030년
날이 좋지 않아서...
안구 이식센터
2050년
날이 적당해서...
줄기세포 피부재생
2070년
모든 날이 좋았다
뇌 이식센터

하지만 뇌이식을 받은 사람이 과연 그 이전의 인격체와 같은 사람일까요? 아니라고 봅니다. 따라서 네 번째 컷은 미래에 이것저것 다 바꿔가는 의료기술을 보여주면서 '뇌를 이식'하는 약간 모순된 상황을 일부러 집어 넣어서 전체적인 4컷만화의 흐름에 차이를 확 주려고 했던 의도였습니다.

반면에 심장이나 폐 같은 경우는 생명에 매우 중요하고 몇 분이라도 작동 안 하면 사망할 수 있을 정도로 중요한 장기이죠. 그래서 사람들은 심장과 폐를 중요시여기고 이를 다루는 흉부외과 선생님들을 대단하다고 치켜세우곤 합니다. 그 중요성을 모두가 안다는 것이죠. 심지어는 조금이라도 숨이 차면 '내가 폐가 안 좋은가?', '내가 심장에 이상이 있나?' 하고 제일 먼저 걱정해주는 장기이기도 합니다. 하지만 뇌만큼 대체불가능한 것은 아니라서 체외순환을 통해 일시적으로 그 기능을 대체해줄 수 있고 이식을 통해 새로운 장기로 바꿀 수도 있습니다(물론 엄밀히 말하자면 새 것은 아니고 중고죠).

없어도 살 수 있지만 없으면 너무 불편하다고 느끼는 장기들도 있습니다. 대표적인 것이 시각과 청각을 담당하고 있는 눈과 귀죠. 우리의 삶에 너무 중요하기 때문에 그 불편함을 꼭 개선해줘야 삶의 질이 좋아지는 장기들입니다. 안 보이면 안경을 써야하고 수술도 해야 하고, 안 들리면 보청기를 해줘야 하고요. 하지만 시력과 청력을 잃는다고 하더라도 결국 없이 사는 법을 터득하고 살아가야 합니다(시력과 청력을 잃은 분들을 비하하려는 의도가 절대로 아닙니다).

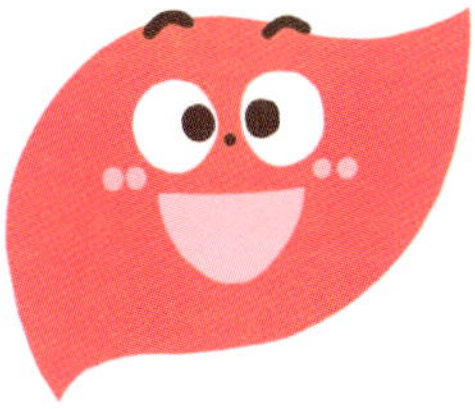

- Episode -

02 말기간질환은

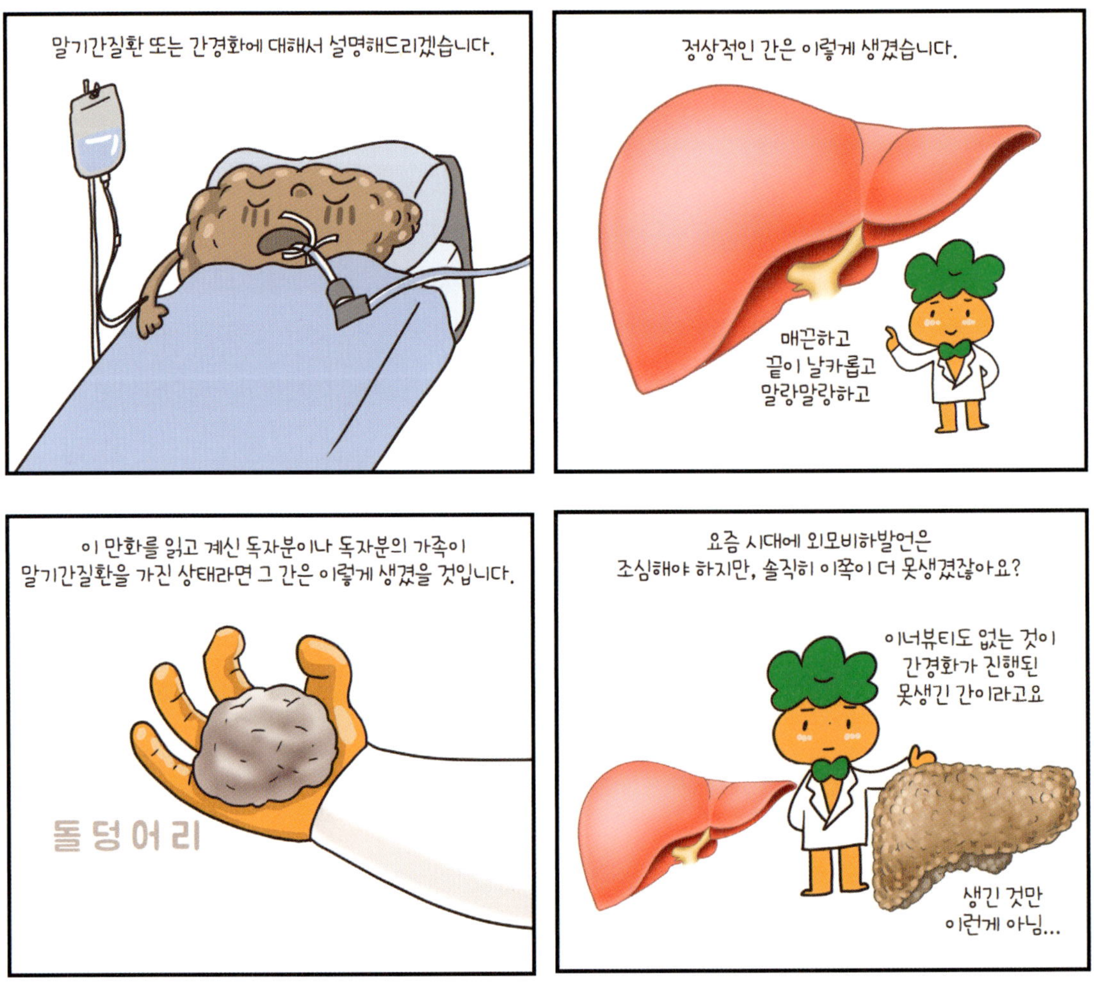

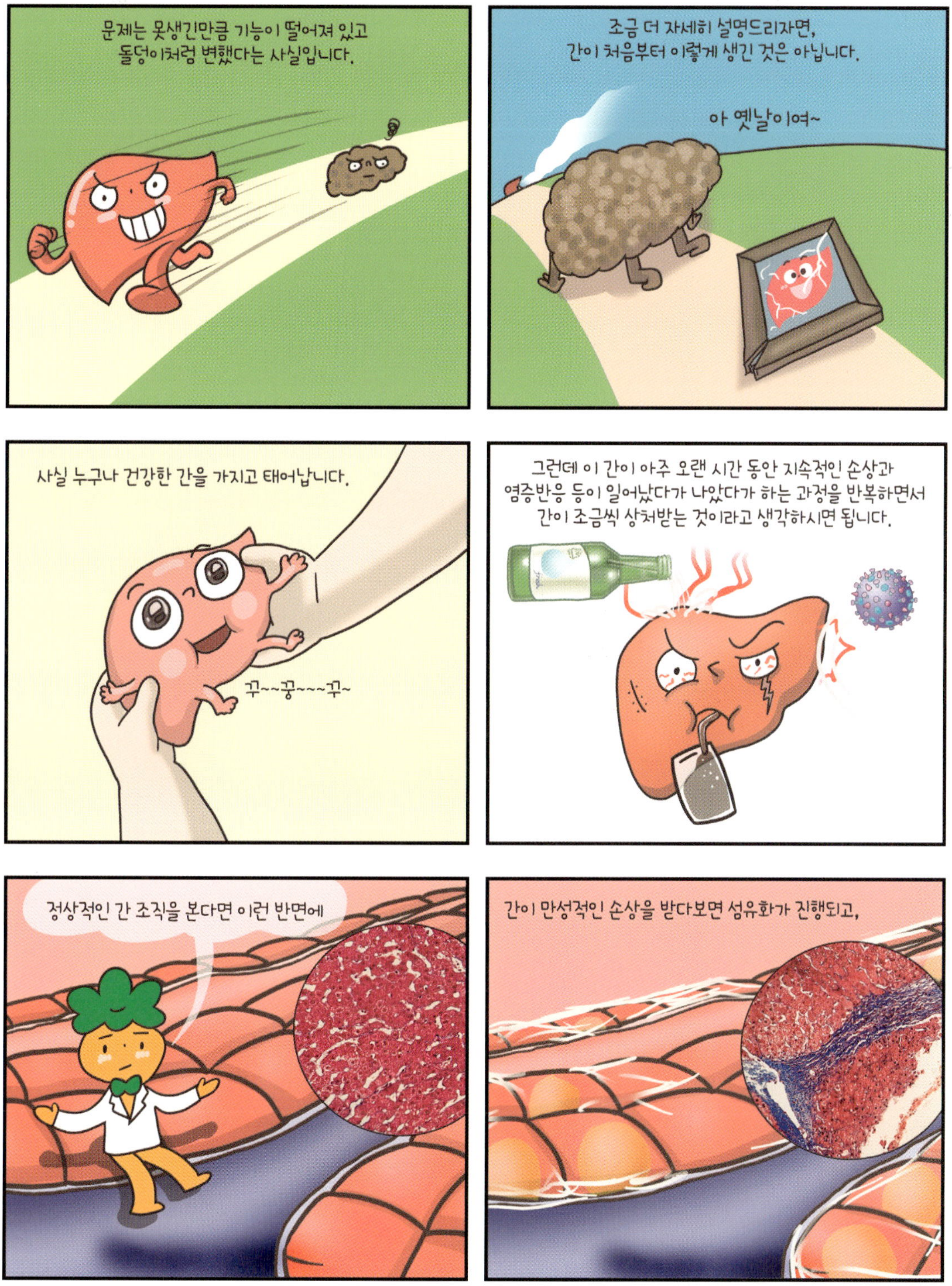

문제는 못생긴만큼 기능이 떨어져 있고
돌덩이처럼 변했다는 사실입니다.
조금 더 자세히 설명드리자면,
간이 처음부터 이렇게 생긴 것은 아닙니다.
아 옛날이여~
사실 누구나 건강한 간을 가지고 태어납니다.
꾸~~꿍~~~꾸~
그런데 이 간이 아주 오랜 시간 동안 지속적인 손상과
염증반응 등이 일어났다가 나았다가 하는 과정을 반복하면서
간이 조금씩 상처받는 것이라고 생각하시면 됩니다.
정상적인 간 조직을 본다면 이런 반면에
간이 만성적인 손상을 받다보면 섬유화가 진행되고,

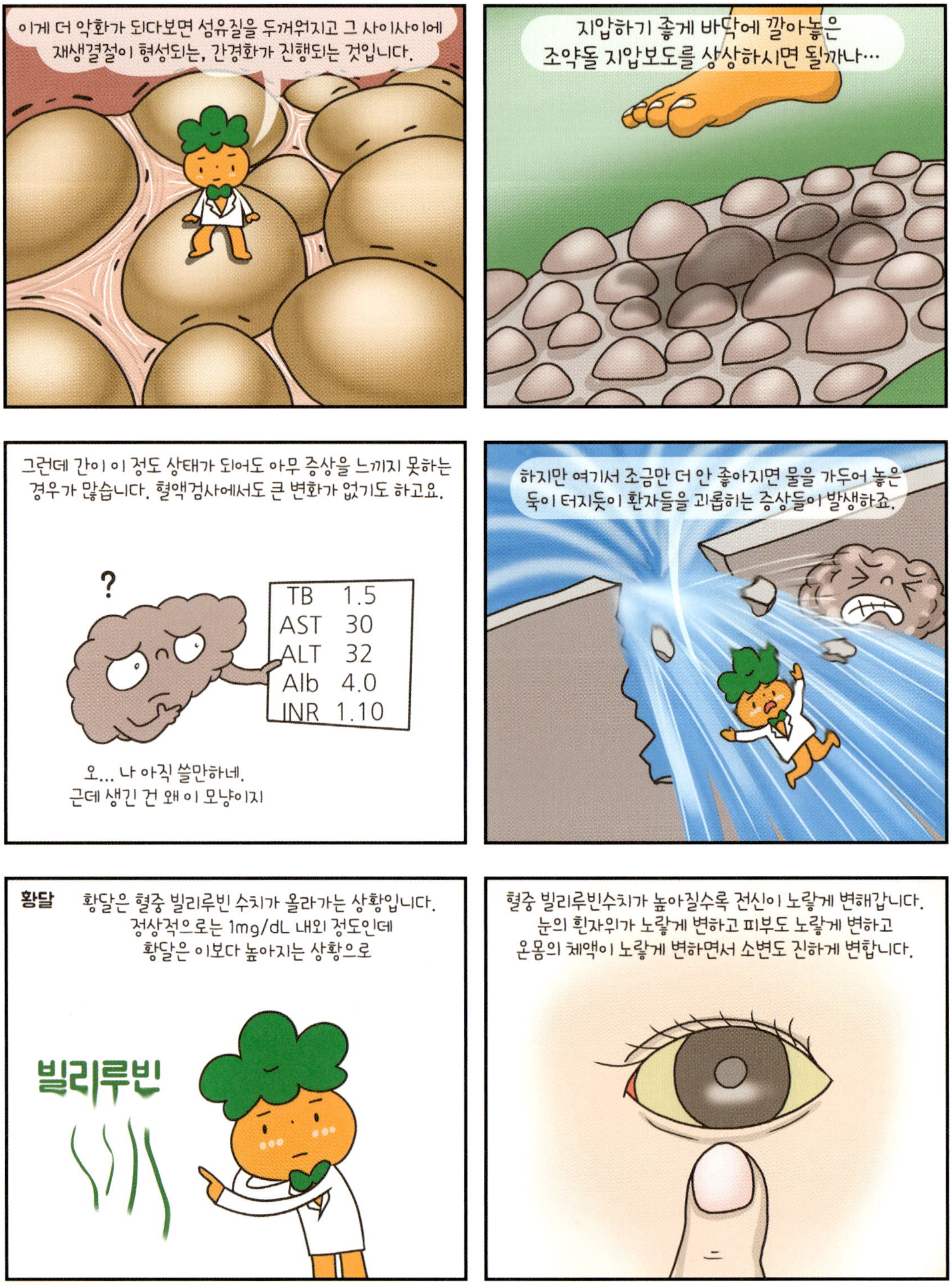
이게 더 악화가 되다보면 섬유질을 두꺼워지고 그 사이사이에 재생결절이 형성되는, 간경화가 진행되는 것입니다.
지압하기 좋게 바닥에 깔아놓은 조약돌 지압보도를 상상하시면 될까나…
그런데 간이 이 정도 상태가 되어도 아무 증상을 느끼지 못하는 경우가 많습니다. 혈액검사에서도 큰 변화가 없기도 하고요.
?
TB 1.5
AST 30
ALT 32
Alb 4.0
INR 1.10
오… 나 아직 쓸만하네. 근데 생긴 건 왜 이 모냥이지
하지만 여기서 조금만 더 안 좋아지면 물을 가두어 놓은 둑이 터지듯이 환자들을 괴롭히는 증상들이 발생하죠.
황달
황달은 혈중 빌리루빈 수치가 올라가는 상황입니다. 정상적으로는 1mg/dL 내외 정도인데 황달은 이보다 높아지는 상황으로
빌리루빈
혈중 빌리루빈수치가 높아질수록 전신이 노랗게 변해갑니다. 눈의 흰자위가 노랗게 변하고 피부도 노랗게 변하고 온몸의 체액이 노랗게 변하면서 소변도 진하게 변합니다.

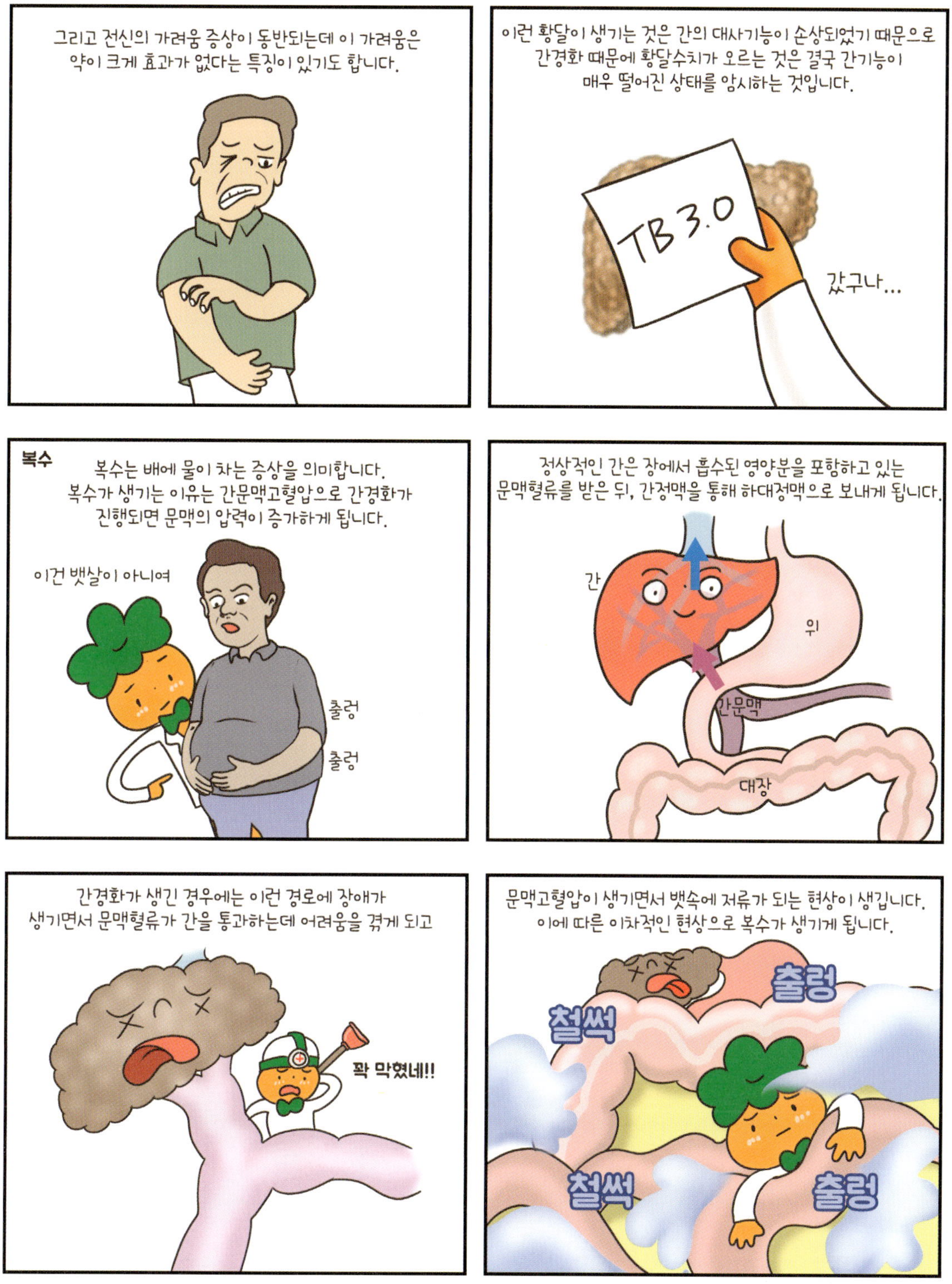
그리고 전신의 가려움 증상이 동반되는데 이 가려움은
약이 크게 효과가 없다는 특징이 있기도 합니다.
이런 황달이 생기는 것은 간의 대사기능이 손상되었기 때문으로
간경화 때문에 황달수치가 오르는 것은 결국 간기능이
매우 떨어진 상태를 암시하는 것입니다.
TB 3.0
갔구나...
복수
복수는 배에 물이 차는 증상을 의미합니다.
복수가 생기는 이유는 간문맥고혈압으로 간경화가
진행되면 문맥의 압력이 증가하게 됩니다.
이건 뱃살이 아니여
출렁
출렁
정상적인 간은 장에서 흡수된 영양분을 포함하고 있는
문맥혈류를 받은 뒤, 간정맥을 통해 하대정맥으로 보내게 됩니다.
간
위
간문맥
대장
간경화가 생긴 경우에는 이런 경로에 장애가
생기면서 문맥혈류가 간을 통과하는데 어려움을 겪게 되고
꽉 막혔네!!
문맥고혈압이 생기면서 뱃속에 저류가 되는 현상이 생깁니다.
이에 따른 이차적인 현상으로 복수가 생기게 됩니다.
출렁
철썩
철썩
출렁

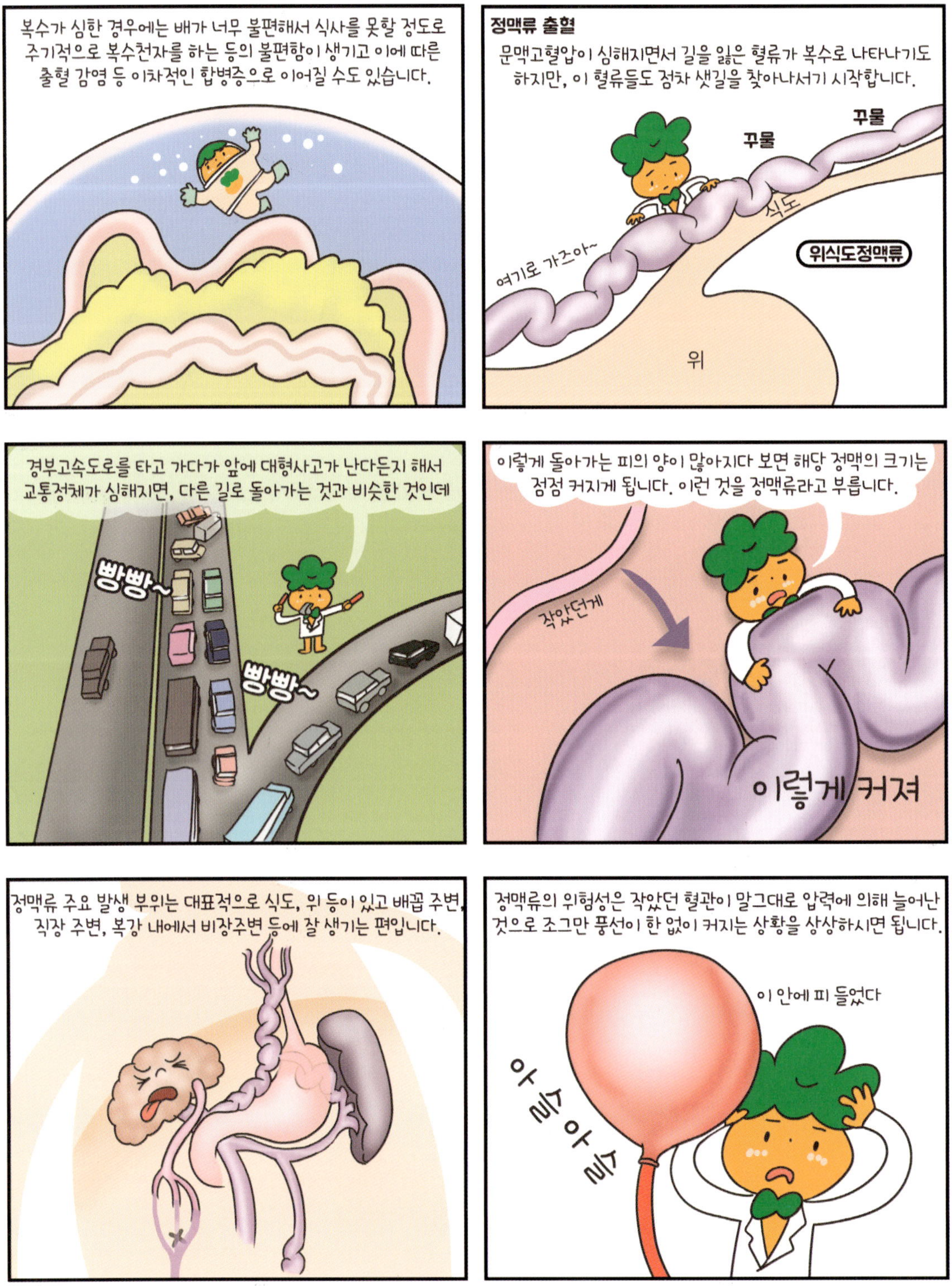
복수가 심한 경우에는 배가 너무 불편해서 식사를 못할 정도로 주기적으로 복수천자를 하는 등의 불편함이 생기고 이에 따른 출혈 감염 등 이차적인 합병증으로 이어질 수도 있습니다.
정맥류 출혈
문맥고혈압이 심해지면서 길을 잃은 혈류가 복수로 나타나기도 하지만, 이 혈류들도 점차 샛길을 찾아나서기 시작합니다.
꾸물
꾸물
식도
위식도정맥류
여기로 가즈아~
위
경부고속도로를 타고 가다가 앞에 대형사고가 난다든지 해서 교통정체가 심해지면, 다른 길로 돌아가는 것과 비슷한 것인데
빵빵~
빵빵~
이렇게 돌아가는 피의 양이 많아지다 보면 해당 정맥의 크기는 점점 커지게 됩니다. 이런 것을 정맥류라고 부릅니다.
작았던게
이렇게 커져
정맥류 주요 발생 부위는 대표적으로 식도, 위 등이 있고 배꼽 주변, 직장 주변, 복강 내에서 비장주변 등에 잘 생기는 편입니다.
정맥류의 위험성은 작았던 혈관이 말그대로 압력에 의해 늘어난 것으로 조그만 풍선이 한 없이 커지는 상황을 상상하시면 됩니다.
이 안에 피 들었다
아슬아슬

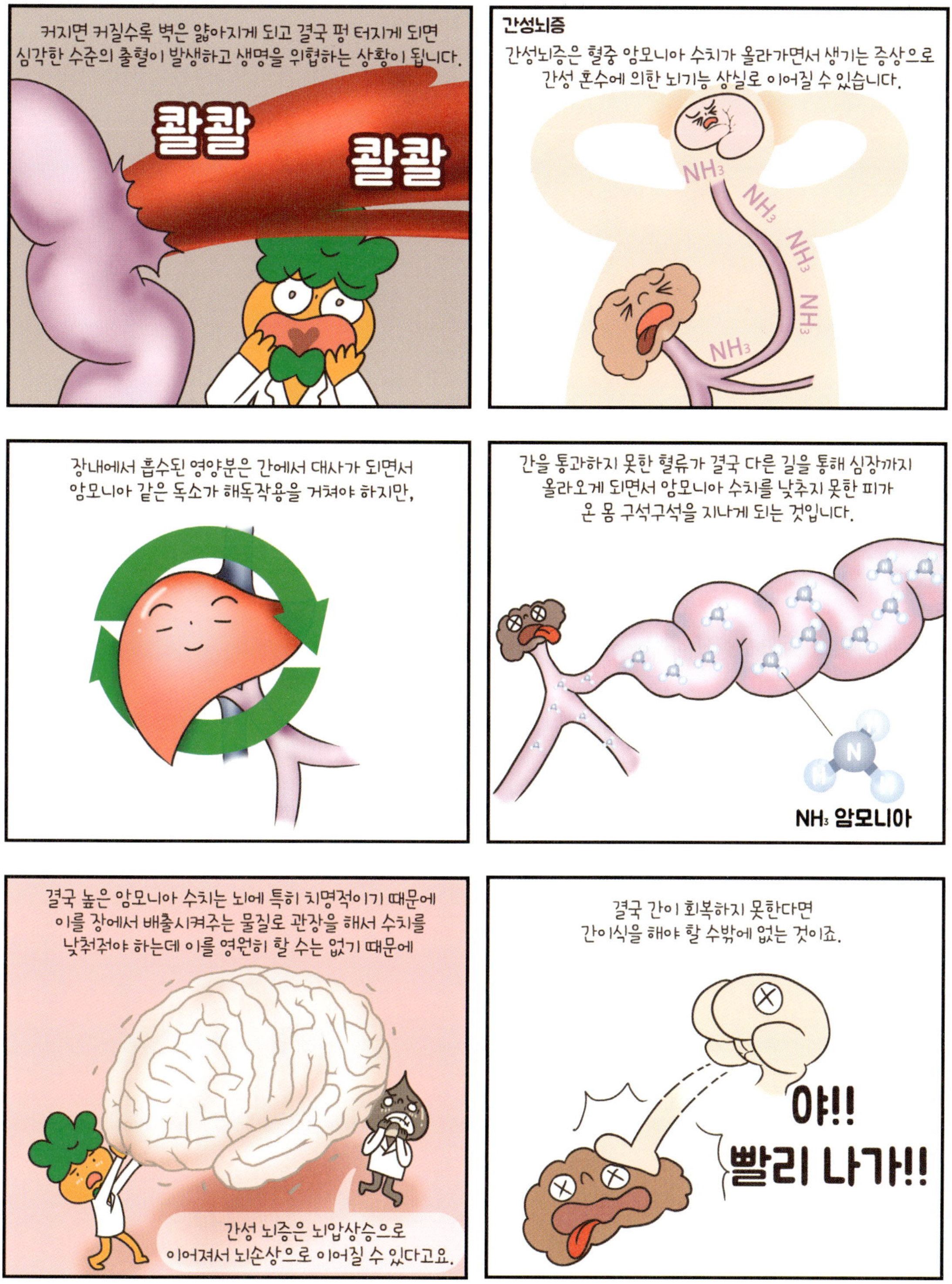
커지면 커질수록 벽은 얇아지게 되고 결국 펑 터지게 되면
심각한 수준의 출혈이 발생하고 생명을 위협하는 상황이 됩니다.
콸콸
콸콸
간성뇌증
간성뇌증은 혈중 암모니아 수치가 올라가면서 생기는 증상으로
간성 혼수에 의한 뇌기능 상실로 이어질 수 있습니다.
NH3
NH3
NH3
NH3
NH3
장내에서 흡수된 영양분은 간에서 대사가 되면서
암모니아 같은 독소가 해독작용을 거쳐야 하지만,
간을 통과하지 못한 혈류가 결국 다른 길을 통해 심장까지
올라오게 되면서 암모니아 수치를 낮추지 못한 피가
온 몸 구석구석을 지나게 되는 것입니다.
N
NH3 암모니아
결국 높은 암모니아 수치는 뇌에 특히 치명적이기 때문에
이를 장에서 배출시켜주는 물질로 관장을 해서 수치를
낮춰줘야 하는데 이를 영원히 할 수는 없기 때문에
간성 뇌증은 뇌압상승으로
이어져서 뇌손상으로 이어질 수 있다고요.
결국 간이 회복하지 못한다면
간이식을 해야 할 수밖에 없는 것이죠.
야!!
빨리 나가!!

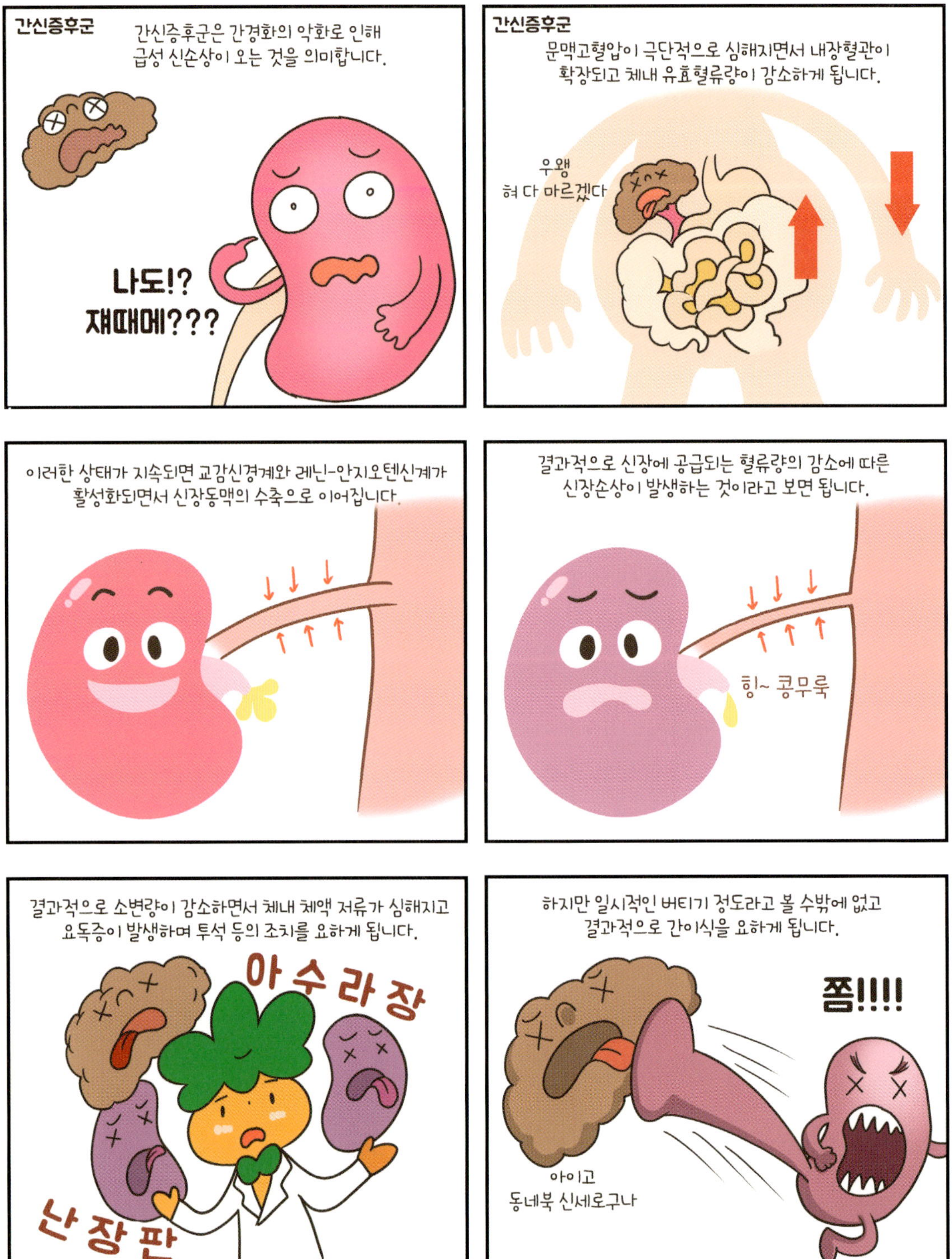
간신증후군
간신증후군은 간경화의 악화로 인해
급성 신손상이 오는 것을 의미합니다.
나도!?
쟤때메???
간신증후군
문맥고혈압이 극단적으로 심해지면서 내장혈관이
확장되고 체내 유효혈류량이 감소하게 됩니다.
우왱
혀 다 마르겠다
이러한 상태가 지속되면 교감신경계와 레닌-안지오텐신계가
활성화되면서 신장동맥의 수축으로 이어집니다.
결과적으로 신장에 공급되는 혈류량의 감소에 따른
신장손상이 발생하는 것이라고 보면 됩니다.
힝~ 콩무룩
결과적으로 소변량이 감소하면서 체내 체액 저류가 심해지고
요독증이 발생하며 투석 등의 조치를 요하게 됩니다.
아수라장
난장판
하지만 일시적인 버티기 정도라고 볼 수밖에 없고
결과적으로 간이식을 요하게 됩니다.
쫌!!!!
아이고
동네북 신세로구나

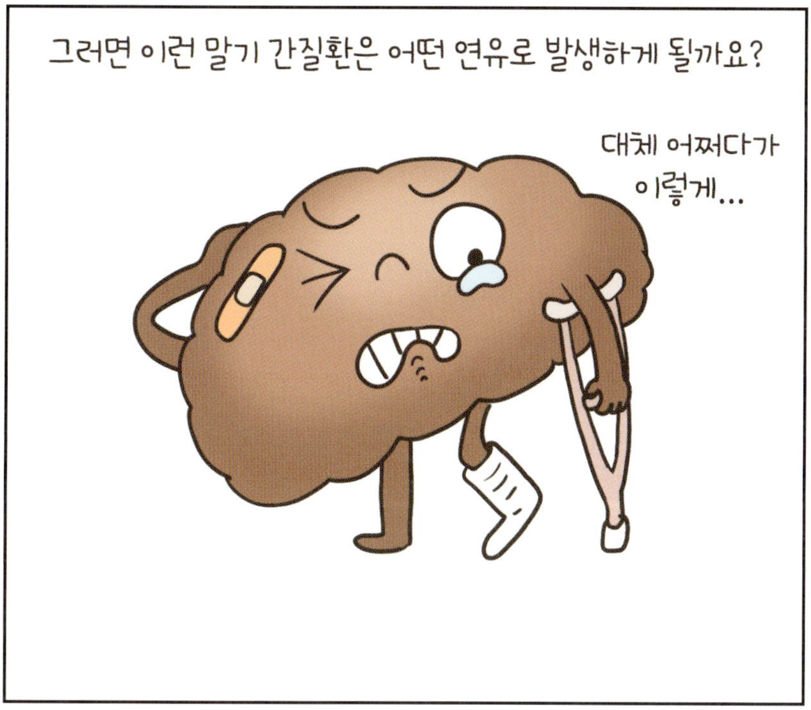
그러면 이런 말기 간질환은 어떤 연유로 발생하게 될까요?
대체 어쩌다가 이렇게...

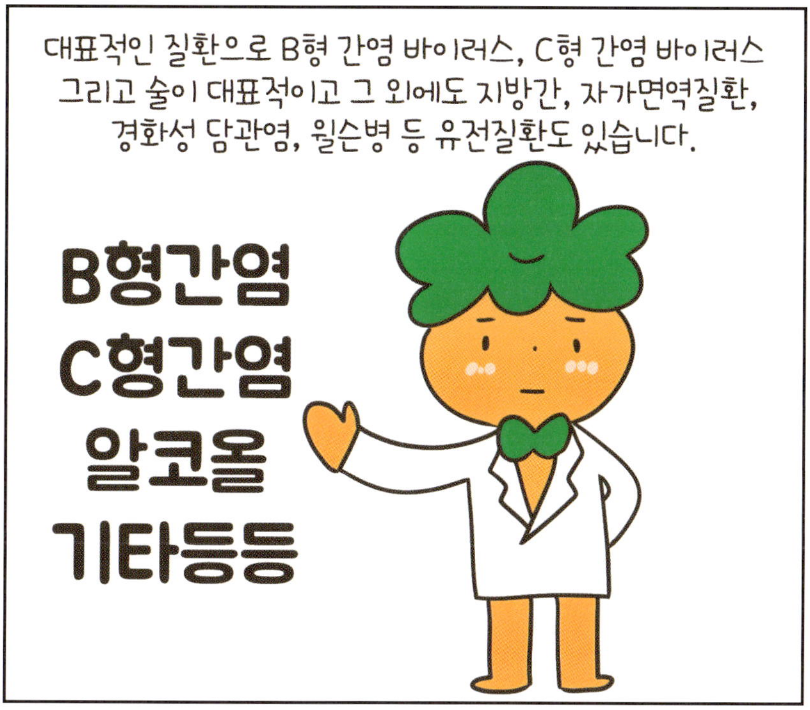
대표적인 질환으로 B형 간염 바이러스, C형 간염 바이러스 그리고 술이 대표적이고 그 외에도 지방간, 자가면역질환, 경화성 담관염, 윌슨병 등 유전질환도 있습니다.
B형간염
C형간염
알코올
기타등등

episode 02

말기간질환은

말기 간질환은 일시적으로 간수치가 올라간 급성 간손상 내지 염증 발생 등으로 설명할 수 있는 상태가 아닙니다. 말 그대로 간의 상태가 '말기'에 준하다고 보시면 됩니다. 영어로는 'End-stage liver disease'라고 합니다. 만성 간질환(chronic liver disease)의 상태가 장기간 지속되면서 간이 점점 딱딱해진 간경화(liver cirrhosis)가 된 뒤에도 간은 웬만큼 기능적으로는 버텨내지만 그것조차 못해내는 상태라고 보면 됩니다.

이를 비대상성 간경변(uncompensated cirrhosis)이라고도 부르는데 대상성 간경변(compensated cirrhosis)이 간경변은 있지만 버티고 있는 상태라고 이해하신다면 비대상성 간경변은 그것조차 이제는 못하는 상태라고 보면 됩니다. 그때부터 만성 간질환 환자들의 악몽이 시작됩니다.

제가 환자들을 만나면서 겪은 경험들을 공유해보겠습니다.

상황 1

제가 수술하는 대표적인 환자들이 간암(간세포암) 환자들입니다. 대부분 B형간염, C형간염, 알코올 등의 원인으로 만성 간질환을 앓던(본인은 앓았다고 느끼지 않는 경우가 대부분) 사람들이 간세포암이 생기곤 합니다. 이들 중 수술로 잘라낼 수 있는 사람들은 재발률이 다른 치료보다 확연히 떨어지기 때문에 수술을 받는 사람들이 많습니다. 간암을 수술로 자르려면 간기능이 충분히 받쳐줘야 할 수 있습니다. 간기능이 떨어지는 사람들은 간절제를 하면서 생기는 간의 충격을 버텨내지 못하고 남은 간이 기능적으로(잔존 간기능) 몸을 버텨주지 못할 우려 때문에 수술을 피하게 됩니다. 반대로 말하면 간암 수술을 받는 사람들은 간기능이 꽤 괜찮은 사람들인 것이죠.

하지만 실제로 간을 들어가서 눈으로 보면 심각합니다. 간을 눈으로 볼 수 있는 기회는 사실상 외과의사밖에 없습니다. 간질환을 평생 봐주시는 내과 선생님들도 실제 간을 눈으로 볼 일은 거의 없죠. 딱딱하고 자갈밭처럼 울퉁불퉁한 간의 모습은 솔직히 꽤나 충격적입니다. 바깥에서는 점잖게 차려 입은 신사분이지만 정작 몸 속에는 엄청 못생긴 괴물이 들어있는 것입니다. 환자들에게 수술 후 '간경화가 꽤 진행됐더라'고 설명하면 여태껏 불편함 없이 잘 살아왔기 때문에 놀랍다라는 반응을 합니다.

상황 2

간이식 상담을 위해 외래로 오시는 분들이 있습니다. 대부분, 복수가 생겼다거나 간성 혼수가 생겼다거나 정맥류 출혈로 토한 적이 있다는 등 비대상성 간경변에 의한 증상을 겪고 오시는 분들이 많습니다. 물론 다행히도 아직은 그런 증상을 겪지 않으신 분들도 계시죠. 이런 분들의 전산화단층촬영(computed tomography, CT)이나 자기공명영상(magnetic resonance imaging, MRI)을 보면 꽤나 심각합니다. 간은 돌덩이처럼 울퉁불퉁하게 변해 있고 문맥고혈압으로 비장은 간보다 더 커져 있고, 복수가 있는 경우도 많고 정맥류가 몸의 곳곳에 형성되어 있습니다. 그분들은 평생 잘 살아오다가 이내 증상이 나타나니까 '불편함'을 호소하십니다. 그 불편함 때문에 병원에 이제서야 찾아왔는데 의사로부터 '간이식말고는 답이 없다'라는 말을 듣게 되니 황당해하면서 생체 기증자가 필요하다는 얘기에 쉽게 수긍을 못 합니다.

실제 간 상태와 환자의 인식 사이에 간극이 있는 것은 역시나 간은 정말 완전히 망가지기 전까지는 최대한 해야 할 일을 하고 있기 때문입니다. 하지만 한참 참다가 증상이 생기는 시점은 이미 늦어버린 것이라고 보면 됩니다.

- Episode -

03

말기간질환의 원인

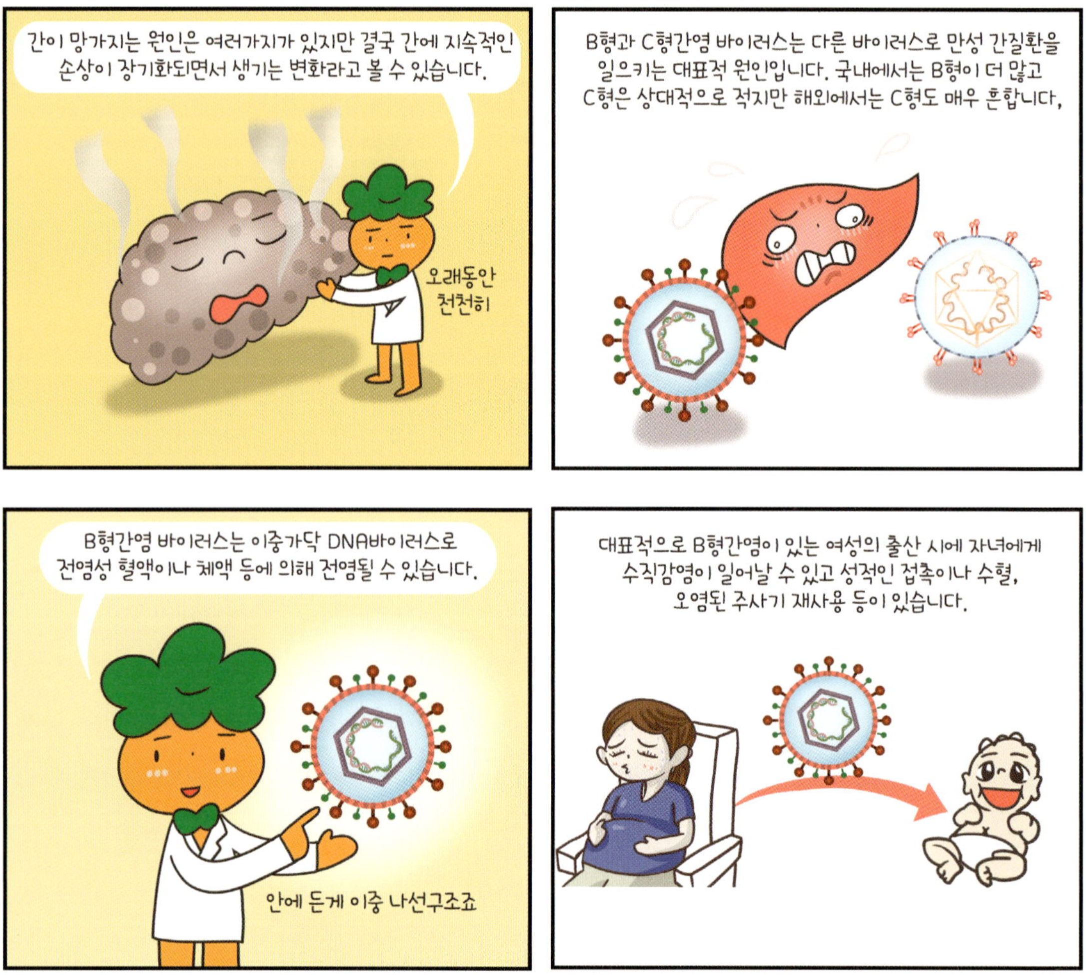
간이 망가지는 원인은 여러가지가 있지만 결국 간에 지속적인 손상이 장기화되면서 생기는 변화라고 볼 수 있습니다.
오래동안 천천히
B형과 C형간염 바이러스는 다른 바이러스로 만성 간질환을 일으키는 대표적 원인입니다. 국내에서는 B형이 더 많고 C형은 상대적으로 적지만 해외에서는 C형도 매우 흔합니다.
B형간염 바이러스는 이중가닥 DNA바이러스로 전염성 혈액이나 체액 등에 의해 전염될 수 있습니다.
안에 든게 이중 나선구조죠
대표적으로 B형간염이 있는 여성의 출산 시에 자녀에게 수직감염이 일어날 수 있고 성적인 접촉이나 수혈, 오염된 주사기 재사용 등이 있습니다.

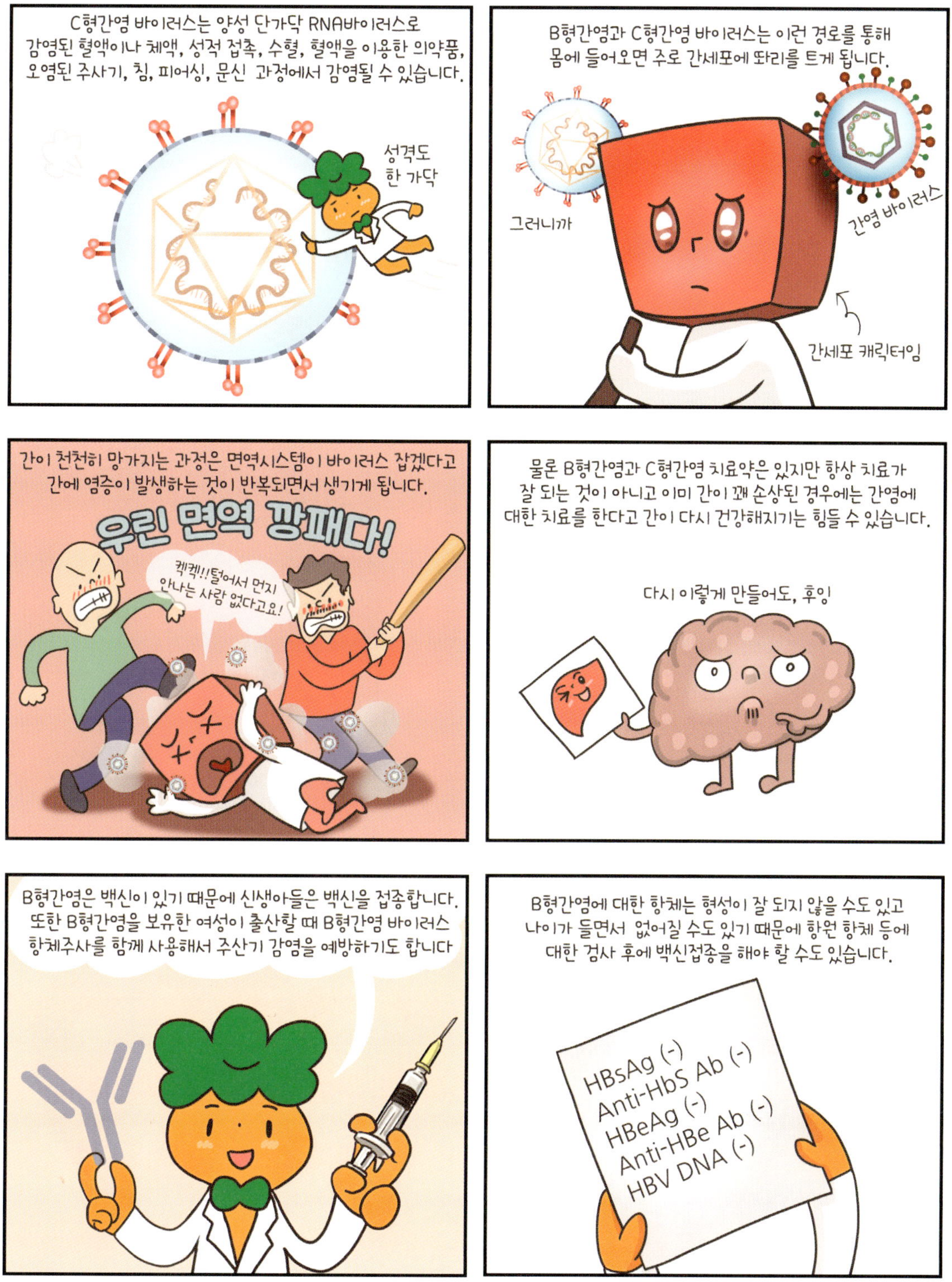
C형간염 바이러스는 양성 단가닥 RNA바이러스로 감염된 혈액이나 체액, 성적 접촉, 수혈, 혈액을 이용한 의약품, 오염된 주사기, 침, 피어싱, 문신 과정에서 감염될 수 있습니다.
성격도 한 가닥
B형간염과 C형간염 바이러스는 이런 경로를 통해 몸에 들어오면 주로 간세포에 똬리를 트게 됩니다.
그러니까
간염 바이러스
간세포 캐릭터임
간이 천천히 망가지는 과정은 면역시스템이 바이러스 잡겠다고 간에 염증이 발생하는 것이 반복되면서 생기게 됩니다.
우린 면역 깡패다!
켁켁!!털어서 먼지 안나는 사람 없다고요!
물론 B형간염과 C형간염 치료약은 있지만 항상 치료가 잘 되는 것이 아니고 이미 간이 꽤 손상된 경우에는 간염에 대한 치료를 한다고 간이 다시 건강해지기는 힘들 수 있습니다.
다시 이렇게 만들어도, 후잉!
B형간염은 백신이 있기 때문에 신생아들은 백신을 접종합니다. 또한 B형간염을 보유한 여성이 출산할 때 B형간염 바이러스 항체주사를 함께 사용해서 주산기 감염을 예방하기도 합니다
B형간염에 대한 항체는 형성이 잘 되지 않을 수도 있고 나이가 들면서 없어질 수도 있기 때문에 항원 항체 등에 대한 검사 후에 백신접종을 해야 할 수도 있습니다.
HBsAg (-)
Anti-HbS Ab (-)
HBeAg (-)
Anti-HBe Ab (-)
HBV DNA (-)

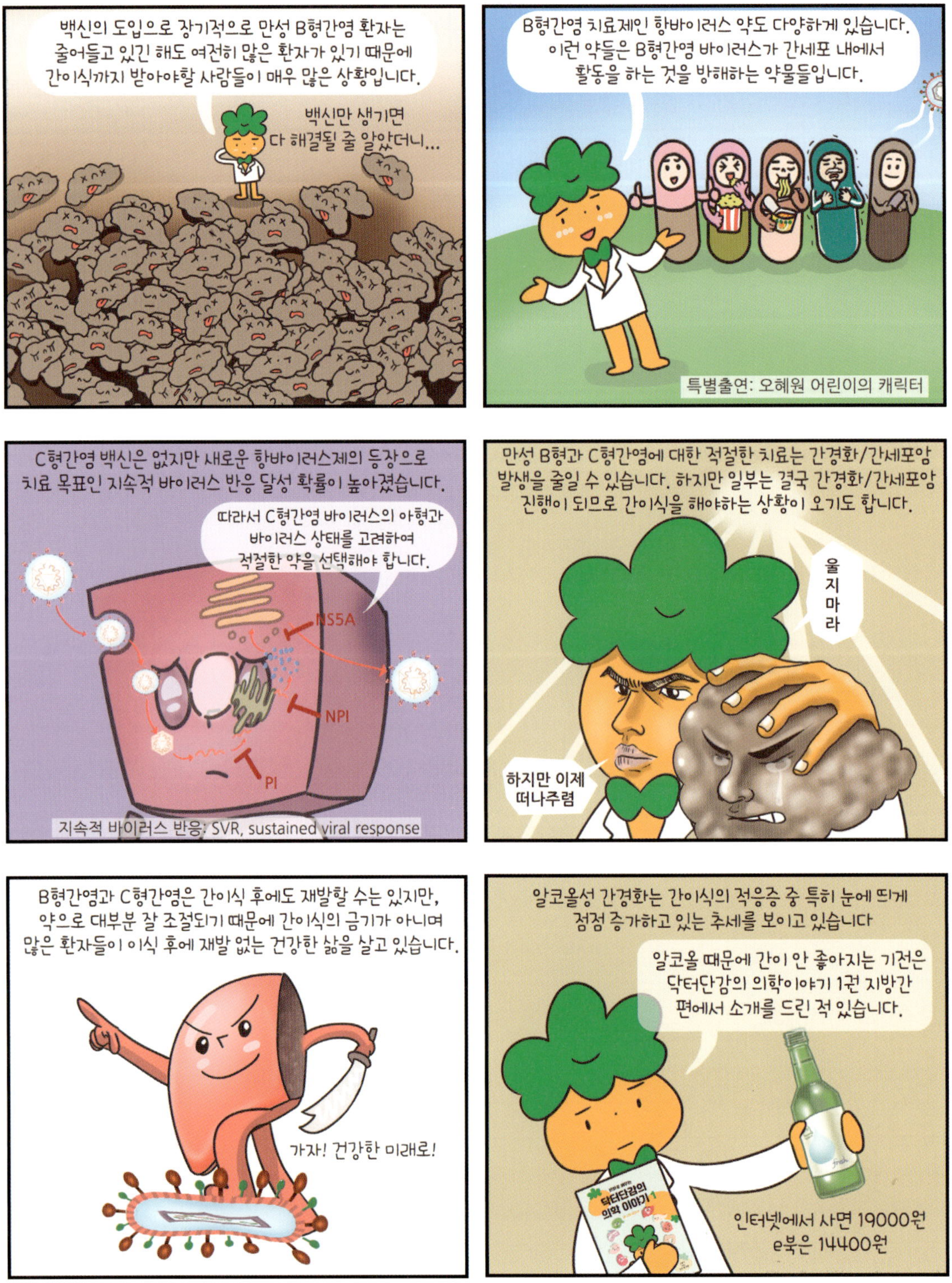

백신의 도입으로 장기적으로 만성 B형간염 환자는 줄어들고 있긴 해도 여전히 많은 환자가 있기 때문에 간이식까지 받아야할 사람들이 매우 많은 상황입니다.
백신만 생기면 다 해결될 줄 알았더니...
B형간염 치료제인 항바이러스 약도 다양하게 있습니다. 이런 약들은 B형간염 바이러스가 간세포 내에서 활동을 하는 것을 방해하는 약물들입니다.
특별출연: 오혜원 어린이의 캐릭터
C형간염 백신은 없지만 새로운 항바이러스제의 등장으로 치료 목표인 지속적 바이러스 반응 달성 확률이 높아졌습니다.
따라서 C형간염 바이러스의 아형과 바이러스 상태를 고려하여 적절한 약을 선택해야 합니다.
NS5A
NPI
PI
지속적 바이러스 반응: SVR, sustained viral response
만성 B형과 C형간염에 대한 적절한 치료는 간경화/간세포암 발생을 줄일 수 있습니다. 하지만 일부는 결국 간경화/간세포암 진행이 되므로 간이식을 해야하는 상황이 오기도 합니다.
울지마라
하지만 이제 떠나주렴
B형간염과 C형간염은 간이식 후에도 재발할 수는 있지만, 약으로 대부분 잘 조절되기 때문에 간이식의 금기가 아니며 많은 환자들이 이식 후에 재발 없는 건강한 삶을 살고 있습니다.
가자! 건강한 미래로!
알코올성 간경화는 간이식의 적응증 중 특히 눈에 띄게 점점 증가하고 있는 추세를 보이고 있습니다
알코올 때문에 간이 안 좋아지는 기전은 닥터단감의 의학이야기 1권 지방간 편에서 소개를 드린 적 있습니다.
닥터단감의 의학 이야기 1
인터넷에서 사면 19000원
e북은 14400원

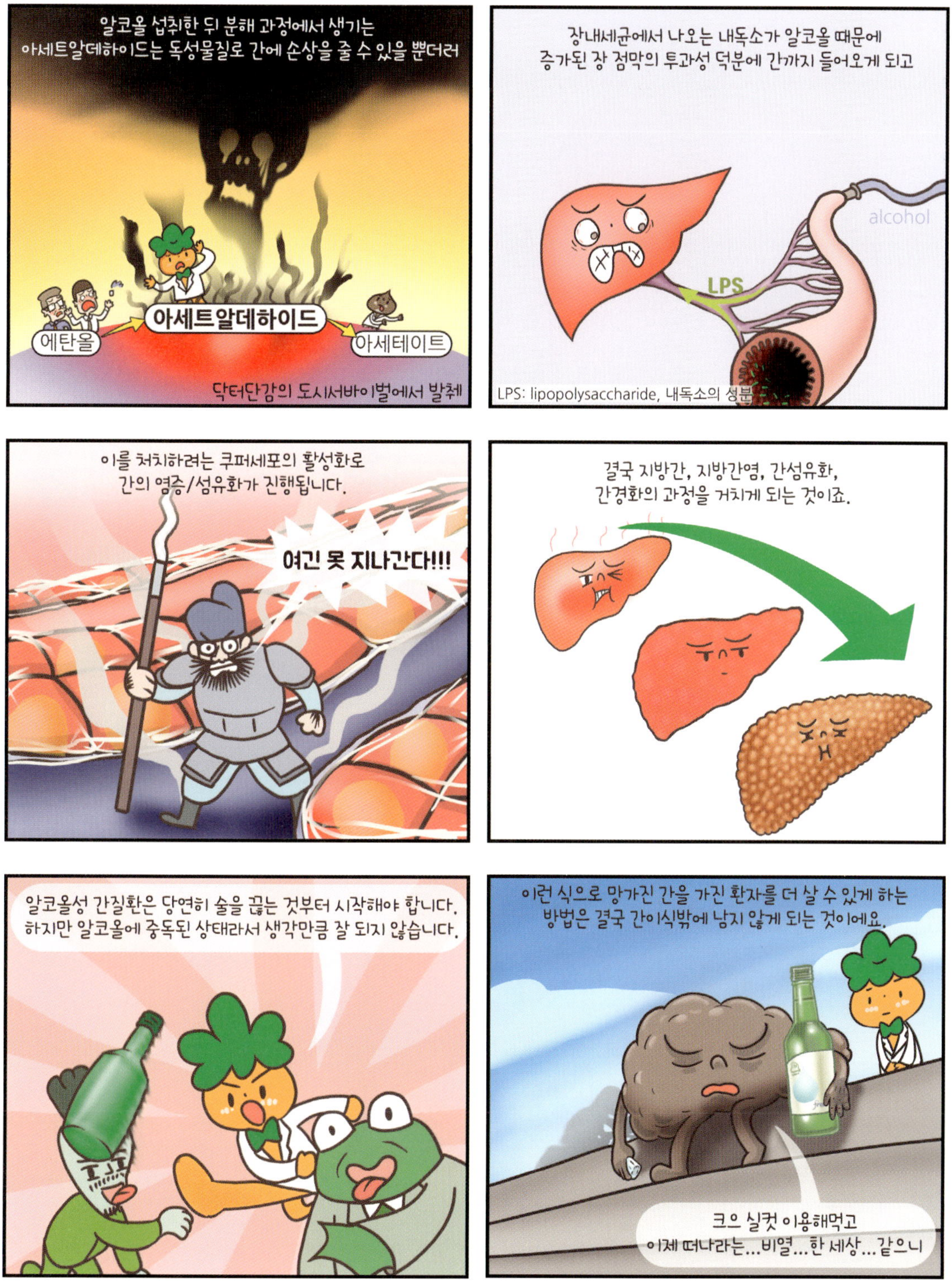
알코올 섭취한 뒤 분해 과정에서 생기는
아세트알데하이드는 독성물질로 간에 손상을 줄 수 있을 뿐더러
에탄올
아세트알데하이드
아세테이트
닥터단감의 도시서바이벌에서 발췌
장내세균에서 나오는 내독소가 알코올 때문에
증가된 장 점막의 투과성 덕분에 간까지 들어오게 되고
alcohol
LPS
LPS: lipopolysaccharide, 내독소의 성분
이를 처치하려는 쿠퍼세포의 활성화로
간의 염증/섬유화가 진행됩니다.
여긴 못 지나간다!!!
결국 지방간, 지방간염, 간섬유화,
간경화의 과정을 거치게 되는 것이죠.
알코올성 간질환은 당연히 술을 끊는 것부터 시작해야 합니다.
하지만 알코올에 중독된 상태라서 생각만큼 잘 되지 않습니다.
이런 식으로 망가진 간을 가진 환자를 더 살 수 있게 하는
방법은 결국 간이식밖에 남지 않게 되는 것이에요.
크으 실컷 이용해먹고
이제 떠나라는…비열…한 세상…같으니

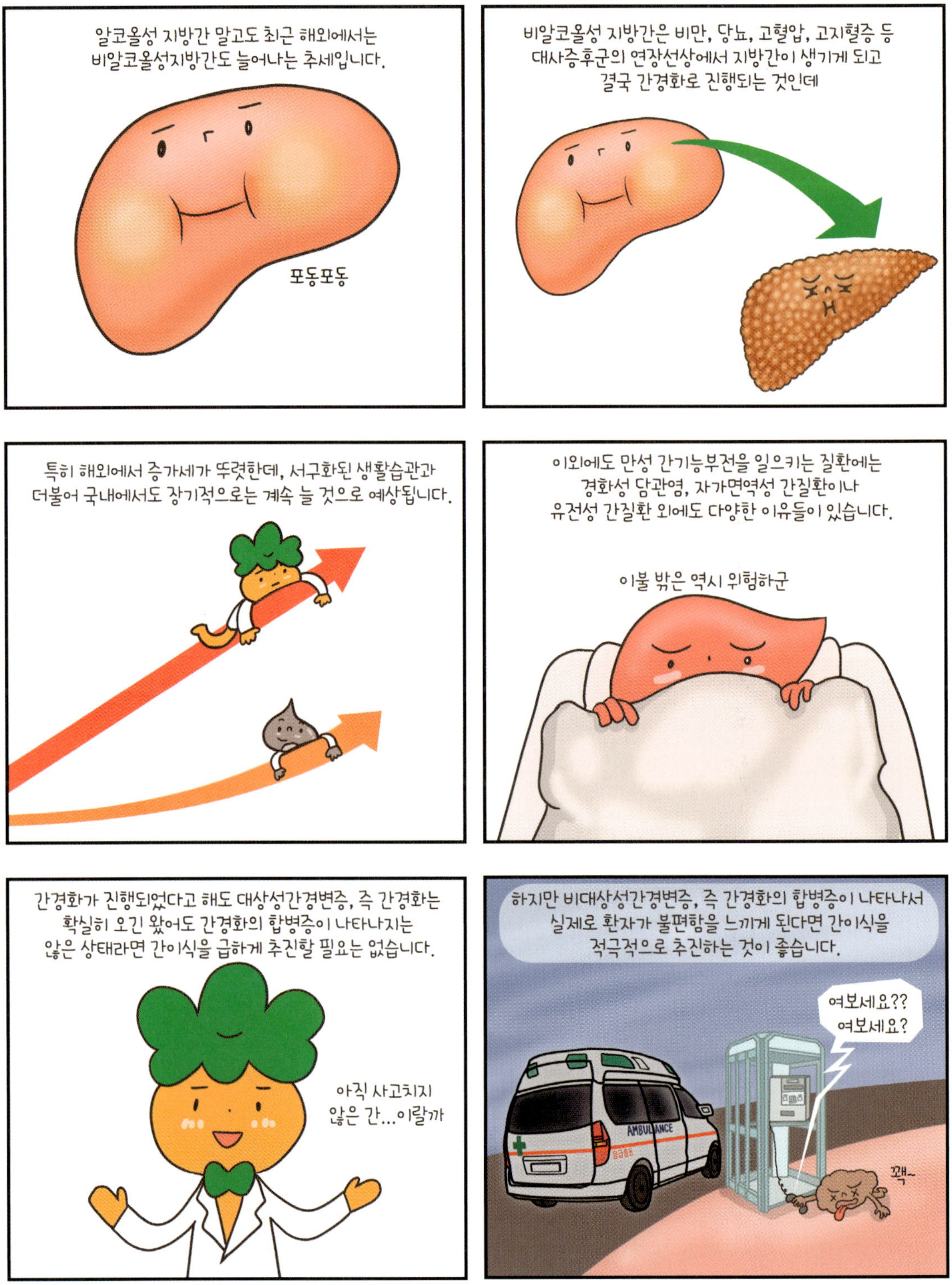
알코올성 지방간 말고도 최근 해외에서는
비알코올성지방간도 늘어나는 추세입니다.
포동포동
비알코올성 지방간은 비만, 당뇨, 고혈압, 고지혈증 등
대사증후군의 연장선상에서 지방간이 생기게 되고
결국 간경화로 진행되는 것인데
특히 해외에서 증가세가 뚜렷한데, 서구화된 생활습관과
더불어 국내에서도 장기적으로는 계속 늘 것으로 예상됩니다.
이외에도 만성 간기능부전을 일으키는 질환에는
경화성 담관염, 자가면역성 간질환이나
유전성 간질환 외에도 다양한 이유들이 있습니다.
이불 밖은 역시 위험하군
간경화가 진행되었다고 해도 대상성간경변증, 즉 간경화는
확실히 오긴 왔어도 간경화의 합병증이 나타나지는
않은 상태라면 간이식을 급하게 추진할 필요는 없습니다.
아직 사고치지
않은 간...이랄까
하지만 비대상성간경변증, 즉 간경화의 합병증이 나타나서
실제로 환자가 불편함을 느끼게 된다면 간이식을
적극적으로 추진하는 것이 좋습니다.
여보세요??
여보세요?
AMBULANCE
꽥~

episode 03

말기간질환의 원인

간이 이 지경이 되도록 만든 원인들은 여러 가지 있을 수 있지만 대표적인 것이 B형간염, C형간염 그리고 술입니다. 기타 다른 원인들도 많지만 대표적인 것 세 개만 만화에서 소개했습니다. 간이식의 역사를 뒤돌아볼 때, 간이 망가진 원인이 무엇인지도 상당히 중요한 요인으로 받아들여집니다. B형간염이나 C형간염의 경우, 간이식을 통해 망가진 간을 교체하는 것은 좋다고 쳐도 다시 재발하는 것은 어떻게 하는지의 문제가 있었기 때문입니다.

다행히도 이런 부분들을 어떻게 조절해야 하는지에 대한 해결책은 어느 정도 나왔고 B형간염과 C형간염의 재발과 관련된 부분이 간이식의 문제가 되지는 않게 됩니다. 예를 들어, B형간염의 치료를 위해서는 항바이러스제와 항체 제재가 있습니다. 무엇이 더 효과적인가는 논쟁의 여지가 있지만 실제로 간이식 후에 B형간염의 재활성화를 막기 위해 두 방식 모두 활용이 된다고 이해하시면 됩니다. C형간염 같은 경우는 최근 나온 항바이러스제의 효과가 좋아서 C형간염이 다시 재활성화되는 경우에 적절한 약물을 선택하여 치료하면 상당히 높은 치료 성공을 기대할 수 있게 되었습니다.

알코올 같은 경우는 물질 중독과 연관이 있기 때문에 간이식을 통해 망가진 간을 바꾼다고 하더라도 알코올 중독의 문제는 여전히 남아있게 됩니다. 중독에 대한 치료를 이식 이후에 병행하긴 하더라도 환자의 의지가 없다면 해결이 쉽지 않다는 것이 문제입니다. 물론 많은 알코올성 간질환 환자들이 훌륭한 의지로 간이식 이후의 새로운 삶에 적응하고 적정선에서 관리가 되는 경우가 많지만 어떤 환자들은 이 문제에서 헤어나오지 못하는 경우도 있습니다.

- Episode -

04 급성 간부전

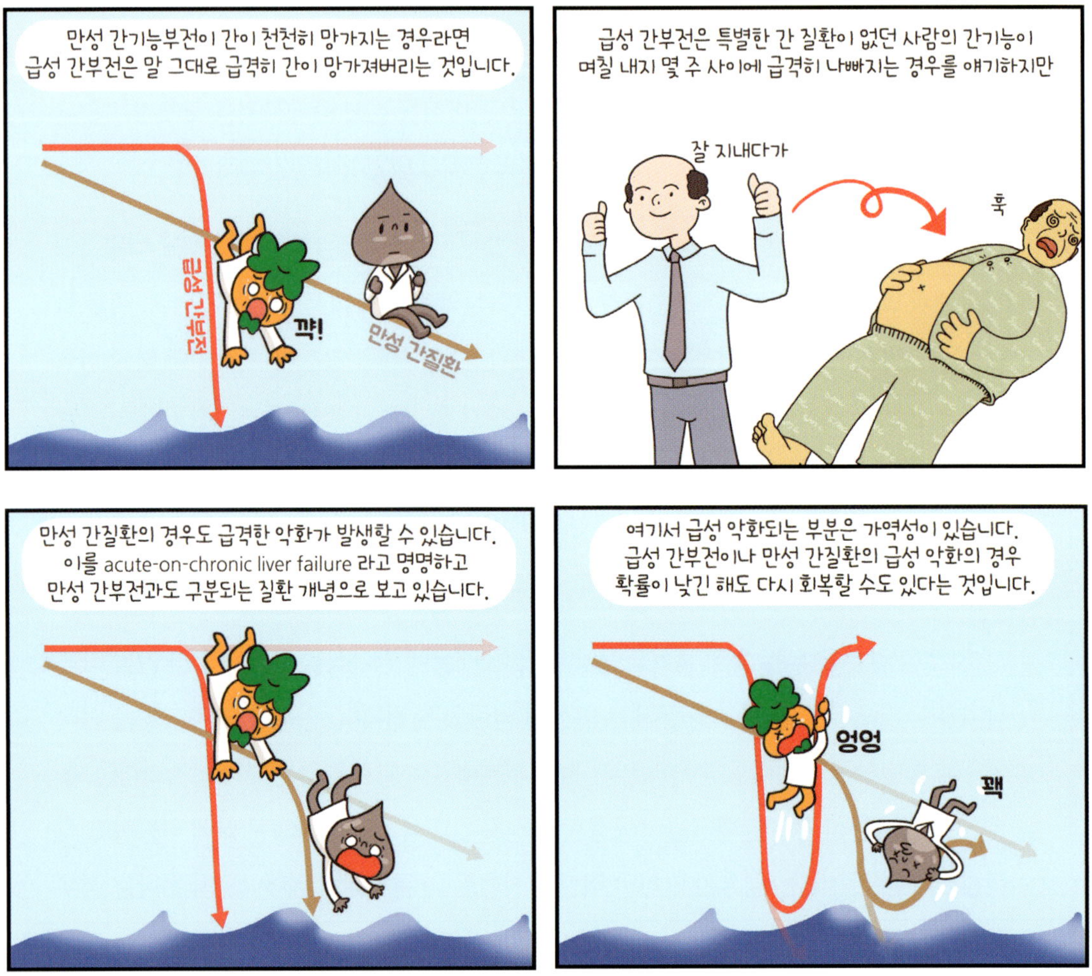

만성 간기능부전이 간이 천천히 망가지는 경우라면
급성 간부전은 말 그대로 급격히 간이 망가져버리는 것입니다.
급성 간부전
꺅!
만성 간질환
급성 간부전은 특별한 간 질환이 없던 사람의 간기능이
며칠 내지 몇 주 사이에 급격히 나빠지는 경우를 얘기하지만
잘 지내다가
훅
만성 간질환의 경우도 급격한 악화가 발생할 수 있습니다.
이를 acute-on-chronic liver failure 라고 명명하고
만성 간부전과도 구분되는 질환 개념으로 보고 있습니다.
여기서 급성 악화되는 부분은 가역성이 있습니다.
급성 간부전이나 만성 간질환의 급성 악화의 경우
확률이 낮긴 해도 다시 회복할 수도 있다는 것입니다.
엉엉
꽥

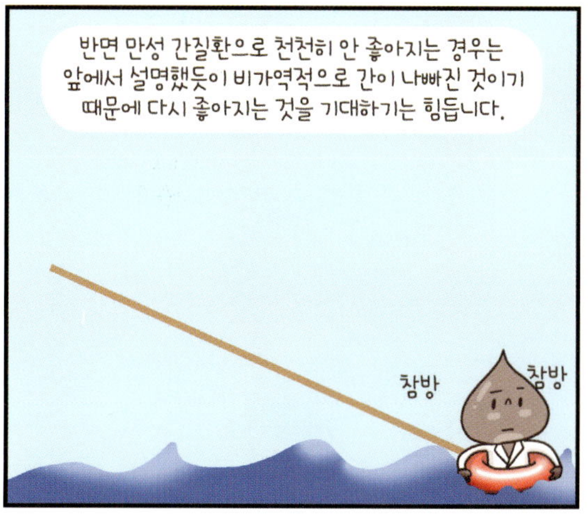
반면 만성 간질환으로 천천히 안 좋아지는 경우는
앞에서 설명했듯이 비가역적으로 간이 나빠진 것이기
때문에 다시 좋아지는 것을 기대하기는 힘듭니다.
참방
참방

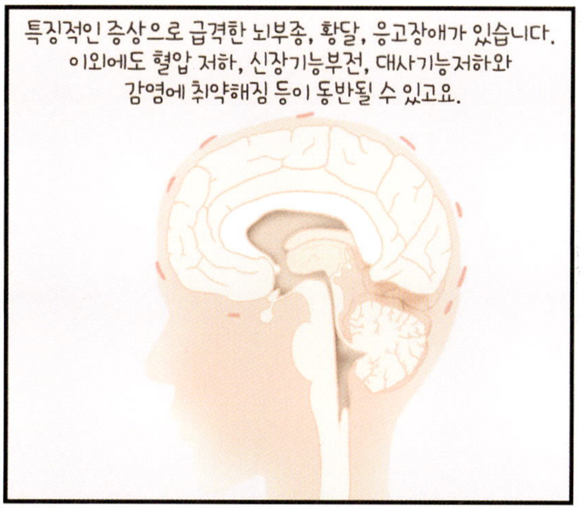
특징적인 증상으로 급격한 뇌부종, 황달, 응고장애가 있습니다.
이외에도 혈압 저하, 신장기능부전, 대사기능저하와
감염에 취약해짐 등이 동반될 수 있고요.

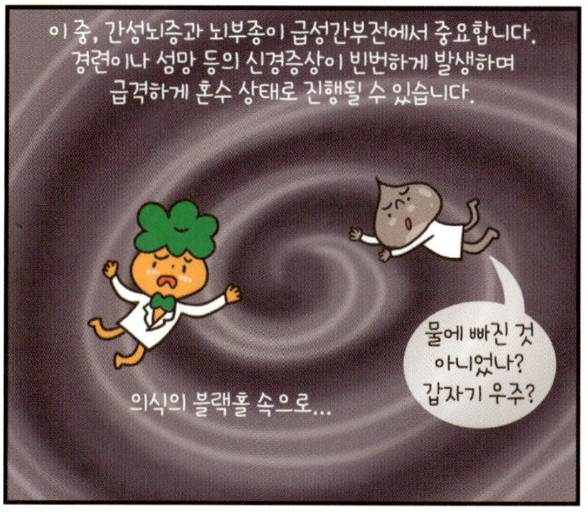
이 중, 간성뇌증과 뇌부종이 급성간부전에서 중요합니다.
경련이나 섬망 등의 신경증상이 빈번하게 발생하며
급격하게 혼수 상태로 진행될 수 있습니다.
물에 빠진 것 아니었나? 갑자기 우주?
의식의 블랙홀 속으로...

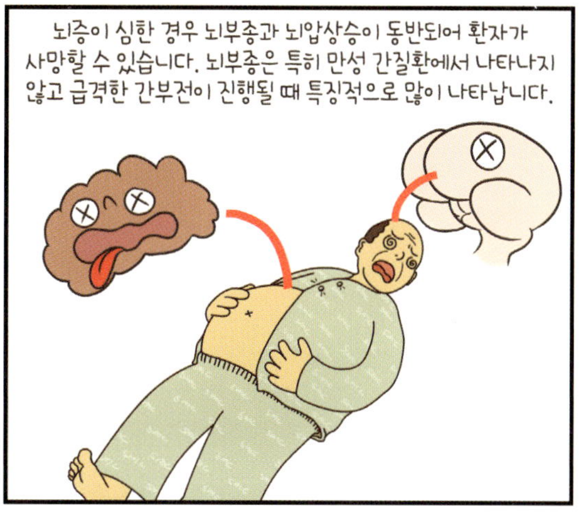
뇌증이 심한 경우 뇌부종과 뇌압상승이 동반되어 환자가
사망할 수 있습니다. 뇌부종은 특히 만성 간질환에서 나타나지
않고 급격한 간부전이 진행될 때 특징적으로 많이 나타납니다.

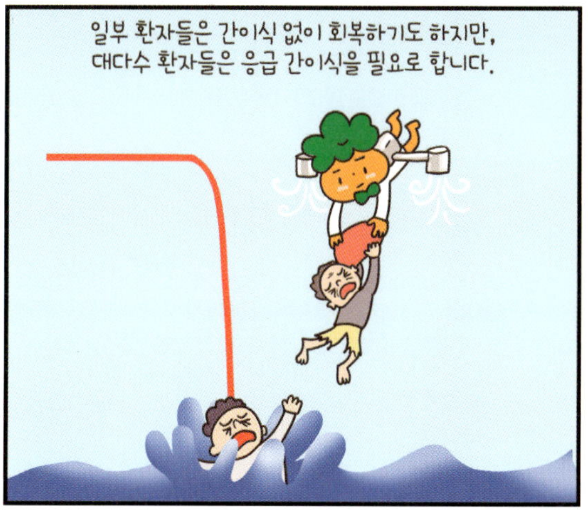
일부 환자들은 간이식 없이 회복하기도 하지만,
대다수 환자들은 응급 간이식을 필요로 합니다.

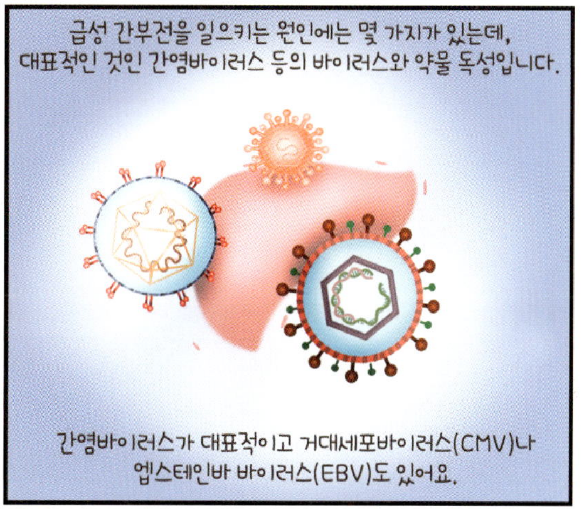
급성 간부전을 일으키는 원인에는 몇 가지가 있는데,
대표적인 것인 간염바이러스 등의 바이러스와 약물 독성입니다.
간염바이러스가 대표적이고 거대세포바이러스(CMV)나
엡스테인바 바이러스(EBV)도 있어요.

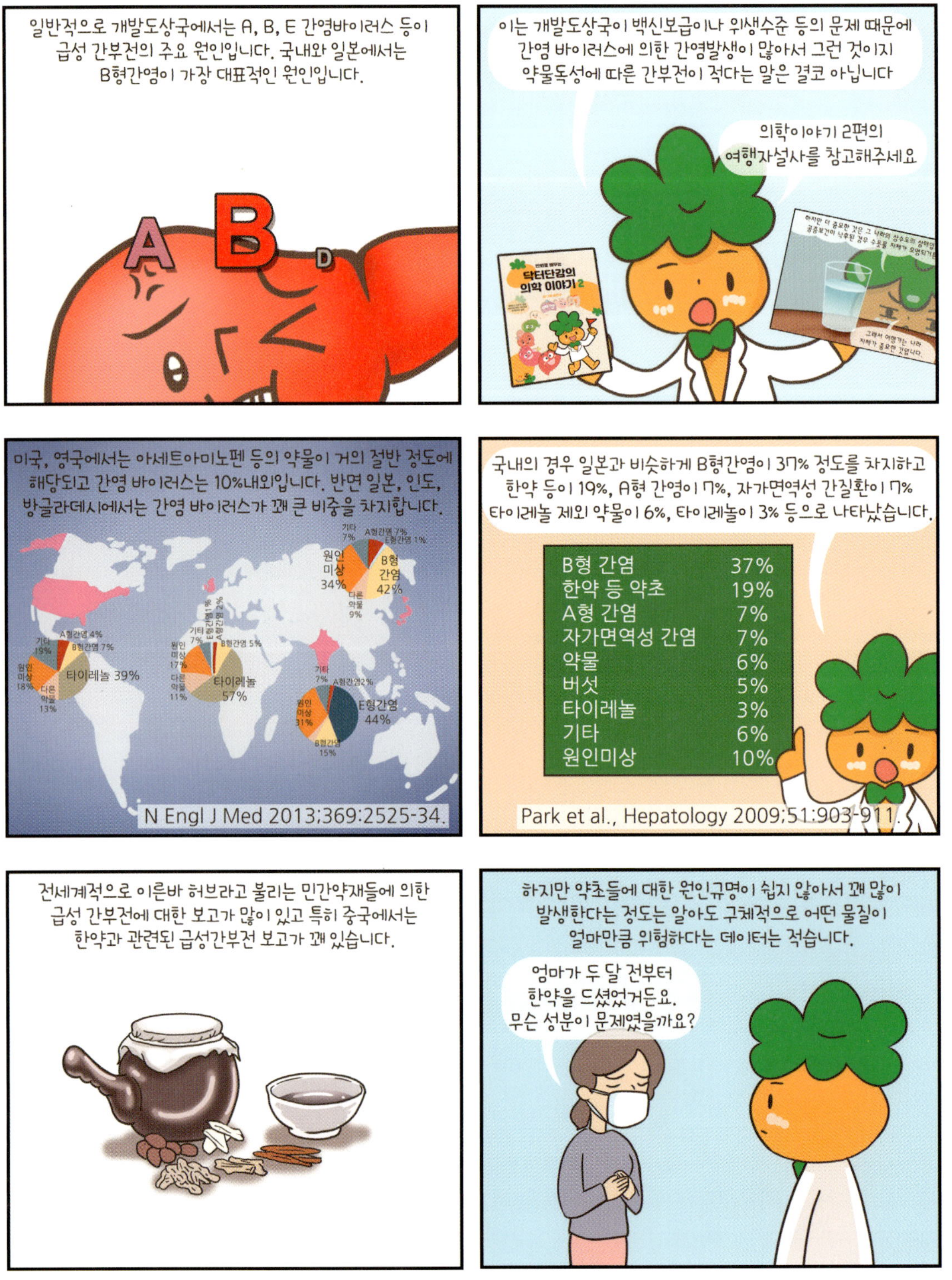
일반적으로 개발도상국에서는 A, B, E 간염바이러스 등이 급성 간부전의 주요 원인입니다. 국내와 일본에서는 B형간염이 가장 대표적인 원인입니다.
A
B
D
이는 개발도상국이 백신보급이나 위생수준 등의 문제 때문에 간염 바이러스에 의한 간염발생이 많아서 그런 것이지 약물독성에 따른 간부전이 적다는 말은 결코 아닙니다
의학이야기 2편의 여행자설사를 참고해주세요
닥터단감의 의학 이야기 2
미국, 영국에서는 아세트아미노펜 등의 약물이 거의 절반 정도에 해당되고 간염 바이러스는 10%내외입니다. 반면 일본, 인도, 방글라데시에서는 간염 바이러스가 꽤 큰 비중을 차지합니다.
기타 19%
A형간염 4%
B형간염 7%
원인 미상 18%
다른 약물 13%
타이레놀 39%
기타 7%
E형간염1%
A형간염 2%
B형간염 5%
원인 미상 17%
다른 약물 11%
타이레놀 57%
기타 7%
A형간염 7%
E형간염 1%
원인 미상 34%
B형 간염 42%
다른 약물 9%
기타 7%
A형간염2%
원인 미상 31%
E형간염 44%
B형간염 15%
N Engl J Med 2013;369:2525-34.
국내의 경우 일본과 비슷하게 B형간염이 37% 정도를 차지하고 한약 등이 19%, A형 간염이 7%, 자가면역성 간질환이 7% 타이레놀 제외 약물이 6%, 타이레놀이 3% 등으로 나타났습니다.
B형 간염 37%
한약 등 약초 19%
A형 간염 7%
자가면역성 간염 7%
약물 6%
버섯 5%
타이레놀 3%
기타 6%
원인미상 10%
Park et al., Hepatology 2009;51:903-911.
전세계적으로 이른바 허브라고 불리는 민간약재들에 의한 급성 간부전에 대한 보고가 많이 있고 특히 중국에서는 한약과 관련된 급성간부전 보고가 꽤 있습니다.
하지만 약초들에 대한 원인규명이 쉽지 않아서 꽤 많이 발생한다는 정도는 알아도 구체적으로 어떤 물질이 얼마만큼 위험하다는 데이터는 적습니다.
엄마가 두 달 전부터 한약을 드셨었거든요. 무슨 성분이 문제였을까요?

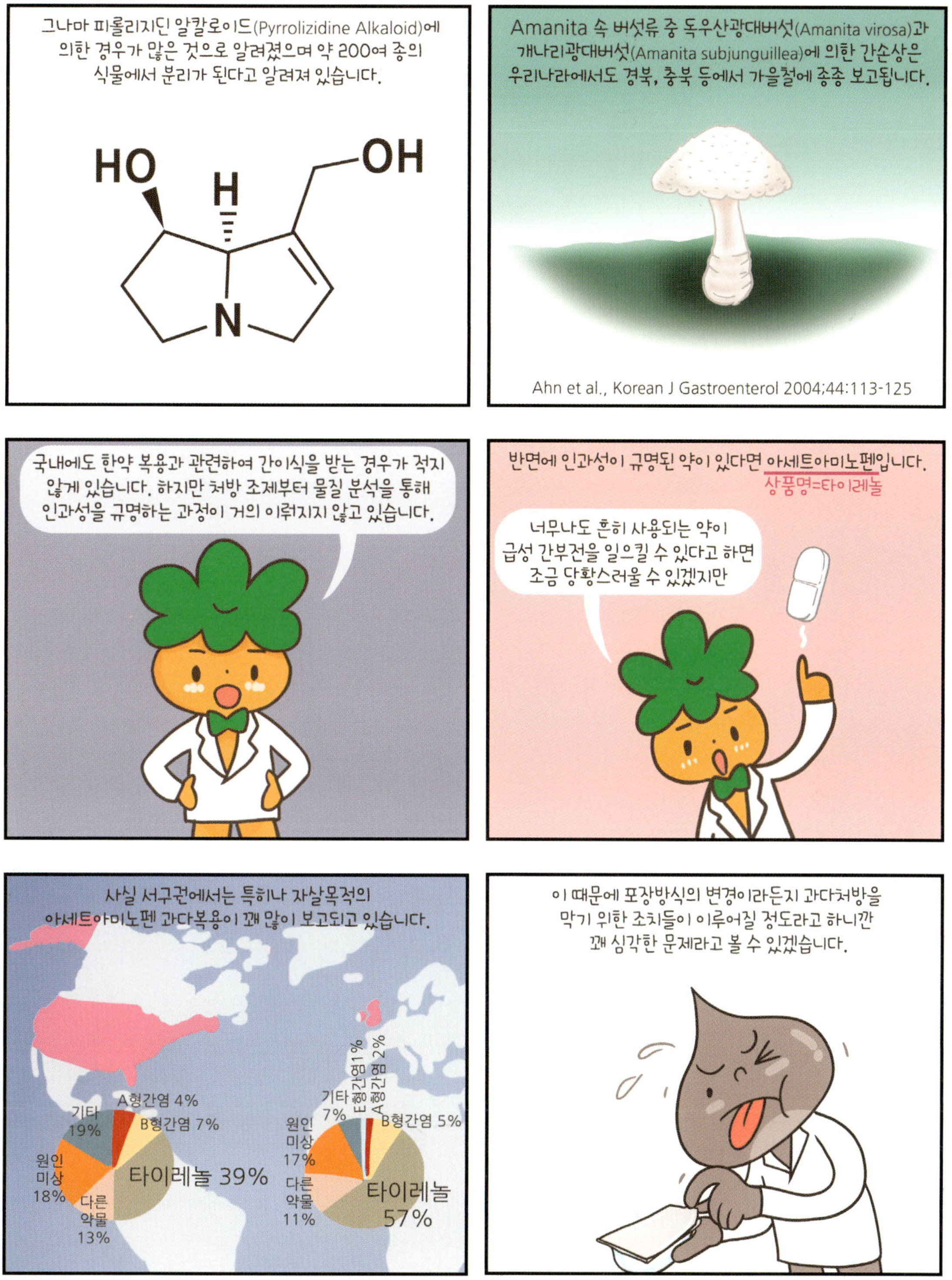
그나마 피롤리지딘 알칼로이드(Pyrrolizidine Alkaloid)에 의한 경우가 많은 것으로 알려졌으며 약 200여 종의 식물에서 분리가 된다고 알려져 있습니다.
HO
H
OH
N
Amanita 속 버섯류 중 독우산광대버섯(Amanita virosa)과 개나리광대버섯(Amanita subjunguillea)에 의한 간손상은 우리나라에서도 경북, 충북 등에서 가을철에 종종 보고됩니다.
Ahn et al., Korean J Gastroenterol 2004;44:113-125
국내에도 한약 복용과 관련하여 간이식을 받는 경우가 적지 않게 있습니다. 하지만 처방 조제부터 물질 분석을 통해 인과성을 규명하는 과정이 거의 이뤄지지 않고 있습니다.
반면에 인과성이 규명된 약이 있다면 아세트아미노펜입니다.
상품명=타이레놀
너무나도 흔히 사용되는 약이 급성 간부전을 일으킬 수 있다고 하면 조금 당황스러울 수 있겠지만
사실 서구권에서는 특히나 자살목적의 아세트아미노펜 과다복용이 꽤 많이 보고되고 있습니다.
A형간염 4%
기타 19%
B형간염 7%
원인 미상 18%
타이레놀 39%
다른 약물 13%
기타 7%
E형간염 1%
A형간염 2%
B형간염 5%
원인 미상 17%
다른 약물 11%
타이레놀 57%
이 때문에 포장방식의 변경이라든지 과다처방을 막기 위한 조치들이 이루어질 정도라고 하니깐 꽤 심각한 문제라고 볼 수 있겠습니다.

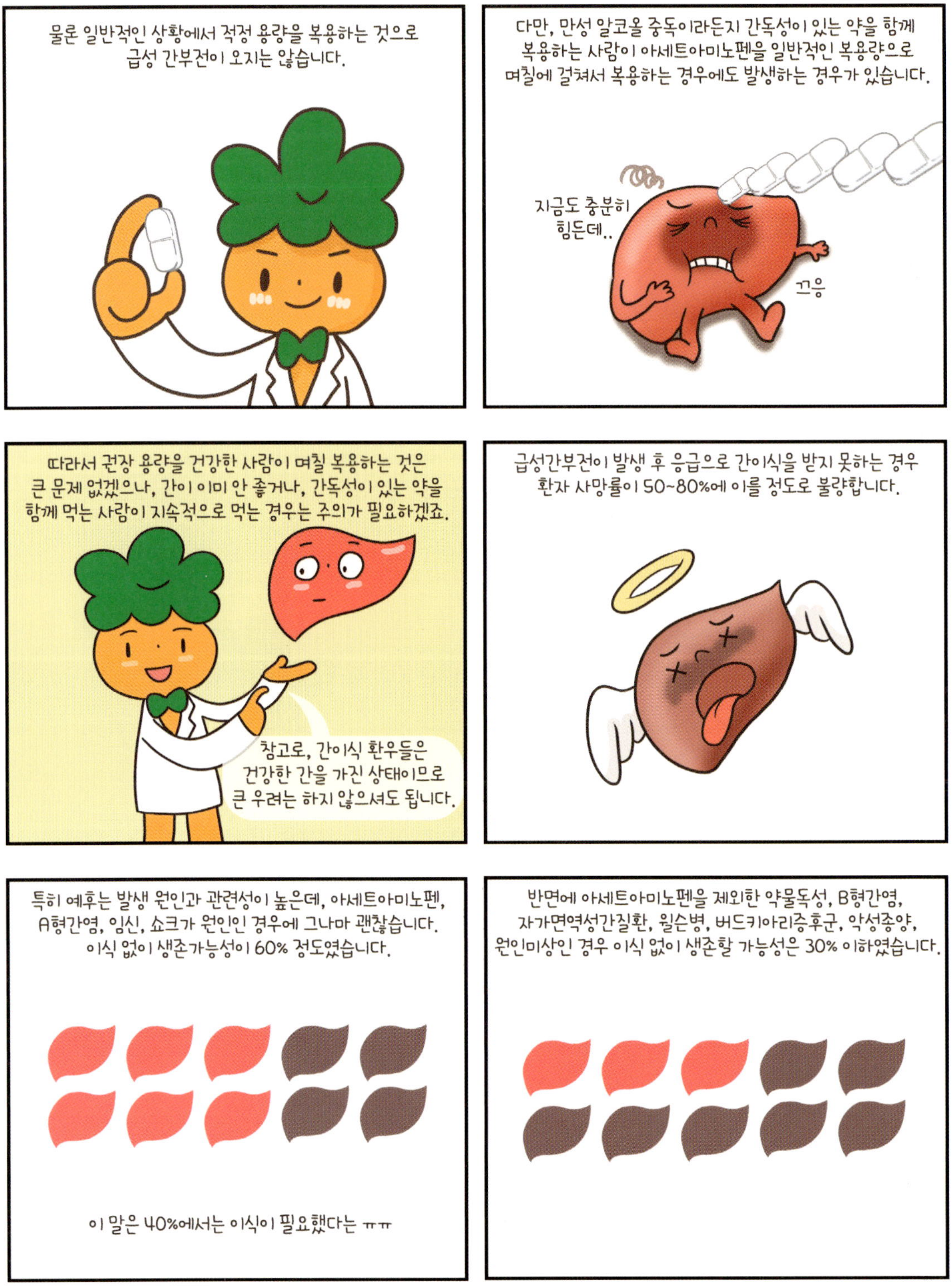
물론 일반적인 상황에서 적정 용량을 복용하는 것으로
급성 간부전이 오지는 않습니다.
다만, 만성 알코올 중독이라든지 간독성이 있는 약을 함께
복용하는 사람이 아세트아미노펜을 일반적인 복용량으로
며칠에 걸쳐서 복용하는 경우에도 발생하는 경우가 있습니다.
지금도 충분히 힘든데..
끄응
따라서 권장 용량을 건강한 사람이 며칠 복용하는 것은
큰 문제 없겠으나, 간이 이미 안 좋거나, 간독성이 있는 약을
함께 먹는 사람이 지속적으로 먹는 경우는 주의가 필요하겠죠.
참고로, 간이식 환우들은
건강한 간을 가진 상태이므로
큰 우려는 하지 않으셔도 됩니다.
급성간부전이 발생 후 응급으로 간이식을 받지 못하는 경우
환자 사망률이 50~80%에 이를 정도로 불량합니다.
특히 예후는 발생 원인과 관련성이 높은데, 아세트아미노펜,
A형간염, 임신, 쇼크가 원인인 경우에 그나마 괜찮습니다.
이식 없이 생존가능성이 60% 정도였습니다.
이 말은 40%에서는 이식이 필요했다는 ㅠㅠ
반면에 아세트아미노펜을 제외한 약물독성, B형간염,
자가면역성간질환, 윌슨병, 버드키아리증후군, 악성종양,
원인미상인 경우 이식 없이 생존할 가능성은 30% 이하였습니다.

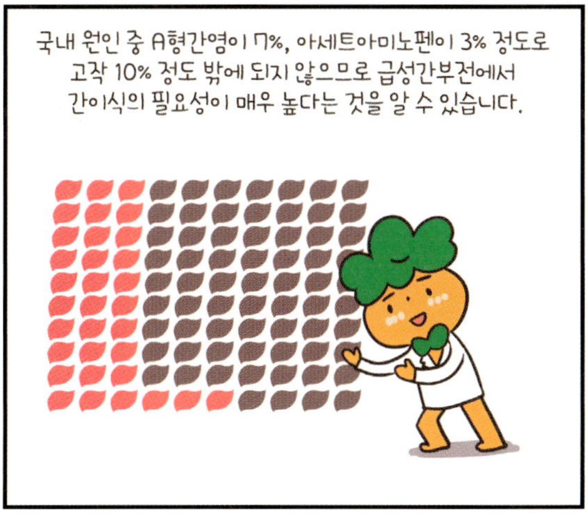
국내 원인 중 A형간염이 7%, 아세트아미노펜이 3% 정도로
고작 10% 정도 밖에 되지 않으므로 급성간부전에서
간이식의 필요성이 매우 높다는 것을 알 수 있습니다.

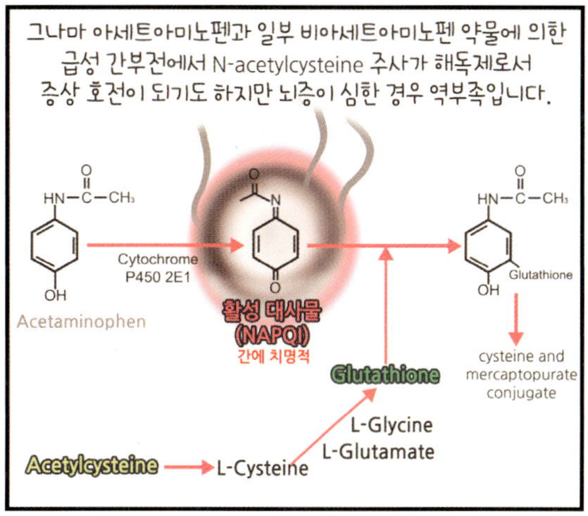

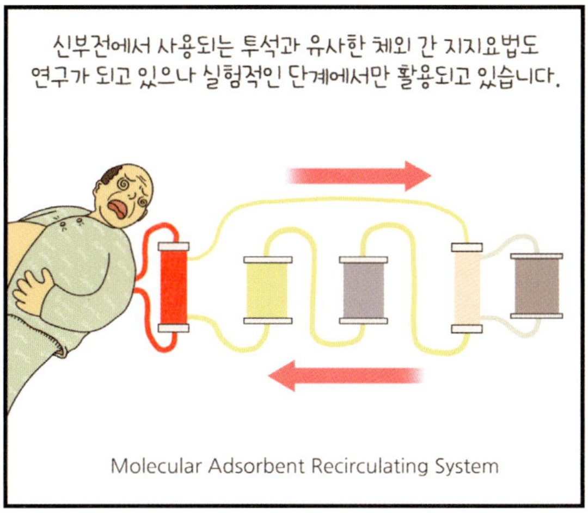

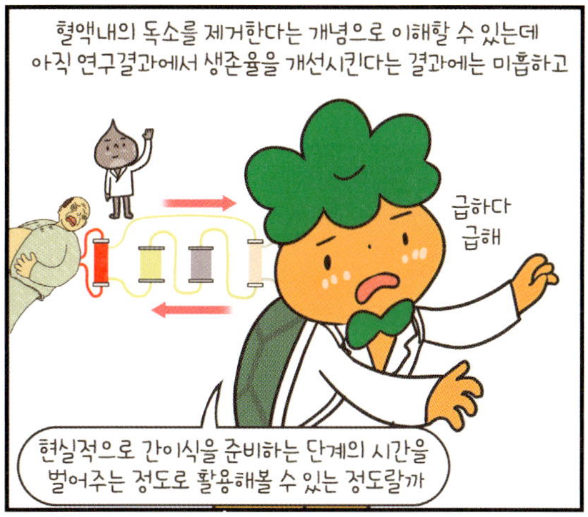
혈액내의 독소를 제거한다는 개념으로 이해할 수 있는데
아직 연구결과에서 생존율을 개선시킨다는 결과에는 미흡하고
급하다
급해
현실적으로 간이식을 준비하는 단계의 시간을
벌어주는 정도로 활용해볼 수 있는 정도랄까

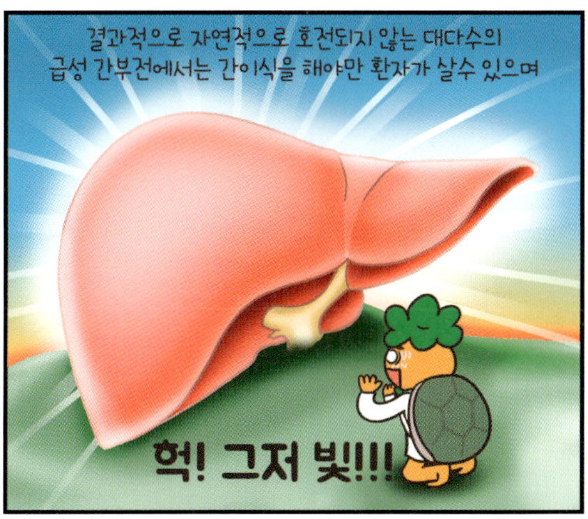

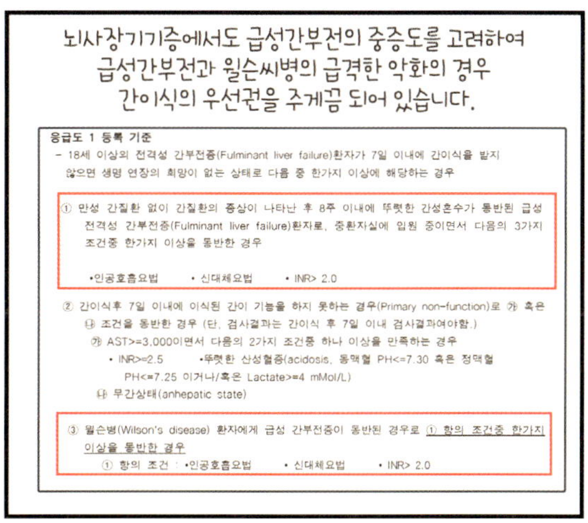

응급도 1 등록 기준

- 18세 이상의 전격성 간부전증(Fulminant liver failure)환자가 7일 이내에 간이식을 받지 않으면 생명 연장의 희망이 없는 상태로 다음 중 한가지 이상에 해당하는 경우

① 만성 간질환 없이 간질환의 증상이 나타난 후 8주 이내에 뚜렷한 간성혼수가 동반된 급성 전격성 간부전증(Fulminant liver failure)환자로, 중환자실에 입원 중이면서 다음의 3가지 조건중 한가지 이상을 동반한 경우

•인공호흡요법 • 신대체요법 • INR> 2.0

② 간이식후 7일 이내에 이식된 간이 기능을 하지 못하는 경우(Primary non-function)로 ㉮ 혹은 ㉯ 조건을 동반한 경우 (단, 검사결과는 간이식 후 7일 이내 검사결과여야함.)

㉮ AST>=3,000이면서 다음의 2가지 조건중 하나 이상을 만족하는 경우

• INR>=2.5 •뚜렷한 산성혈증(acidosis, 동맥혈 PH<=7.30 혹은 정맥혈 PH<=7.25 이거나/혹은 Lactate>=4 mMol/L)

㉯ 무간상태(anhepatic state)

③ 윌슨병(Wilson's disease) 환자에게 급성 간부전증이 동반된 경우로 <u>① 항의 조건중 한가지 이상을 동반한 경우</u>

① 항의 조건 : •인공호흡요법 • 신대체요법 • INR> 2.0

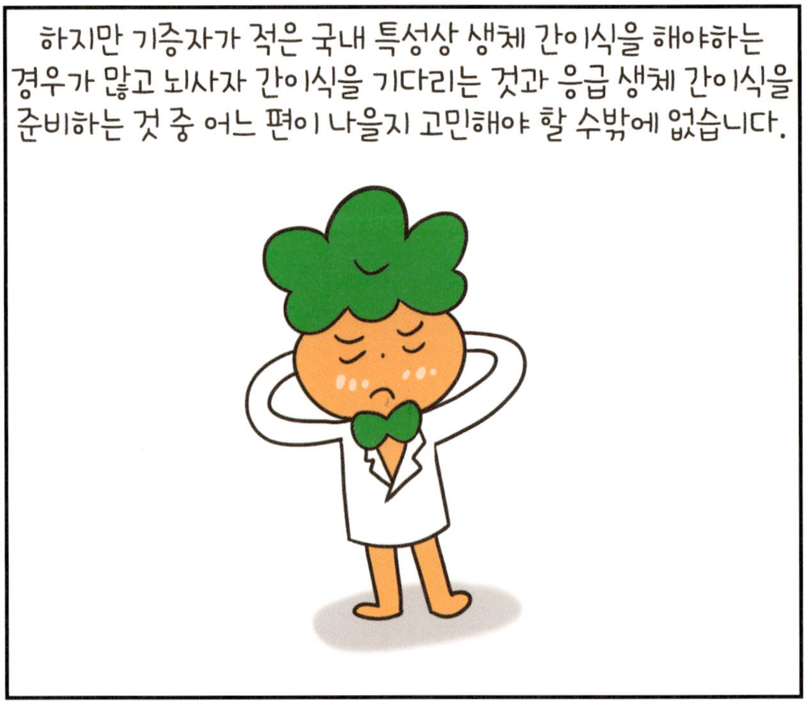
하지만 기증자가 적은 국내 특성상 생체 간이식을 해야하는
경우가 많고 뇌사자 간이식을 기다리는 것과 응급 생체 간이식을
준비하는 것 중 어느 편이 나을지 고민해야 할 수밖에 없습니다.

episode 04

급성 간부전

말기 간부전과 대비되는 개념으로 급성 간부전이 있습니다. 둘은 반대되는 개념은 아니고 만성 간질환이 천천히 말기에 다다르는 말기 간부전에 비해 급성은 말그대로 갑자기 확 안 좋아진다는 차이가 있습니다. 물론 만성 간질환을 가지고 천천히 안 좋아지던 사람이 급격한 기능의 저하를 경험하게 되는 경우도 있습니다. 여기서 급하게 안 좋아졌던 부분은 운이 좋다면 이전 상태로 회복할 수 있는 가능성이 있지만 만성 간질환으로 기본적으로 간 기능이 떨어진 사람에서는 회복의 정도도 약하고 회복의 가능성 자체도 매우 낮을 수 있습니다.

급성 간부전이 위험한 것은 그 치명률 때문입니다. 만화에서도 소개했지만 국내에서만 어림잡아도 3분의 2 정도는 간이식을 받아야만 하는 상황에 놓이게 됩니다. 그래서 뇌사 기증자의 간 선정에 있어서 우선권을 응급도 1의 우선권을 부여받게 됩니다.

자료에서 보이는 것처럼 나라마다 급성 간부전으로 간이식을 받게 되는 이유가 조금씩 다릅니다. 국내 같은 경우 B형 간염의 악화가 큰 부분을 차지하고 있지만 한약이나 버섯 등도 꽤 큰 비중을 차지합니다. 이 부분은 충분히 예방이 되어야 하는 부분이지만 반대로 해결이 난망하기도 하고, 참 어려운 문제가 아닐 수 없습니다.

급성 간부전에 빠진 사람들은 뇌부종으로 사망할 가능성이 매우 높아서 빠른 이식을 받아주는 것이 좋습니다. 하지만 국내 장기 기증이 너무 적어서 응급으로 생체 간이식을 피하지 못하는 경우도 많습니다. 그나마 기증이 가능한 가족이 있다면 급하게 생체 간이식을 고려해보겠지만 그렇지 못한 경우 환자가 사망하는 것을 지켜볼 수밖에 없습니다.

- Episode -

05 간세포암

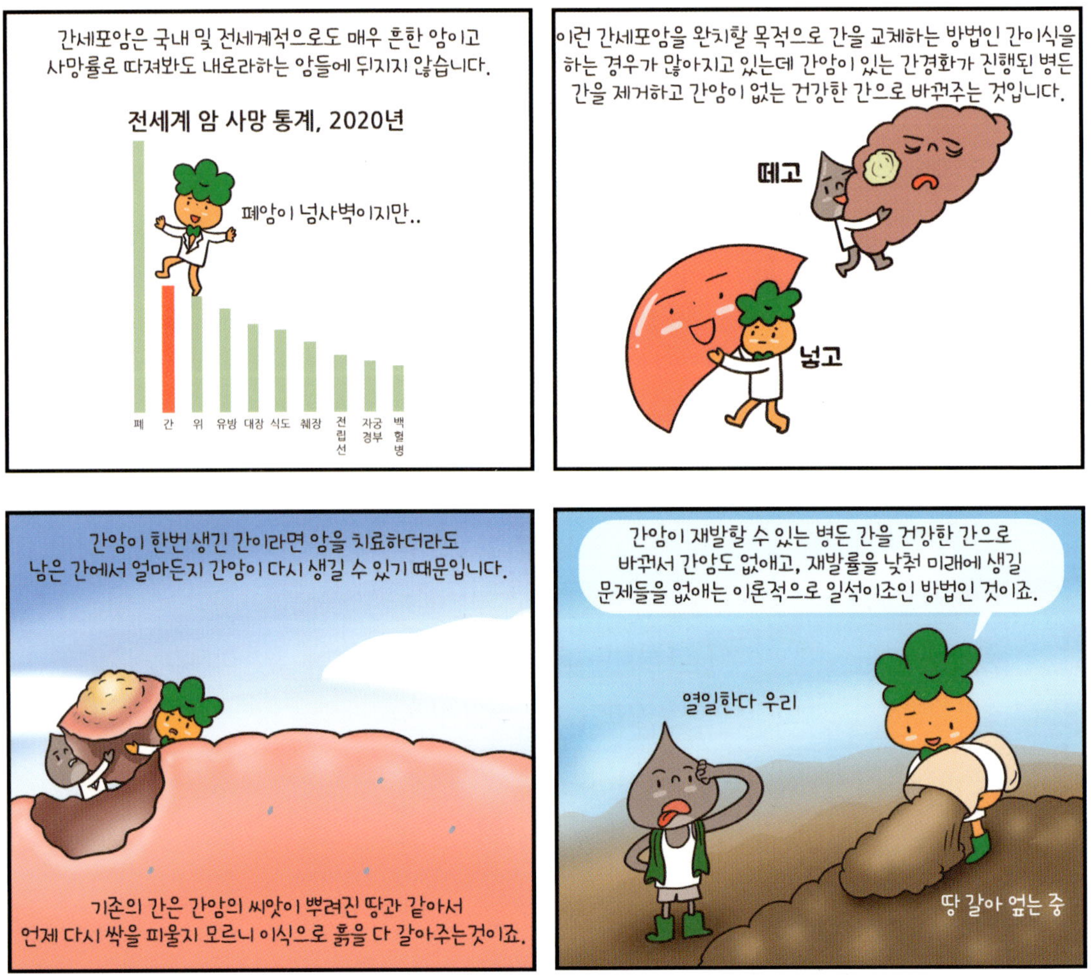

간세포암은 국내 및 전세계적으로도 매우 흔한 암이고
사망률로 따져봐도 내로라하는 암들에 뒤지지 않습니다.
전세계 암 사망 통계, 2020년
폐암이 넘사벽이지만..
폐 간 위 유방 대장 식도 췌장 전립선 자궁경부 백혈병
이런 간세포암을 완치할 목적으로 간을 교체하는 방법인 간이식을
하는 경우가 많아지고 있는데 간암이 있는 간경화가 진행된 병든
간을 제거하고 간암이 없는 건강한 간으로 바꿔주는 것입니다.
떼고
넣고
간암이 한번 생긴 간이라면 암을 치료하더라도
남은 간에서 얼마든지 간암이 다시 생길 수 있기 때문입니다.
기존의 간은 간암의 씨앗이 뿌려진 땅과 같아서
언제 다시 싹을 피울지 모르니 이식으로 흙을 다 갈아주는것이죠.
간암이 재발할 수 있는 병든 간을 건강한 간으로
바꿔서 간암도 없애고, 재발률을 낮춰 미래에 생길
문제들을 없애는 이론적으로 일석이조인 방법인 것이죠.
열일한다 우리
땅 갈아 엎는 중

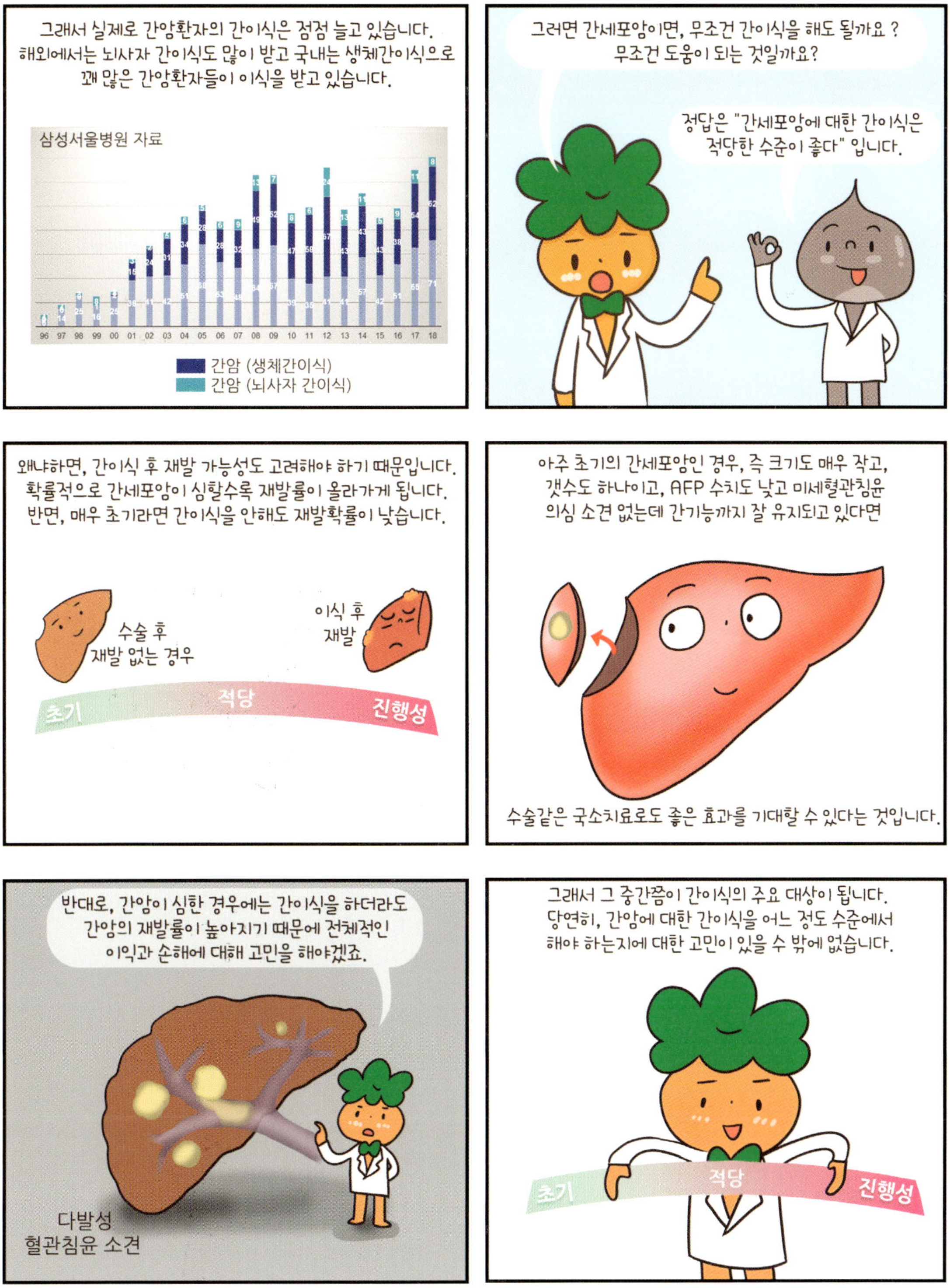
그래서 실제로 간암환자의 간이식은 점점 늘고 있습니다.
해외에서는 뇌사자 간이식도 많이 받고 국내는 생체간이식으로 꽤 많은 간암환자들이 이식을 받고 있습니다.
삼성서울병원 자료
96 97 98 99 00 01 02 03 04 05 06 07 08 09 10 11 12 13 14 15 16 17 18
간암 (생체간이식)
간암 (뇌사자 간이식)
그러면 간세포암이면, 무조건 간이식을 해도 될까요? 무조건 도움이 되는 것일까요?
정답은 "간세포암에 대한 간이식은 적당한 수준이 좋다" 입니다.
왜냐하면, 간이식 후 재발 가능성도 고려해야 하기 때문입니다.
확률적으로 간세포암이 심할수록 재발률이 올라가게 됩니다.
반면, 매우 초기라면 간이식을 안해도 재발확률이 낮습니다.
수술 후
재발 없는 경우
이식 후
재발
초기
적당
진행성
아주 초기의 간세포암인 경우, 즉 크기도 매우 작고, 갯수도 하나이고, AFP 수치도 낮고 미세혈관침윤 의심 소견 없는데 간기능까지 잘 유지되고 있다면
수술같은 국소치료로도 좋은 효과를 기대할 수 있다는 것입니다.
반대로, 간암이 심한 경우에는 간이식을 하더라도 간암의 재발률이 높아지기 때문에 전체적인 이익과 손해에 대해 고민을 해야겠죠.
다발성
혈관침윤 소견
그래서 그 중간쯤이 간이식의 주요 대상이 됩니다.
당연히, 간암에 대한 간이식을 어느 정도 수준에서 해야 하는지에 대한 고민이 있을 수 밖에 없습니다.
초기
적당
진행성

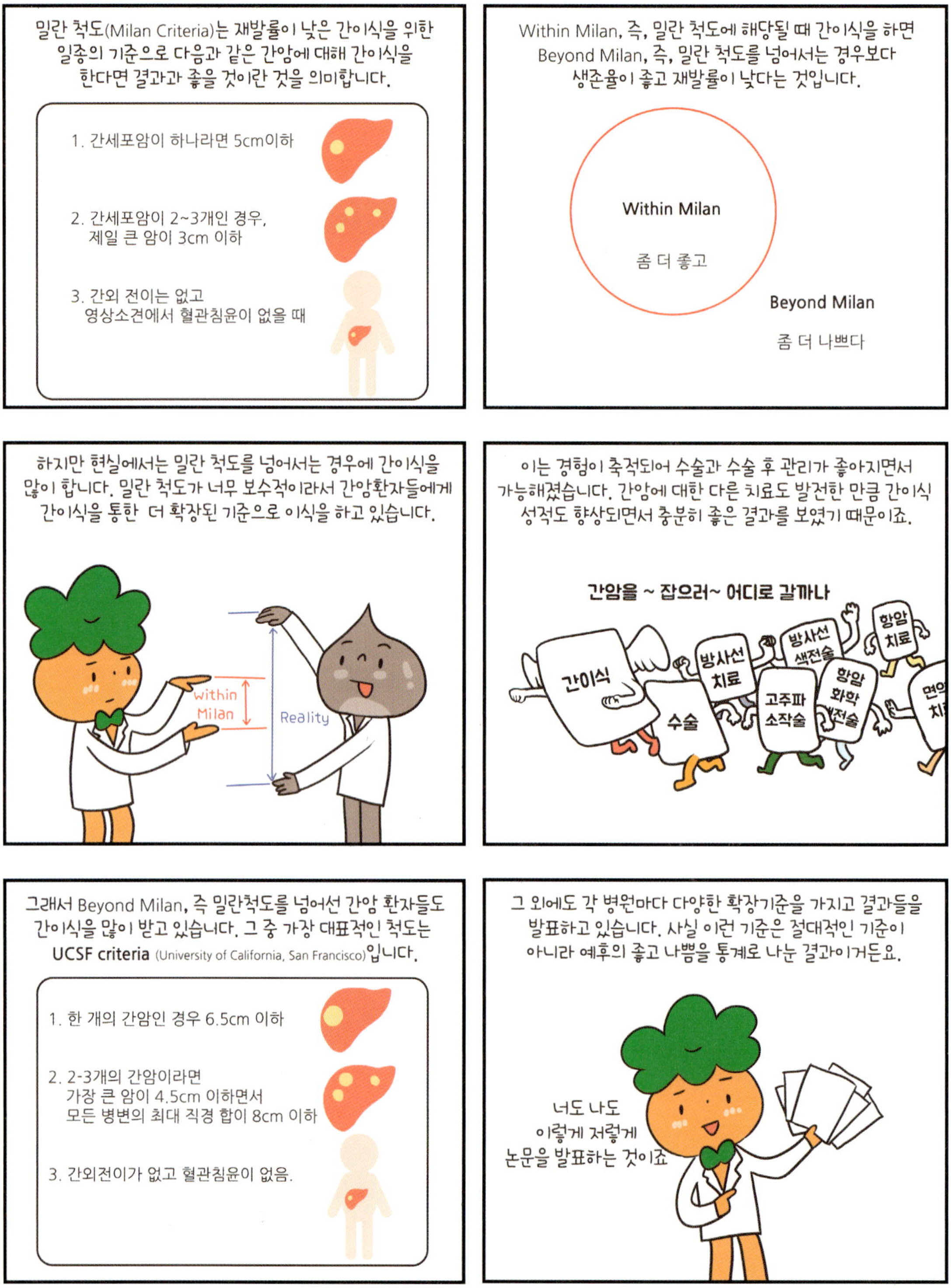
밀란 척도(Milan Criteria)는 재발률이 낮은 간이식을 위한
일종의 기준으로 다음과 같은 간암에 대해 간이식을
한다면 결과가 좋을 것이란 것을 의미합니다.
1. 간세포암이 하나라면 5cm이하
2. 간세포암이 2~3개인 경우,
제일 큰 암이 3cm 이하
3. 간외 전이는 없고
영상소견에서 혈관침윤이 없을 때
Within Milan, 즉, 밀란 척도에 해당될 때 간이식을 하면
Beyond Milan, 즉, 밀란 척도를 넘어서는 경우보다
생존율이 좋고 재발률이 낮다는 것입니다.
Within Milan
좀 더 좋고
Beyond Milan
좀 더 나쁘다
하지만 현실에서는 밀란 척도를 넘어서는 경우에 간이식을
많이 합니다. 밀란 척도가 너무 보수적이라서 간암환자들에게
간이식을 통한 더 확장된 기준으로 이식을 하고 있습니다.
Within
Milan
Reality
이는 경험이 축적되어 수술과 수술 후 관리가 좋아지면서
가능해졌습니다. 간암에 대한 다른 치료도 발전한 만큼 간이식
성적도 향상되면서 충분히 좋은 결과를 보였기 때문이죠.
간암을 ~ 잡으러~ 어디로 갈까나
간이식
수술
방사선
치료
방사선
색전술
고주파
소작술
항암
화학
색전술
항암
치료
그래서 Beyond Milan, 즉 밀란척도를 넘어선 간암 환자들도
간이식을 많이 받고 있습니다. 그 중 가장 대표적인 척도는
UCSF criteria (University of California, San Francisco)입니다.
1. 한 개의 간암인 경우 6.5cm 이하
2. 2-3개의 간암이라면
가장 큰 암이 4.5cm 이하면서
모든 병변의 최대 직경 합이 8cm 이하
3. 간외전이가 없고 혈관침윤이 없음.
그 외에도 각 병원마다 다양한 확장기준을 가지고 결과들을
발표하고 있습니다. 사실 이런 기준은 절대적인 기준이
아니라 예후의 좋고 나쁨을 통계로 나눈 결과이거든요.
너도 나도
이렇게 저렇게
논문을 발표하는 것이죠

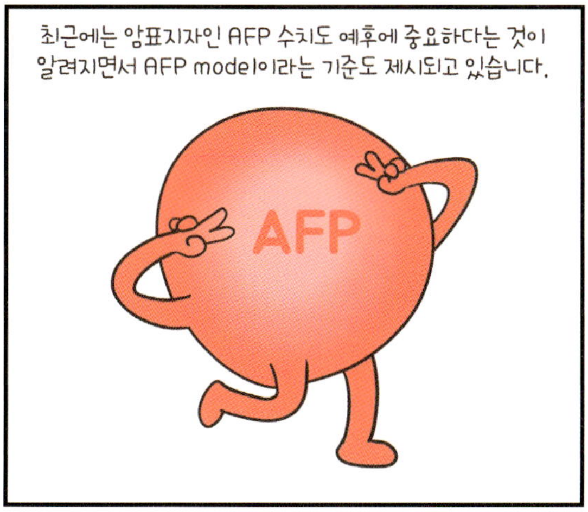
최근에는 암표지자인 AFP 수치도 예후에 중요하다는 것이 알려지면서 AFP model이라는 기준도 제시되고 있습니다.
AFP

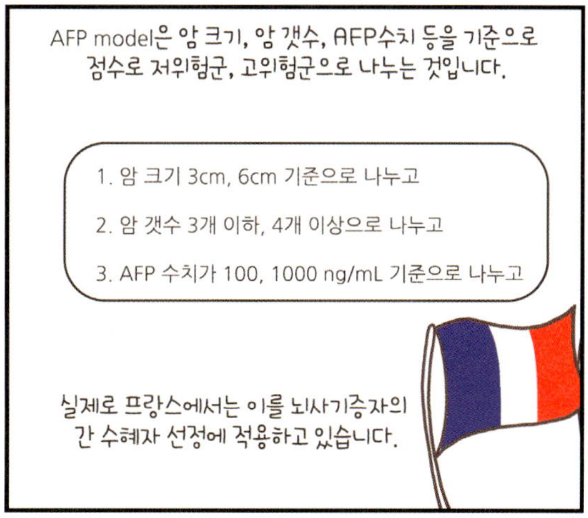
AFP model은 암 크기, 암 갯수, AFP수치 등을 기준으로 점수로 저위험군, 고위험군으로 나누는 것입니다.
1. 암 크기 3cm, 6cm 기준으로 나누고
2. 암 갯수 3개 이하, 4개 이상으로 나누고
3. AFP 수치가 100, 1000 ng/mL 기준으로 나누고
실제로 프랑스에서는 이를 뇌사기증자의 간 수혜자 선정에 적용하고 있습니다.

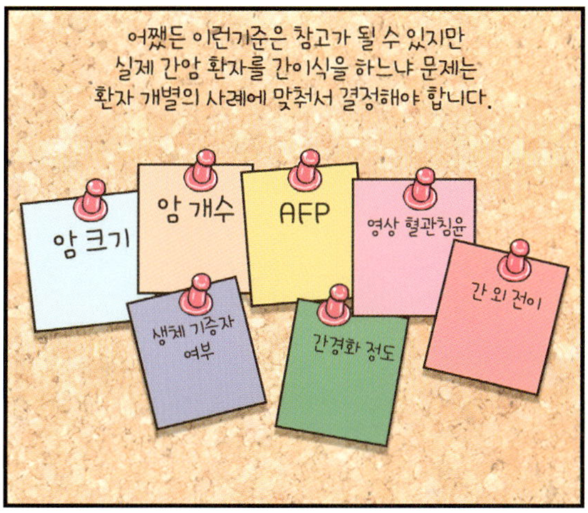
어쨌든 이런기준은 참고가 될 수 있지만 실제 간암 환자를 간이식을 하느냐 문제는 환자 개별의 사례에 맞춰서 결정해야 합니다.
암 크기
암 개수
AFP
영상 혈관침윤
간 외 전이
생체 기증자 여부
간경화 정도

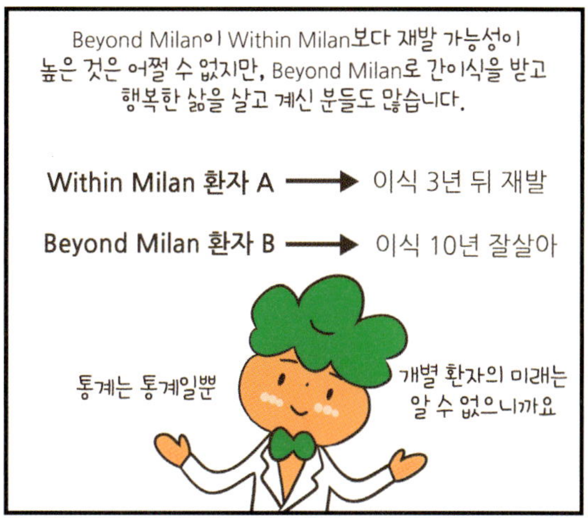
Beyond Milan이 Within Milan보다 재발 가능성이 높은 것은 어쩔 수 없지만, Beyond Milan로 간이식을 받고 행복한 삶을 살고 계신 분들도 많습니다.
Within Milan 환자 A → 이식 3년 뒤 재발
Beyond Milan 환자 B → 이식 10년 잘살아
통계는 통계일뿐
개별 환자의 미래는 알 수 없으니까요

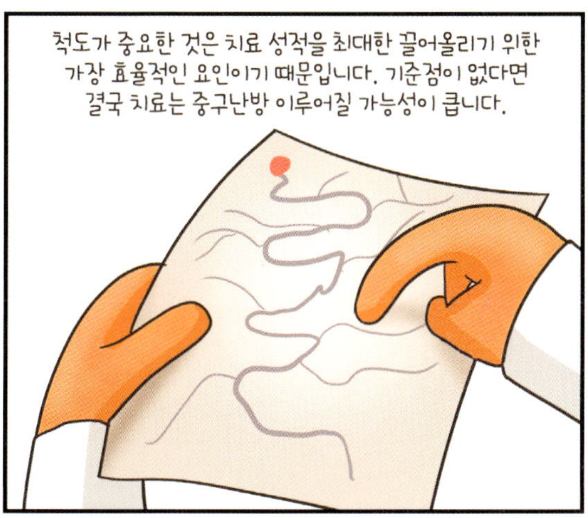
척도가 중요한 것은 치료 성적을 최대한 끌어올리기 위한 가장 효율적인 요인이기 때문입니다. 기준점이 없다면 결국 치료는 중구난방 이루어질 가능성이 큽니다.

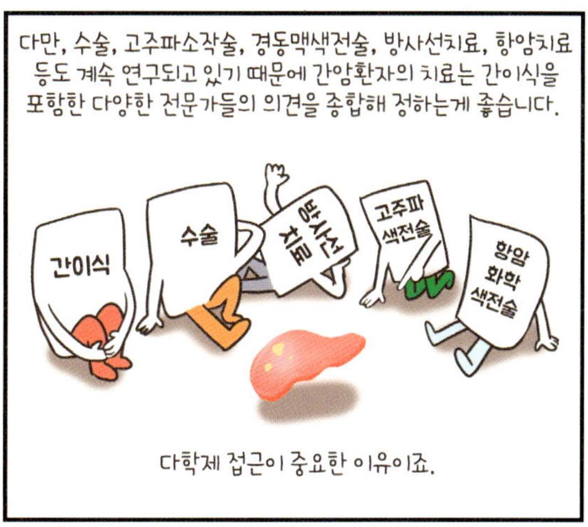
다만, 수술, 고주파소작술, 경동맥색전술, 방사선치료, 항암치료 등도 계속 연구되고 있기 때문에 간암환자의 치료는 간이식을 포함한 다양한 전문가들의 의견을 종합해 정하는게 좋습니다.
간이식
수술
방사선 치료
고주파 색전술
항암 화학 색전술
다학제 접근이 중요한 이유이죠.

특히, 간암의 유병률이나 간이식의 방식이 국가마다 다르기에
그런 환경 하에서 개별 환자들이 어떤 치료 옵션을 가지고 있는지
전체적으로 파악하고 결정하는 것이 중요하다고 생각합니다.

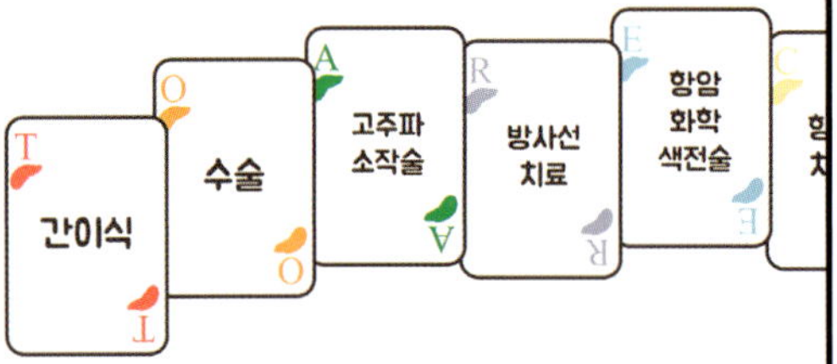

간이식
수술
고주파 소작술
방사선 치료
항암 화학 색전술

대한민국의 현실에서는 다음과 같습니다.

1. 간암의 유병률이 높은 편, 따라서 이식의 잠재적 대상자도 많음.

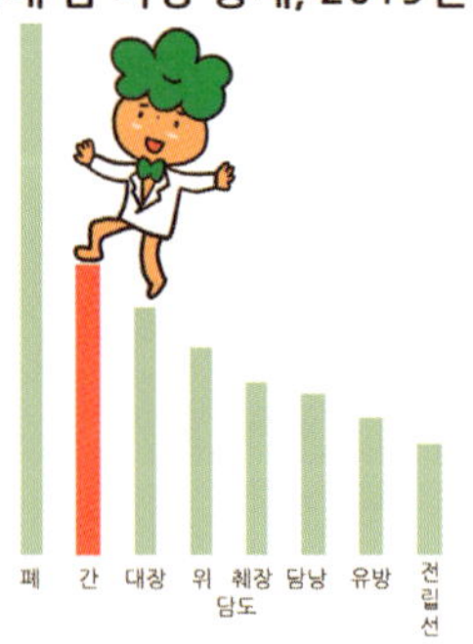

국내 암 사망 통계, 2019년
폐
간
대장
위
췌장
담낭 담도
유방
전립선

국가암정보센터 자료

대한민국의 현실

2. 간암에 대한 국소치료가 대형병원 중심으로 잘 이루어짐.
수술, 고주파, 항암색전술, 방사선 등

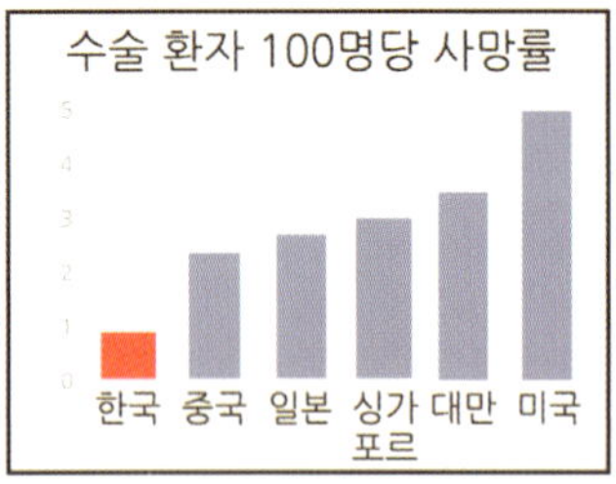

건강보험심사평가원 자료 (2014.7~2015.6)

대한민국의 현실

3. 뇌사 장기 기증자가 적어서 가능성이 매우 낮음.

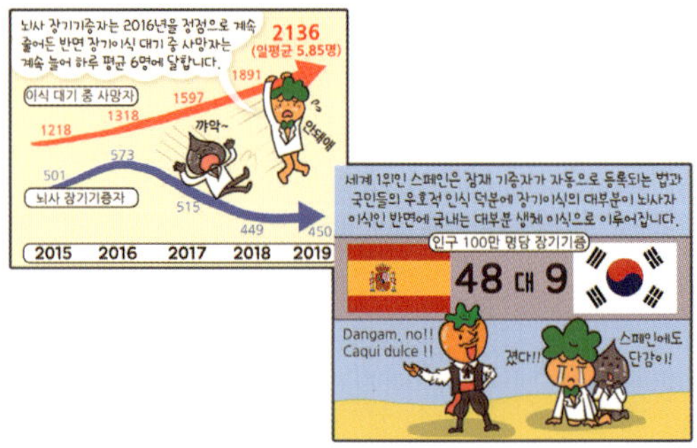

뇌사 장기기증자는 2016년을 정점으로 계속 줄어든 반면 장기이식 대기 중 사망자는 계속 늘어 하루 평균 6명에 달합니다.
2136
(일평균 5.85명)
이식 대기 중 사망자
1218
1318
1597
1891
뇌사 장기기증자
501
573
515
449
450
2015
2016
2017
2018
2019
까악~
안돼애
세계 1위인 스페인은 잠재 기증자가 자동으로 등록되는 법과 국민들의 우호적 인식 덕분에 장기이식의 대부분이 뇌사자 이식인 반면에 국내는 대부분 생체 이식으로 이루어집니다.
인구 100만 명당 장기기증
48 대 9
Dangam, no!!
Caqui dulce !!
졌다!!
스페인에도 단감이!

대한민국의 현실

4. 생체 간이식이 활발하고 주요 병원의 성적이 매우 높음

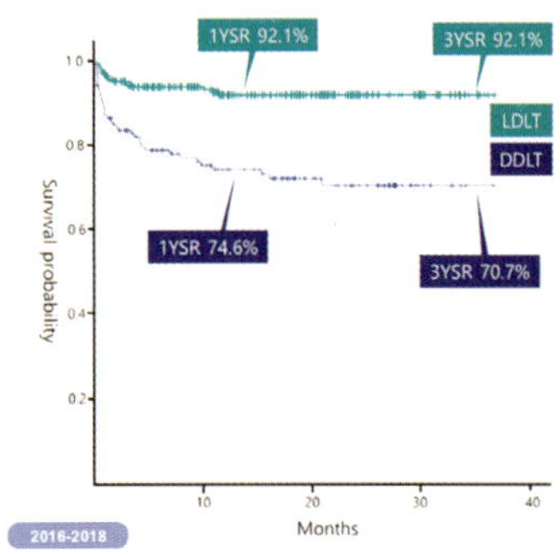

삼성서울병원 자료

대한민국의 현실

5. 생체 간 기증자에 대한 복강경 수술이 활발하게 이루어짐.

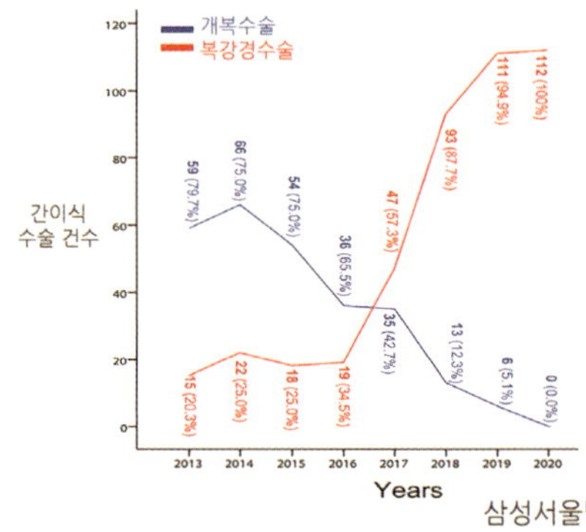

삼성서울병원 자료

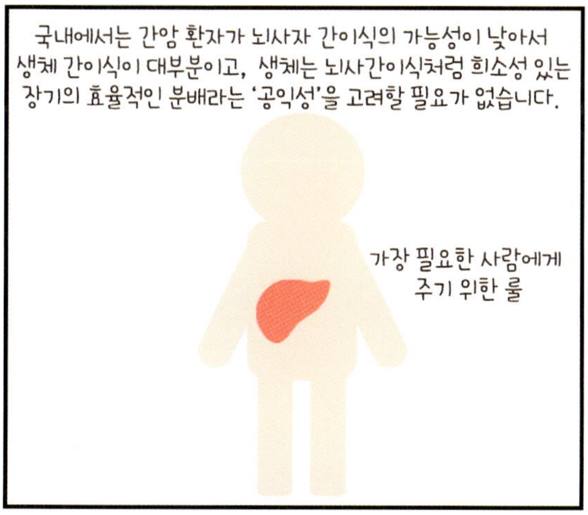
국내에서는 간암 환자가 뇌사자 간이식의 가능성이 낮아서
생체 간이식이 대부분이고, 생체는 뇌사간이식처럼 희소성 있는
장기의 효율적인 분배라는 '공익성'을 고려할 필요가 없습니다.
가장 필요한 사람에게
주기 위한 룰

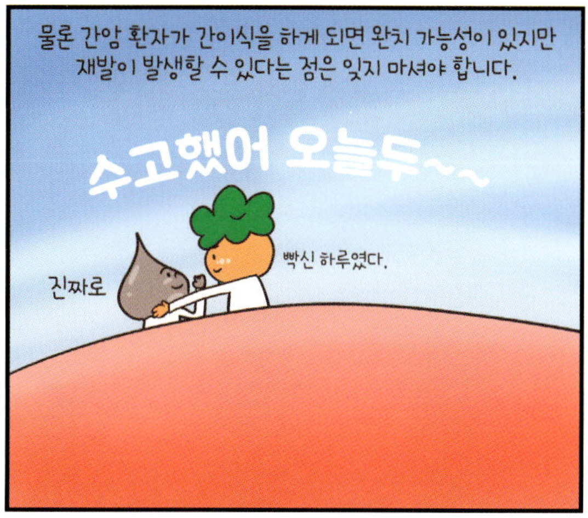
물론 간암 환자가 간이식을 하게 되면 완치 가능성이 있지만
재발이 발생할 수 있다는 점은 잊지 마셔야 합니다.
수고했어 오늘두~~
진짜로
빡신 하루였다.

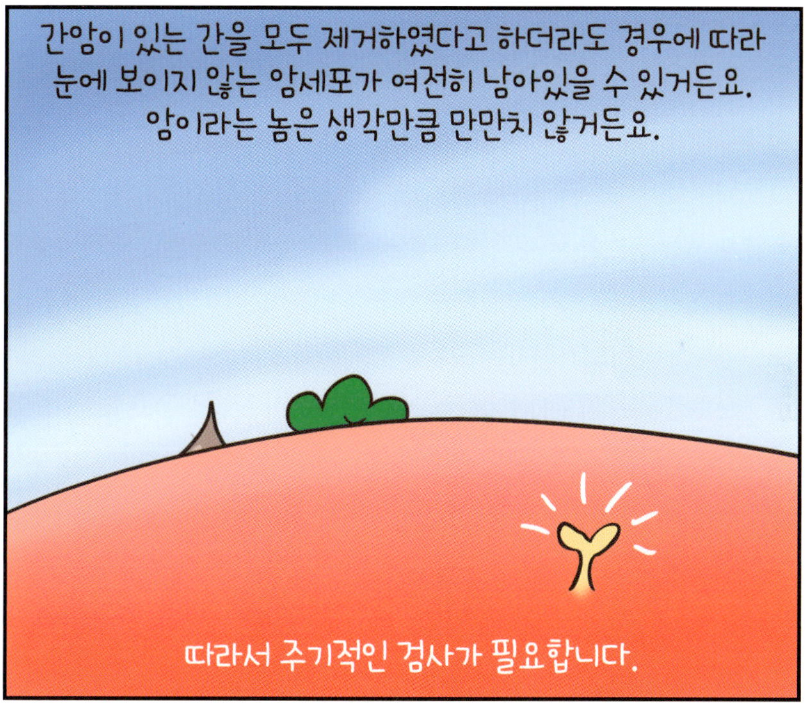
간암이 있는 간을 모두 제거하였다고 하더라도 경우에 따라
눈에 보이지 않는 암세포가 여전히 남아있을 수 있거든요.
암이라는 놈은 생각만큼 만만치 않거든요.
따라서 주기적인 검사가 필요합니다.

episode 05

간세포암

간세포암 환자 전부가 이식의 대상자가 되지는 않습니다. 간세포암의 유병률은 매우 높은 편으로 모든 암환자에게 간이식을 해줄 필요도 없고 할 수도 없습니다. 간이식을 하는 순간부터 면역억제제를 복용하는 삶을 살아야 하고 평생 먹어야 할 약 복용에 그에 따른 부작용을 경험할 가능성도 있기 때문에 선택에 신중해야 합니다. 마찬가지로 모든 간세포암 환자들에게 줄 수 있는 간도 없습니다.

간세포암의 치료는 수술, 고주파소작술, 경동맥색전술, 방사선치료, 항암치료 등 다양한 옵션이 있고 암의 상태에 따라 다양한 결정을 내릴 수 있습니다. 하지만 모든 치료 옵션을 제공할 수 있는 병원은 국내에 많지 않습니다. 수술적인 측면만 봐도 수술하는 사람에 따라서 복강경 간절제술로 수술을 해줄 수 있는 병원이 손에 꼽을 정도입니다. 경동맥색전술이나 고주파소작술, 방사선치료 또한 술자의 능력에 따라서 천차만별의 결과가 생길 수 있으며 양성자치료는 국내에서 시행할 수 있는 병원이 현재 삼성서울병원을 포함해서 두 군데밖에 없는 실정입니다. 다학제치료를 통해 간암환자의 생존율을 올릴 수 있었다는 연구도 적절한 선택을 할 수 있었던 배경이 있습니다.

간이식 또한 간세포암 치료의 한 가지 옵션으로 존재하며 암 치료 목적에서 여러 가지 여건을 봐가면서 결정하게 됩니다. 이런 결정을 도와주는 가이드라인으로 BCLC (Barcelona clinic liver cancer) staging system도 있는데 간세포암과 간의 상태에 따라서 치료를 결정하는 데 도움을 줄 수 있습니다. 반드시 이런 알고리즘으로 치료를 해야 하는 것은 아니지만 의사결정에 도움이 될 수 있습니다. BCLC는 2022년에 업데이트가 되었는데, 이전보다 간이식의 치료 범위가 넓어졌다는 특징이 있습니다. 이전의 BCLC에서 stage 0 (very early stage, 간기능 양호하며 환자 상태 양호하며 단일 종괴 2 cm 미만)에서는 고주파소작술과 간절제술만 추천하였습니다. 하지만 새로 업데이트된 BCLC에서는 stage

0에서 '간이식의 대상이 될 수 있는가?'를 먼저 물어보고 있으며 있는 경우에 간암의 심한 정도와 간섬유화/경화의 정도에 따라 간이식을 고려하도록 하였습니다. 지난 수년 간, 간이식의 성적이 매우 좋아지면서 간암 환자에 대한 이식의 고려대상이 초기 간암을 대상으로도 많이 늘었다는 것을 의미합니다.

하지만 간세포암이 정말 심한 경우는 고민이 될 수밖에 없습니다. 이식 후 재발 가능성이 높기 때문입니다. 물론 매우 심한 간세포암인데도 이식 후 재발 없이 건강한 삶을 살아가는 사람들이 있습니다. 반대로 매우 초기의 간세포암인데도 이식 후 재발로 돌아가시는 분들도 계시죠. 이런 부분들은 이식 전에 속단할 수 없기 때문에 심한 경우에도 이식을 진행하는 근거가 되기도 합니다. 적어도 생체 기증자가 있다면 말입니다.

새로 업데이트된 BCLC에서 stage B (intermediate, 중등도, 다발성, 간기능 유지)에서도 이식을 바로 고려하거나 색전술 등을 통해 간암을 어느 정도 조절한 뒤 간이식을 고려하도록 권고하고 있습니다. 예전보다 진행성 간암에 대해서도 간이식의 범위가 넓혀졌다는 것을 의미합니다.

이식 후 재발된 경우, 그대로 끝인가 하는 궁금증도 가지실 수 있습니다. 솔직히 간이식 후에 재발한 간세포암을 치료하는 것이 만만치 않은 것이 사실입니다. 하지만 재발을 겪은 경우에도 이식 후 재발이 없었던 기간이 길면 길수록 재발 간암을 치료했을 때 반응이 좋았던 경우도 많았고 실제로 이후에 재발 없이 잘 지내시는 분들도 여럿 있습니다. 끝까지 포기하지 않고 치료를 지속해볼 만한 근거가 되는 것입니다.

PART
02

간이식 수술

- Episode -

01

뇌사 기증자 선정의 절차 및 과정

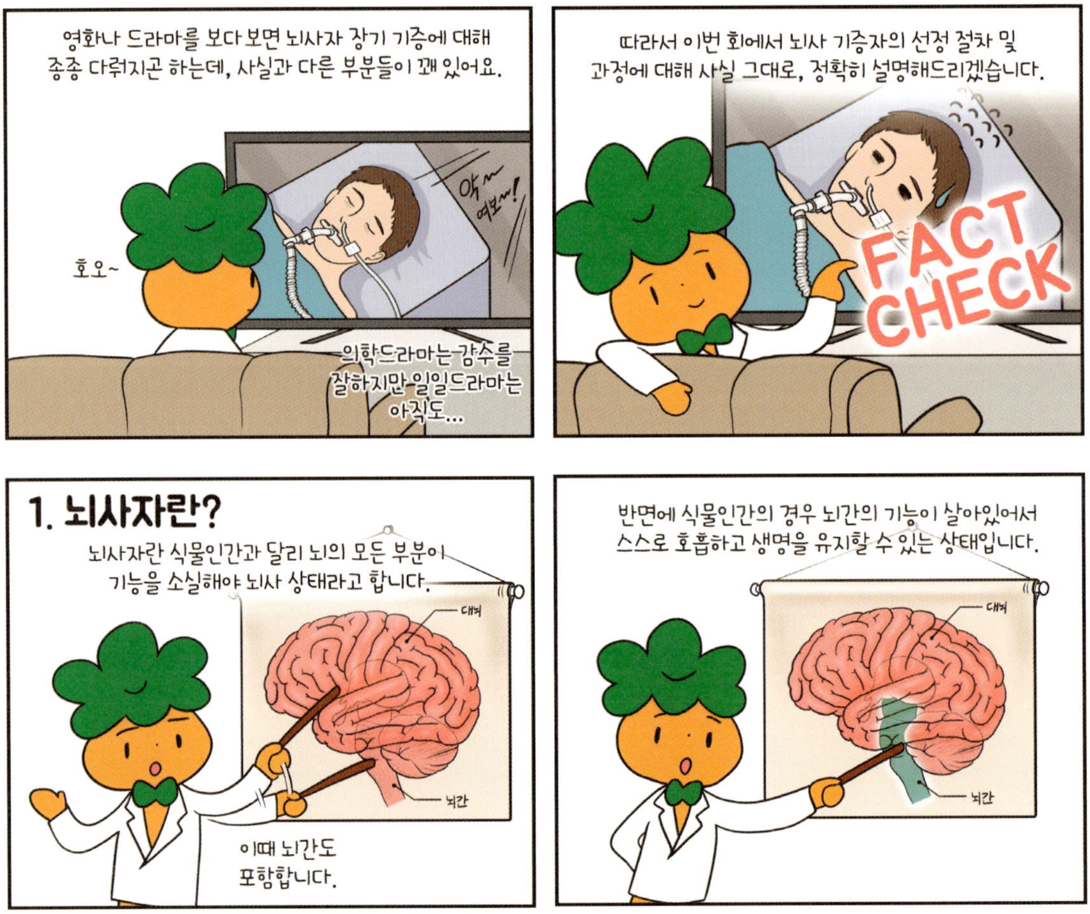

영화나 드라마를 보다 보면 뇌사자 장기 기증에 대해 종종 다뤄지곤 하는데, 사실과 다른 부분들이 꽤 있어요.
호오~
악~ 여보~!
의학드라마는 감수를 잘하지만 일일드라마는 아직도…
따라서 이번 회에서 뇌사 기증자의 선정 절차 및 과정에 대해 사실 그대로, 정확히 설명해드리겠습니다.
FACT CHECK
1. 뇌사자란?
뇌사자란 식물인간과 달리 뇌의 모든 부분이 기능을 소실해야 뇌사 상태라고 합니다.
대뇌
뇌간
이때 뇌간도 포함합니다.
반면에 식물인간의 경우 뇌간의 기능이 살아있어서 스스로 호흡하고 생명을 유지할 수 있는 상태입니다.
대뇌
뇌간

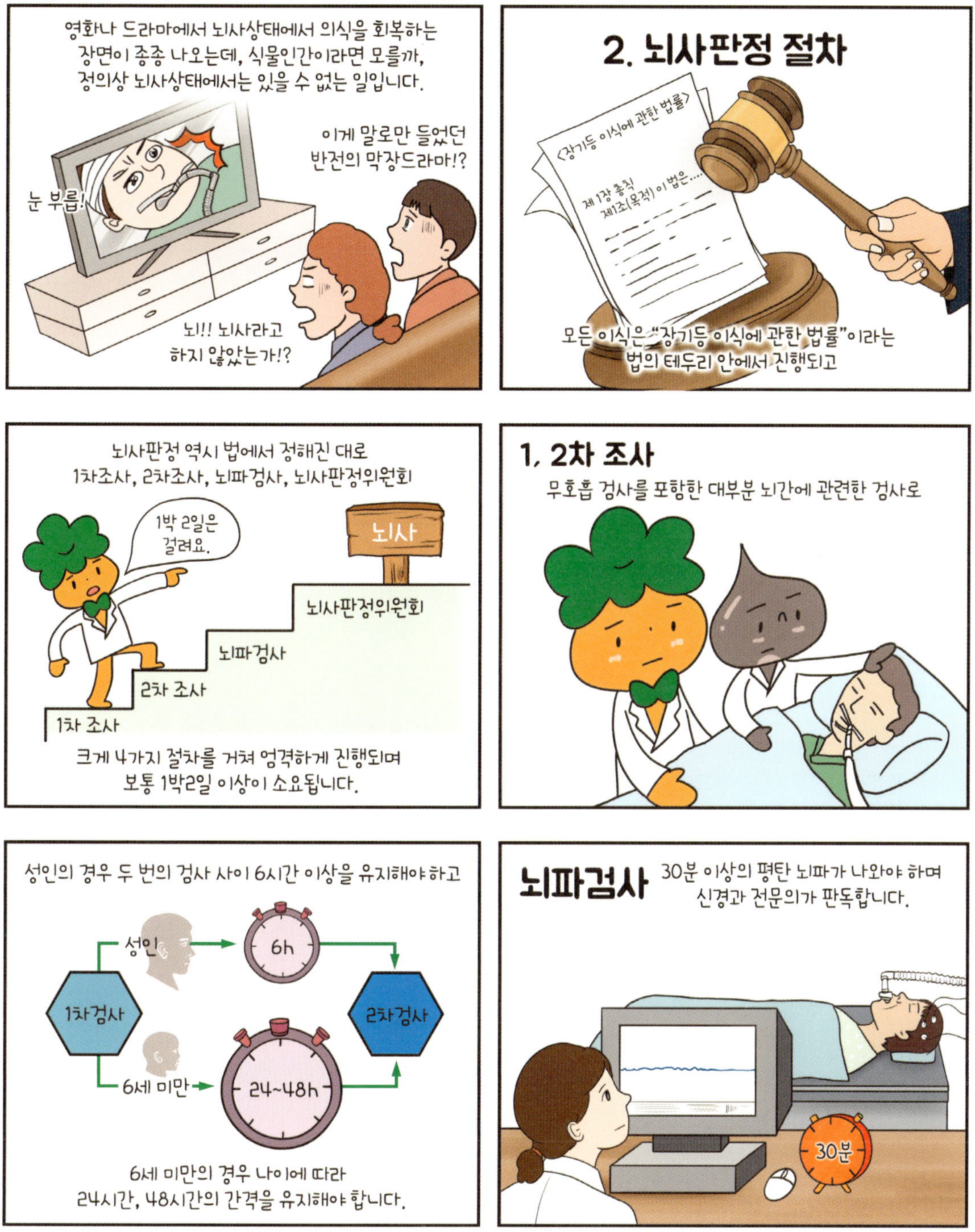
영화나 드라마에서 뇌사상태에서 의식을 회복하는
장면이 종종 나오는데, 식물인간이라면 모를까,
정의상 뇌사상태에서는 있을 수 없는 일입니다.
눈 부릅!
이게 말로만 들었던
반전의 막장드라마!?
뇌!! 뇌사라고
하지 않았는가!?
2. 뇌사판정 절차
<장기등 이식에 관한 법률>
제 1장 총칙
제1조(목적) 이 법은....
모든 이식은 "장기등 이식에 관한 법률"이라는
법의 테두리 안에서 진행되고
뇌사판정 역시 법에서 정해진 대로
1차조사, 2차조사, 뇌파검사, 뇌사판정위원회
1박 2일은
걸려요.
뇌사
뇌사판정위원회
뇌파검사
2차 조사
1차 조사
크게 4가지 절차를 거쳐 엄격하게 진행되며
보통 1박2일 이상이 소요됩니다.
1, 2차 조사
무호흡 검사를 포함한 대부분 뇌간에 관련한 검사로
성인의 경우 두 번의 검사 사이 6시간 이상을 유지해야 하고
성인
6h
1차검사
2차검사
6세 미만
24~48h
6세 미만의 경우 나이에 따라
24시간, 48시간의 간격을 유지해야 합니다.
뇌파검사
30분 이상의 평탄 뇌파가 나와야 하며
신경과 전문의가 판독합니다.
30분

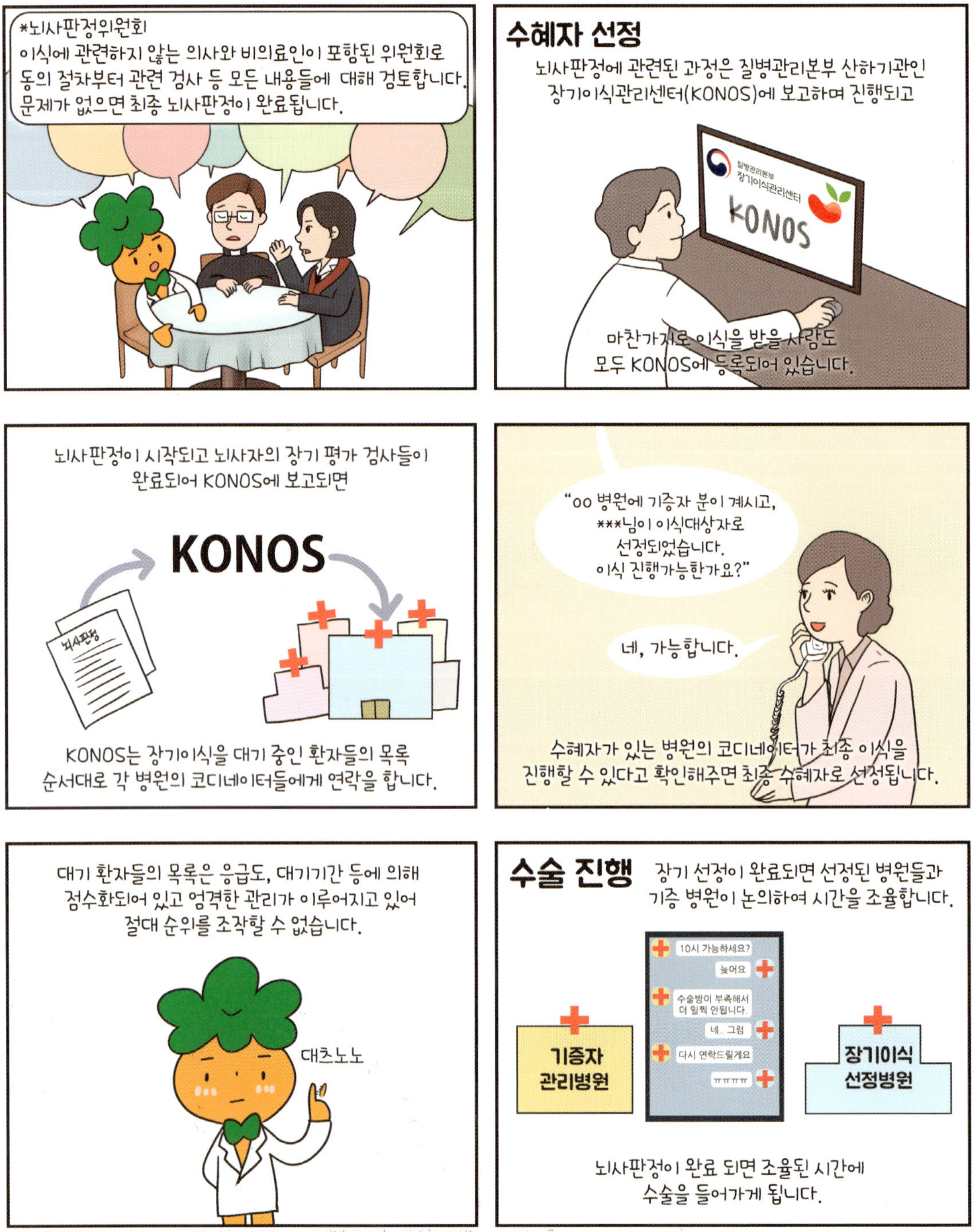
*뇌사판정위원회
이식에 관련하지 않는 의사와 비의료인이 포함된 위원회로 동의 절차부터 관련 검사 등 모든 내용들에 대해 검토합니다.
문제가 없으면 최종 뇌사판정이 완료됩니다.
수혜자 선정
뇌사판정에 관련된 과정은 질병관리본부 산하기관인 장기이식관리센터(KONOS)에 보고하며 진행되고
질병관리본부 장기이식관리센터
KONOS
마찬가지로 이식을 받을 사람도 모두 KONOS에 등록되어 있습니다.
뇌사판정이 시작되고 뇌사자의 장기 평가 검사들이 완료되어 KONOS에 보고되면
KONOS
뇌사판정
KONOS는 장기이식을 대기 중인 환자들의 목록 순서대로 각 병원의 코디네이터들에게 연락을 합니다.
"OO 병원에 기증자 분이 계시고, ***님이 이식대상자로 선정되었습니다. 이식 진행가능한가요?"
네, 가능합니다.
수혜자가 있는 병원의 코디네이터가 최종 이식을 진행할 수 있다고 확인해주면 최종 수혜자로 선정됩니다.
대기 환자들의 목록은 응급도, 대기기간 등에 의해 점수화되어 있고 엄격한 관리가 이루어지고 있어 절대 순위를 조작할 수 없습니다.
대츠노노
수술 진행
장기 선정이 완료되면 선정된 병원들과 기증 병원이 논의하여 시간을 조율합니다.
10시 가능하세요?
늦어요
수술방이 부족해서 더 일찍 안됩니다.
네.. 그럼
다시 연락드릴게요
ㅠㅠㅠㅠ
기증자 관리병원
장기이식 선정병원
뇌사판정이 완료 되면 조율된 시간에 수술을 들어가게 됩니다.

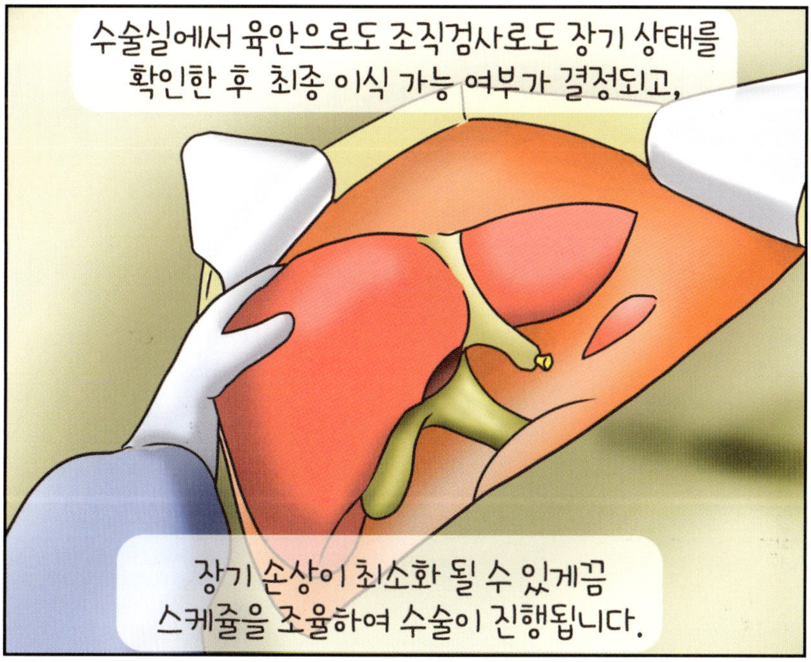
수술실에서 육안으로도 조직검사로도 장기 상태를
확인한 후 최종 이식 가능 여부가 결정되고,
장기 손상이 최소화 될 수 있게끔
스케줄을 조율하여 수술이 진행됩니다.

episode **01**

뇌사 기증자 선정의 절차 및 과정

Dr.단감 닥터 단감의 도시 서바이벌

"뇌사 장기기증"

기획. 유진수, 이어진, 정지훈　글그림. 유진수 (삼성서울병원)

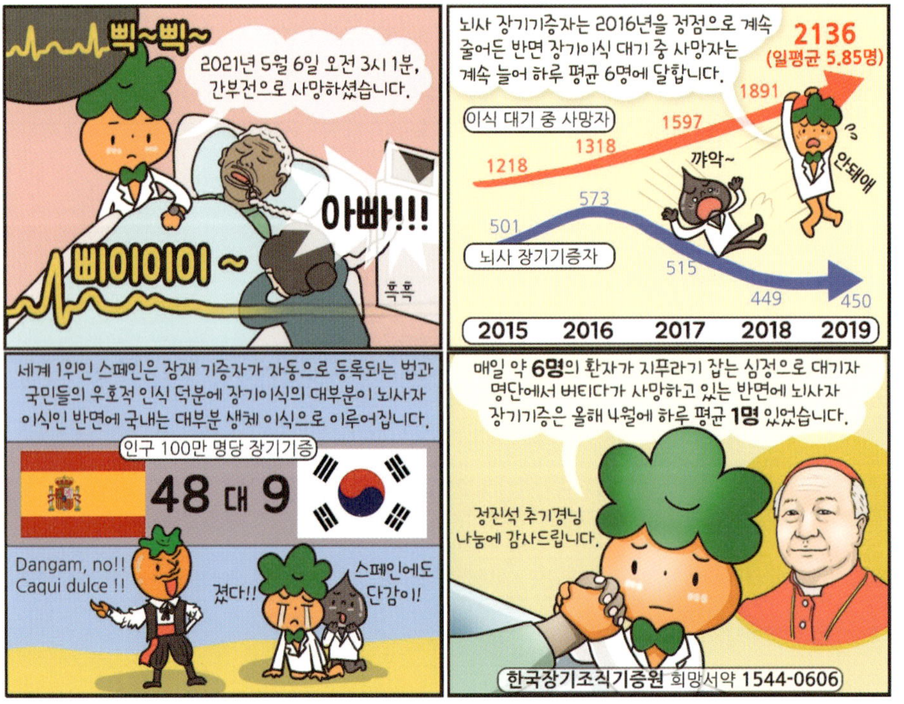

삑~삑~
2021년 5월 6일 오전 3시 1분, 간부전으로 사망하셨습니다.
아빠!!!
삐이이이이 ~
흑흑
뇌사 장기기증자는 2016년을 정점으로 계속 줄어든 반면 장기이식 대기 중 사망자는 계속 늘어 하루 평균 6명에 달합니다.
2136 (일평균 5.85명)
이식 대기 중 사망자
1218
1318
1597
1891
뇌사 장기기증자
501
573
515
449
450
2015 2016 2017 2018 2019
꺄악~
안돼애
세계 1위인 스페인은 잠재 기증자가 자동으로 등록되는 법과 국민들의 우호적 인식 덕분에 장기이식의 대부분이 뇌사자 이식인 반면에 국내는 대부분 생체 이식으로 이루어집니다.
인구 100만 명당 장기기증
48 대 9
Dangam, no!! Caqui dulce !!
졌다!!
스페인에도 단감이!
매일 약 6명의 환자가 지푸라기 잡는 심정으로 대기자 명단에서 버티다가 사망하고 있는 반면에 뇌사자 장기기증은 올해 4월에 하루 평균 1명 있었습니다.
정진석 추기경님 나눔에 감사드립니다.
한국장기조직기증원 희망서약 1544-0606

2021년초에 정진석 추기경님이 선종하시면서 조직기증을 하셨고 장기/조직 기증에 대한 사회적 관심이 많이 늘었습니다. 하지만 안타깝게도 사회적 이슈에 따라 올라가는 관심은 오래가지 않는다는 특징이 있습니다. 대한민국은 여전히 장기기증 비율이 매우 낮고 이식 대기 중 사망자는 점점 늘어가고 있는 실정입니다.

국내에 뇌사 장기기증자가 적은 이유는 뭘까요?

몇 가지 이유가 있겠지만, 과거에는 유교 문화에서 이유를 찾는 경우가 많았습니다. 일제시대에 단발령에 저항하던 선조들의 후손들인 우리나라 사람들의 문화적인 부분 말입니다. 그런데, 이 부분은 약간 과장된 면이 있는 것 같습니다. 물론 국내에서 부검 등 사망하신 분의 신체를 훼손(?)하는 것에 대한 거부감이 있는 것은 확실한 사실이긴 합니다. 하지만 부검을 진행하는지 여부와 장기 기증을 하는지 여부는 조금 결이 다르기 때문입니다. 사실 국내 장기기증은 2010년대 초반부터 조금씩 증가하는 추이이긴 했습니다. 하지만 뇌사 장기 기증자를 예우해주지 않는다는 보도가 나가면서 장기 기증에 대한 여론이 차갑게 식어버린 부분의 영향도 컸고 연명의료결정제도의 도입도 영향을 준 것으로 보입니다. 안타까운 점은 해당 보도가 나간 뒤에 다양한 개선방안이 논의되고 도입되었음에도 그런 부분은 묻혀버렸다는 점입니다. 물론 좋지 않은 일이 생겨서 보도를 하는 것은 언론의 당연한 역할이긴 하지만 언론보도의 공익적인 측면을 고려해보면 그 후폭풍을 오롯이 장기기증을 기다리고 있는 환자들이 감내해야 했다는 점이 큰 아쉬움으로 남습니다. 연명의료결정제도와 관해서는 최근에 사전연명치료 중단 후 심장사 장기기증이 이루어지는 등 해결책을 찾으려고 있는 상태입니다.

하지만 여기에서 더 나아가서 법률적으로 장기기증을 활성화하는 방안에 대해서도 적극적으로 논의가 필요하다고 봅니다. 대표적인 것이 스페인으로 환자나 보호자가 거부하지 않는 이상 장기기증을 하는 방향으로 설정되어 있는 방식인데 국내와 비교해서 5배가 넘는 장기기증이 이루어지고 있습니다. 국내에서도 이런 부분을 전향적으로 개편하는 움직임이 있어야 한다는 것이 제 생각입니다.

뇌사자의 장기기증이 동의되면 각 장기의 기능 평가가 이루어지고 뇌사대기자를 선정하는 과정이 이루어집니다. 간이식의 경우 응급도를 기준으로 선정이 이루어지는데, 이식을 받지 않으면 1주일 내에 사망 가능성이 높은 응급도 1 환자들이 우선권을 부여받지만, 응급도 1의 환자가 없는 경우 3개월 내 사망을 예측하는 MELD score (Model for End-stage Liver Disease)에 따라서 장기 선정이 이루어집니다. 뇌사 장기기증을 하는 분들의 숫자가 매우 적은 상태라서 대부분 MELD score 최다점에 근접한 환자들 위주로 이식을 받게 됩니다. 뇌사자 간이식을 받으려면 전신 상태가 매우 불량한 중환자인 경우에서 받고 있는 것이 현실이라는 얘기입니다.

MELD 체계로 바꾼 이후, 기증자의 부족으로 고MELD 환자들 위주로만 장기 선정이 이루어지고 간세포암 환자들에게는 그 혜택이 돌아가지 않는 문제가 발생하고 알코올성 간부전 환자들의 비율이 늘어나는 등, 개선이 필요하다는 목소리가 꾸준히 나오고 있는 상태라서 이 부분은 향후에 어떤 변화가 있을지 지켜봐야 하겠습니다.

- Episode -

02

생체기증자 work up

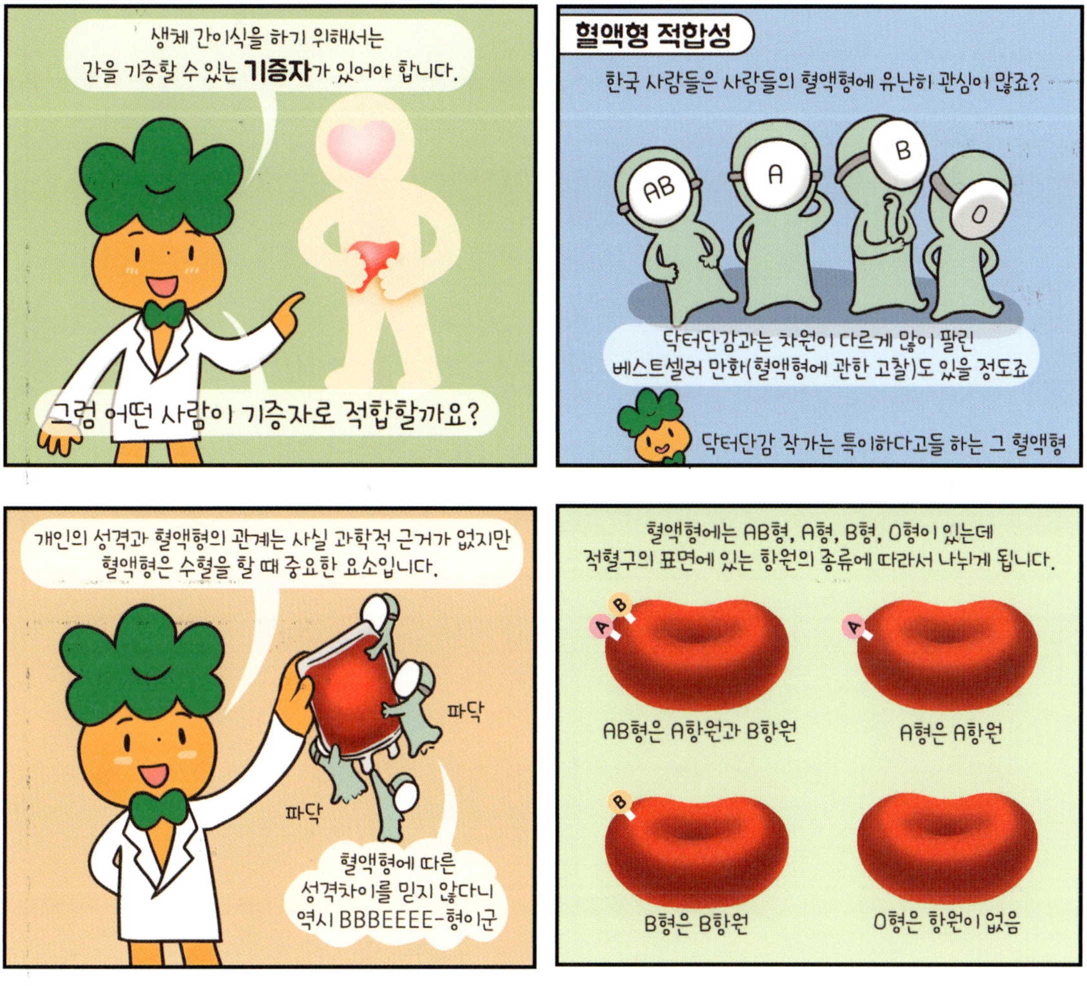

생체 간이식을 하기 위해서는
간을 기증할 수 있는 **기증자**가 있어야 합니다.
그럼 어떤 사람이 기증자로 적합할까요?
혈액형 적합성
한국 사람들은 사람들의 혈액형에 유난히 관심이 많죠?
AB
A
B
O
닥터단감과는 차원이 다르게 많이 팔린
베스트셀러 만화(혈액형에 관한 고찰)도 있을 정도죠
닥터단감 작가는 특이하다고들 하는 그 혈액형
개인의 성격과 혈액형의 관계는 사실 과학적 근거가 없지만
혈액형은 수혈을 할 때 중요한 요소입니다.
파닥
파닥
혈액형에 따른
성격차이를 믿지 않다니
역시 BBBEEEE-형이군
혈액형에는 AB형, A형, B형, O형이 있는데
적혈구의 표면에 있는 항원의 종류에 따라서 나뉘게 됩니다.
AB형은 A항원과 B항원
A형은 A항원
B형은 B항원
O형은 항원이 없음

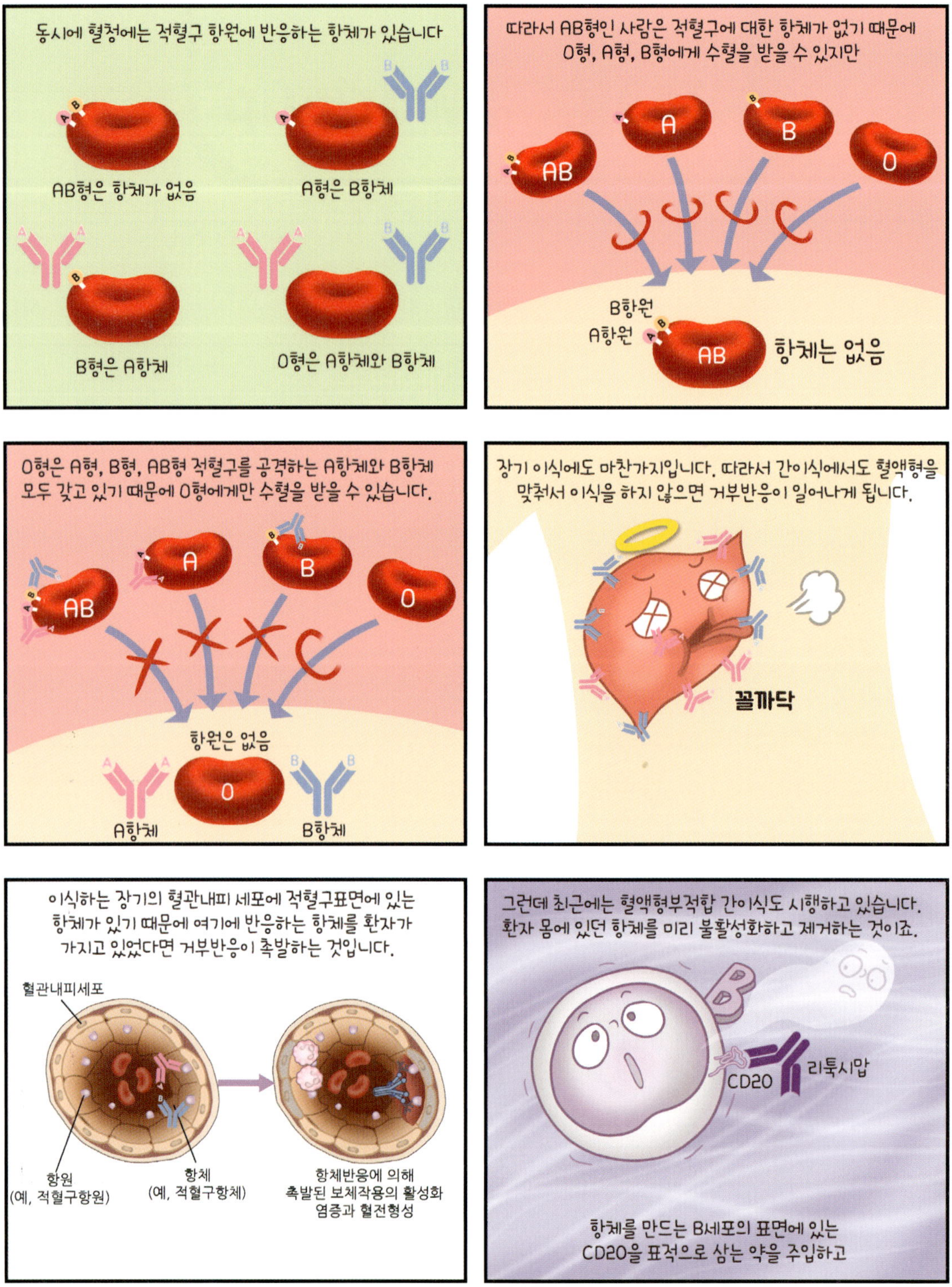
동시에 혈청에는 적혈구 항원에 반응하는 항체가 있습니다
AB형은 항체가 없음
A형은 B항체
B형은 A항체
O형은 A항체와 B항체
따라서 AB형인 사람은 적혈구에 대한 항체가 없기 때문에
O형, A형, B형에게 수혈을 받을 수 있지만
AB
A
B
O
B항원
A항원
AB
항체는 없음
O형은 A형, B형, AB형 적혈구를 공격하는 A항체와 B항체
모두 갖고 있기 때문에 O형에게만 수혈을 받을 수 있습니다.
AB
A
B
O
항원은 없음
O
A항체
B항체
장기 이식에도 마찬가지입니다. 따라서 간이식에서도 혈액형을
맞춰서 이식을 하지 않으면 거부반응이 일어나게 됩니다.
꼴까닥
이식하는 장기의 혈관내피 세포에 적혈구표면에 있는
항체가 있기 때문에 여기에 반응하는 항체를 환자가
가지고 있었다면 거부반응이 촉발하는 것입니다.
혈관내피세포
항원
(예, 적혈구항원)
항체
(예, 적혈구항체)
항체반응에 의해
촉발된 보체작용의 활성화
염증과 혈전형성
그런데 최근에는 혈액형부적합 간이식도 시행하고 있습니다.
환자 몸에 있던 항체를 미리 불활성화하고 제거하는 것이죠.
CD20
리툭시맙
항체를 만드는 B세포의 표면에 있는
CD20을 표적으로 삼는 약을 주입하고

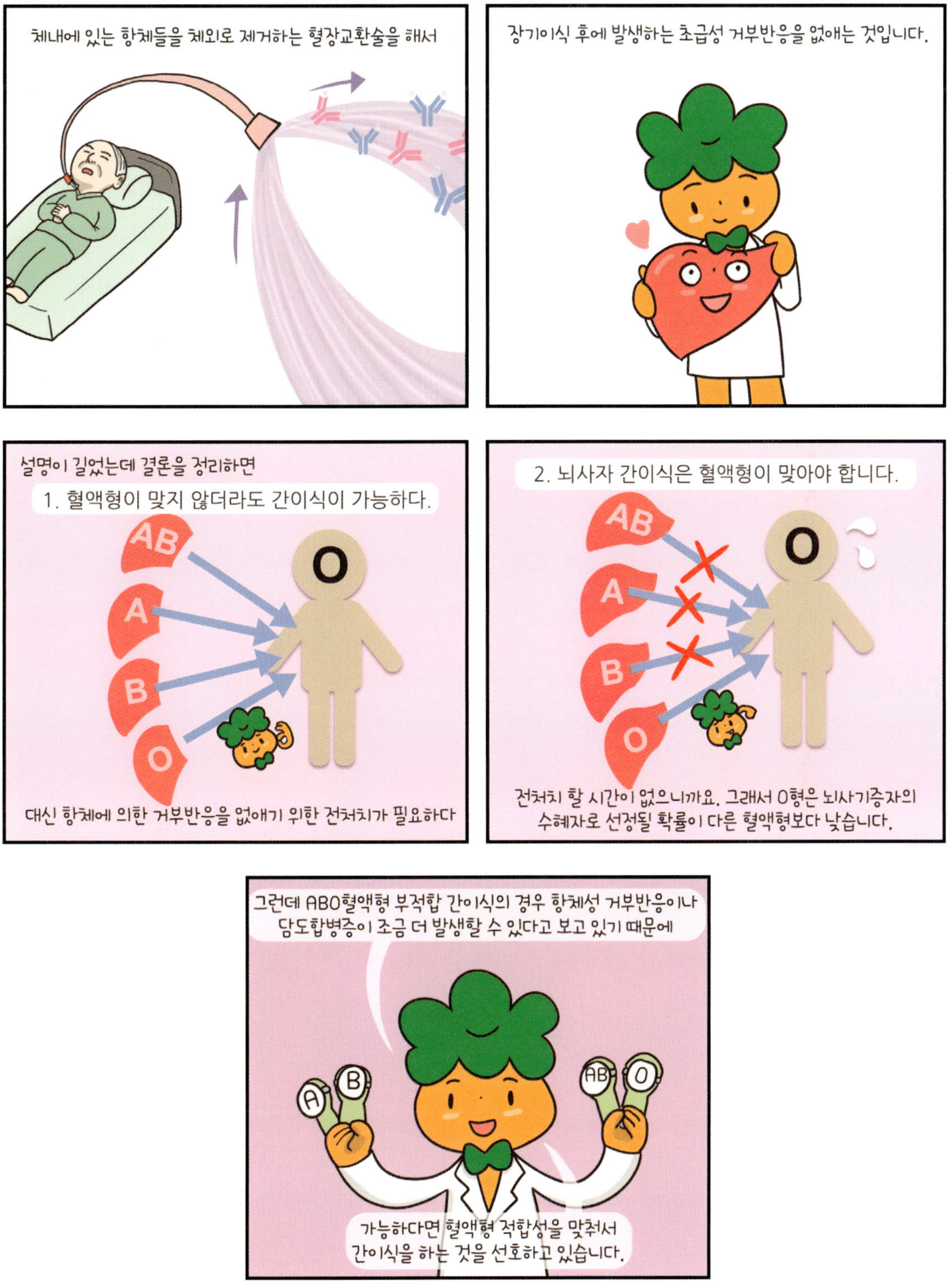
체내에 있는 항체들을 체외로 제거하는 혈장교환술을 해서
장기이식 후에 발생하는 초급성 거부반응을 없애는 것입니다.
설명이 길었는데 결론을 정리하면
1. 혈액형이 맞지 않더라도 간이식이 가능하다.
AB
A
B
O
O
대신 항체에 의한 거부반응을 없애기 위한 전처치가 필요하다
2. 뇌사자 간이식은 혈액형이 맞아야 합니다.
AB
A
B
O
O
전처치 할 시간이 없으니까요. 그래서 O형은 뇌사기증자의
수혜자로 선정될 확률이 다른 혈액형보다 낮습니다.
그런데 ABO혈액형 부적합 간이식의 경우 항체성 거부반응이나
담도합병증이 조금 더 발생할 수 있다고 보고 있기 때문에
A
B
AB
O
가능하다면 혈액형 적합성을 맞춰서
간이식을 하는 것을 선호하고 있습니다.

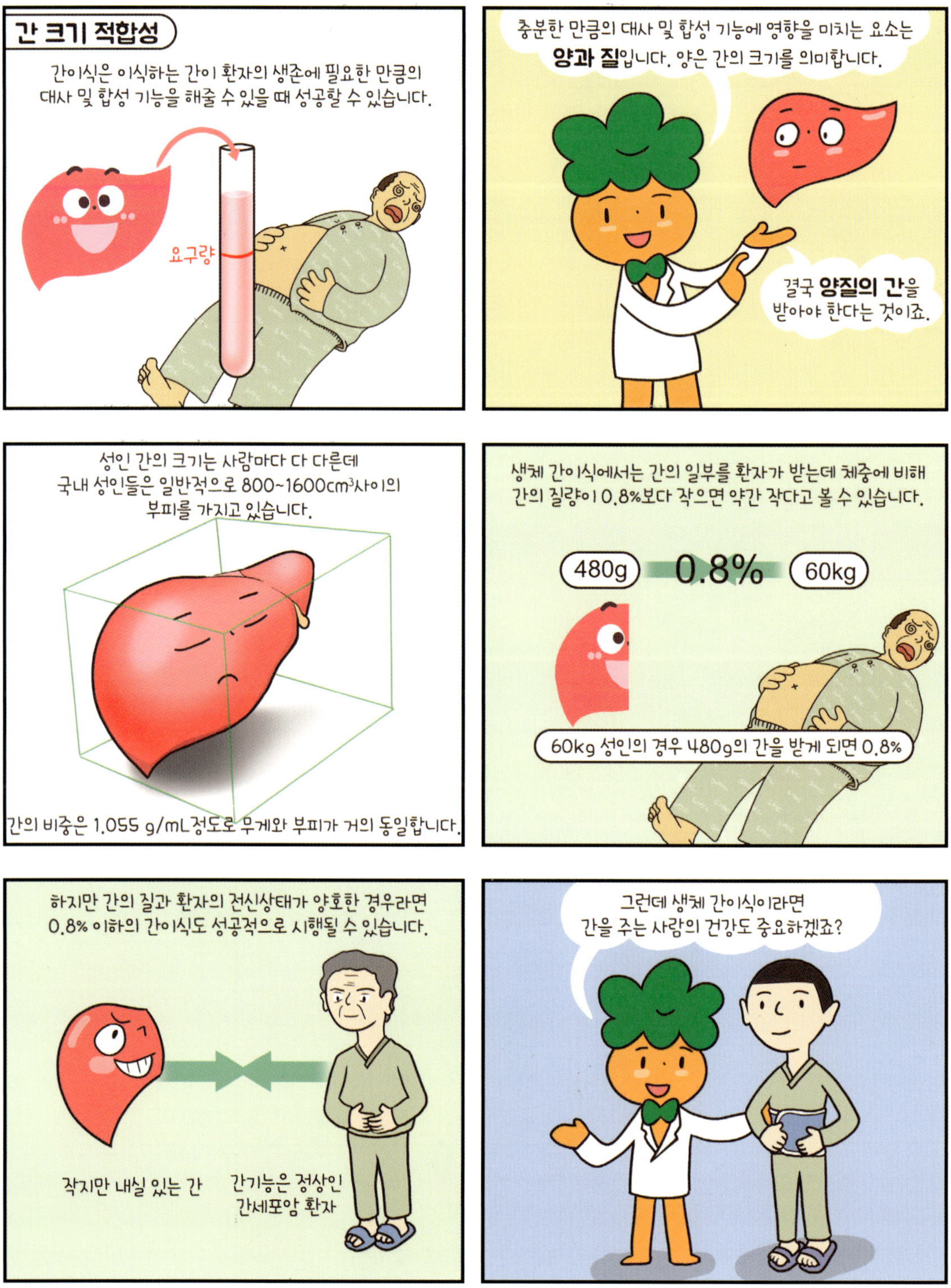
간 크기 적합성
간이식은 이식하는 간이 환자의 생존에 필요한 만큼의
대사 및 합성 기능을 해줄 수 있을 때 성공할 수 있습니다.
요구량
충분한 만큼의 대사 및 합성 기능에 영향을 미치는 요소는
양과 질입니다. 양은 간의 크기를 의미합니다.
결국 양질의 간을
받아야 한다는 것이죠.
성인 간의 크기는 사람마다 다 다른데
국내 성인들은 일반적으로 800~1600cm³사이의
부피를 가지고 있습니다.
간의 비중은 1.055 g/mL정도로 무게와 부피가 거의 동일합니다.
생체 간이식에서는 간의 일부를 환자가 받는데 체중에 비해
간의 질량이 0.8%보다 작으면 약간 작다고 볼 수 있습니다.
480g
0.8%
60kg
60kg 성인의 경우 480g의 간을 받게 되면 0.8%
하지만 간의 질과 환자의 전신상태가 양호한 경우라면
0.8% 이하의 간이식도 성공적으로 시행될 수 있습니다.
작지만 내실 있는 간
간기능은 정상인
간세포암 환자
그런데 생체 간이식이라면
간을 주는 사람의 건강도 중요하겠죠?

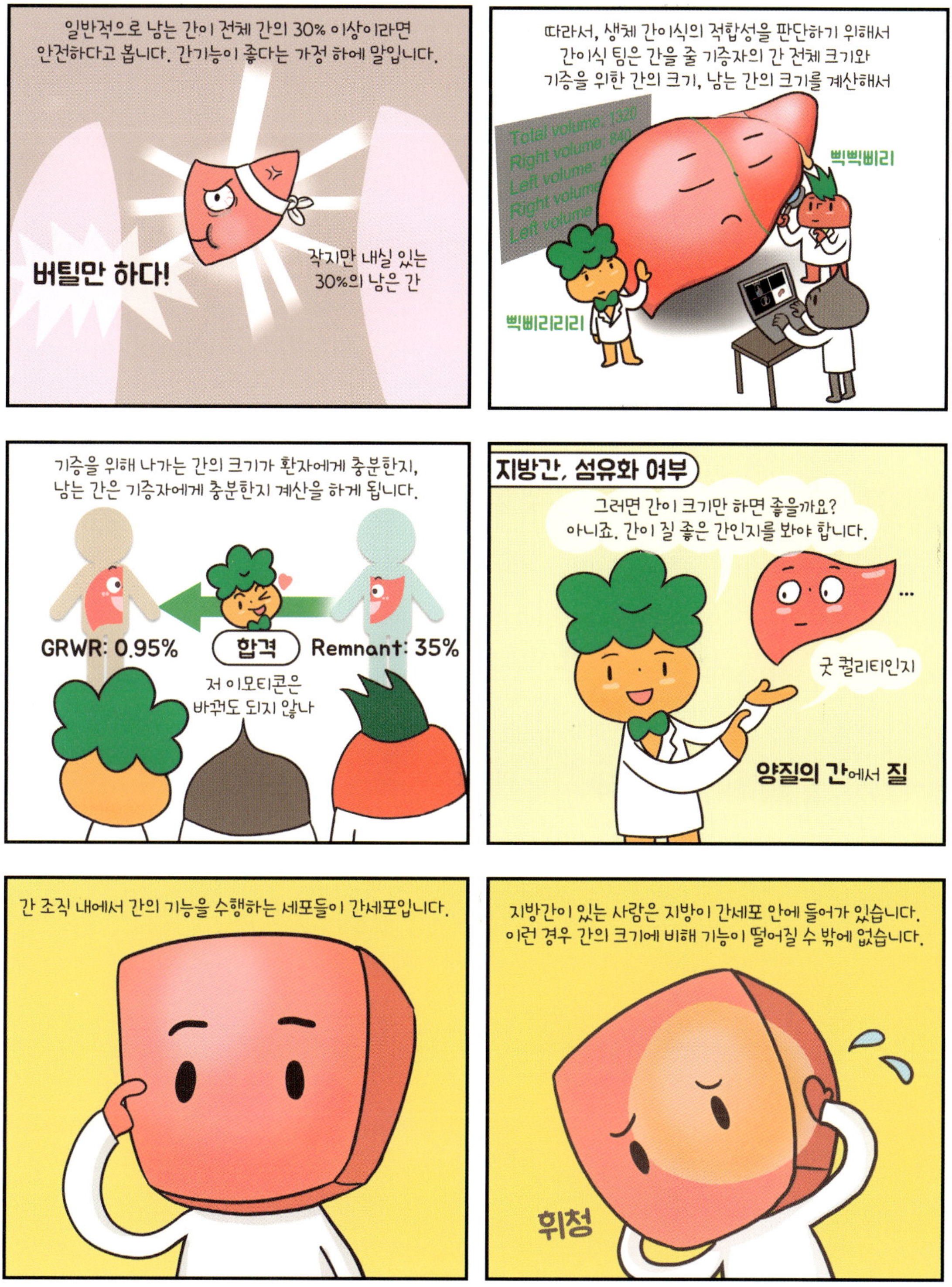
일반적으로 남는 간이 전체 간의 30% 이상이라면
안전하다고 봅니다. 간기능이 좋다는 가정 하에 말입니다.
버틸만 하다!
작지만 내실 있는
30%의 남은 간
따라서, 생체 간이식의 적합성을 판단하기 위해서
간이식 팀은 간을 줄 기증자의 간 전체 크기와
기증을 위한 간의 크기, 남는 간의 크기를 계산해서
Total volume: 1320
Right volume: 840
삑삑삐리
삑삐리리리
기증을 위해 나가는 간의 크기가 환자에게 충분한지,
남는 간은 기증자에게 충분한지 계산을 하게 됩니다.
GRWR: 0.95%
합격
Remnant: 35%
저 이모티콘은
바꿔도 되지 않나
지방간, 섬유화 여부
그러면 간이 크기만 하면 좋을까요?
아니죠. 간이 질 좋은 간인지를 봐야 합니다.
...
굿 퀄리티인지
양질의 간에서 질
간 조직 내에서 간의 기능을 수행하는 세포들이 간세포입니다.
지방간이 있는 사람은 지방이 간세포 안에 들어가 있습니다.
이런 경우 간의 크기에 비해 기능이 떨어질 수 밖에 없습니다.
휘청

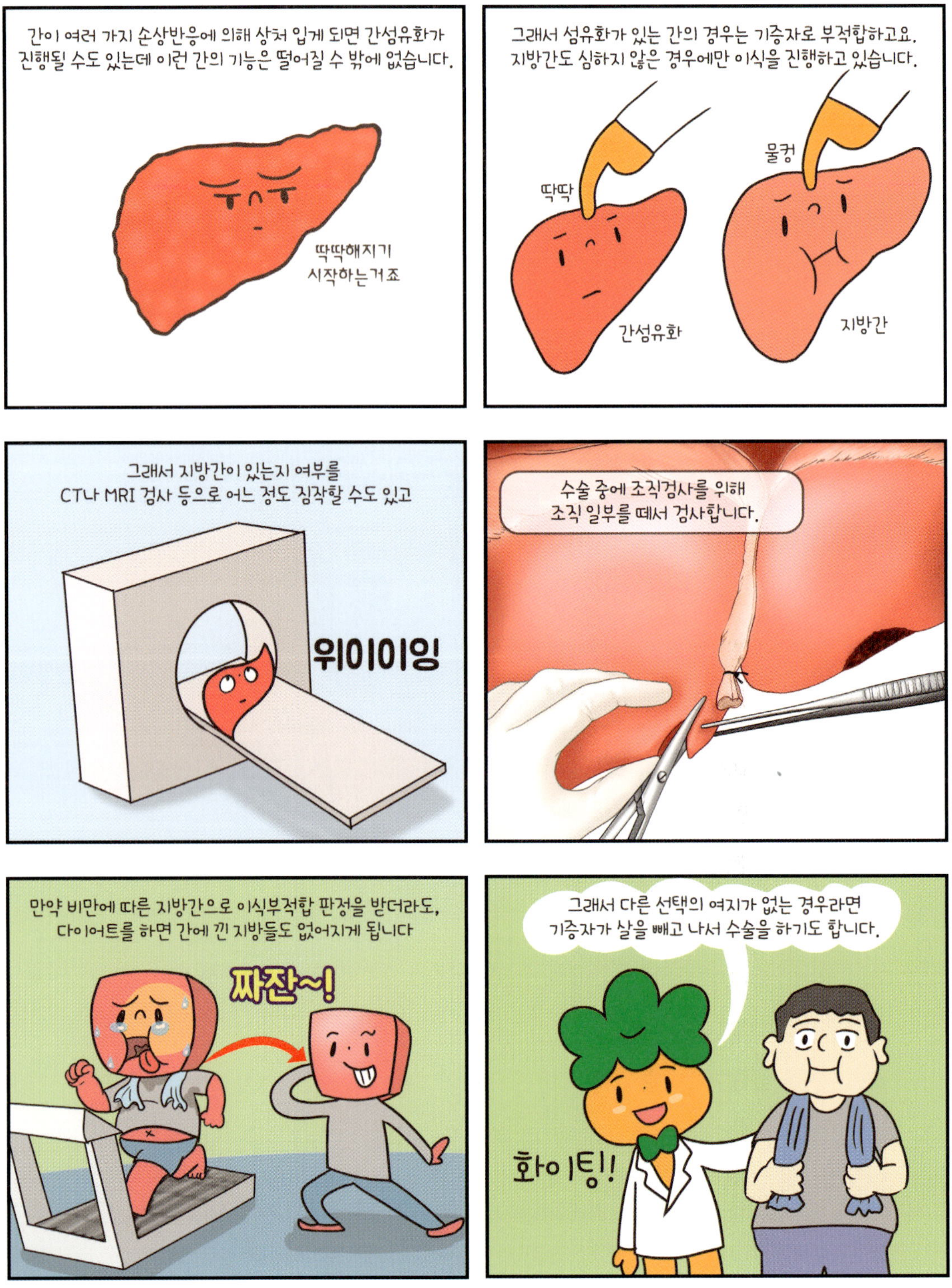
간이 여러 가지 손상반응에 의해 상처 입게 되면 간섬유화가 진행될 수도 있는데 이런 간의 기능은 떨어질 수 밖에 없습니다.
딱딱해지기 시작하는거죠
그래서 섬유화가 있는 간의 경우는 기증자로 부적합하고요. 지방간도 심하지 않은 경우에만 이식을 진행하고 있습니다.
딱딱
물컹
간섬유화
지방간
그래서 지방간이 있는지 여부를 CT나 MRI 검사 등으로 어느 정도 짐작할 수도 있고
위이이잉
수술 중에 조직검사를 위해 조직 일부를 떼서 검사합니다.
만약 비만에 따른 지방간으로 이식부적합 판정을 받더라도, 다이어트를 하면 간에 낀 지방들도 없어지게 됩니다
짜잔~!
그래서 다른 선택의 여지가 없는 경우라면 기증자가 살을 빼고 나서 수술을 하기도 합니다.
화이팅!!

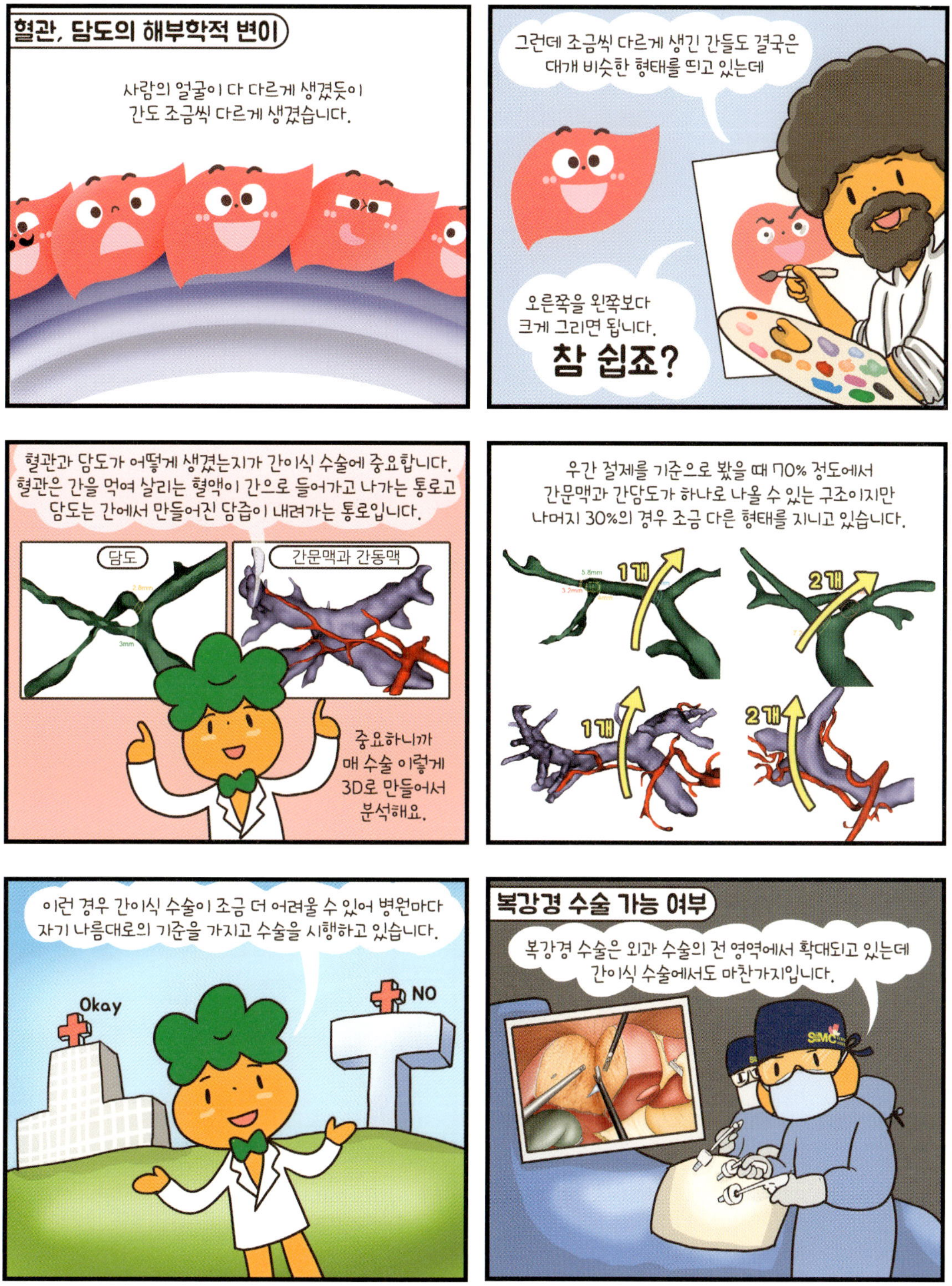
혈관, 담도의 해부학적 변이
사람의 얼굴이 다 다르게 생겼듯이
간도 조금씩 다르게 생겼습니다.
그런데 조금씩 다르게 생긴 간들도 결국은
대개 비슷한 형태를 띠고 있는데
오른쪽을 왼쪽보다
크게 그리면 됩니다.
참 쉽죠?
혈관과 담도가 어떻게 생겼는지가 간이식 수술에 중요합니다.
혈관은 간을 먹여 살리는 혈액이 간으로 들어가고 나가는 통로고
담도는 간에서 만들어진 담즙이 내려가는 통로입니다.
담도
간문맥과 간동맥
중요하니까
매 수술 이렇게
3D로 만들어서
분석해요.
우간 절제를 기준으로 봤을 때 70% 정도에서
간문맥과 간담도가 하나로 나올 수 있는 구조이지만
나머지 30%의 경우 조금 다른 형태를 지니고 있습니다.
1개
2개
1개
2개
이런 경우 간이식 수술이 조금 더 어려울 수 있어 병원마다
자기 나름대로의 기준을 가지고 수술을 시행하고 있습니다.
Okay
NO
복강경 수술 가능 여부
복강경 수술은 외과 수술의 전 영역에서 확대되고 있는데
간이식 수술에서도 마찬가지입니다.

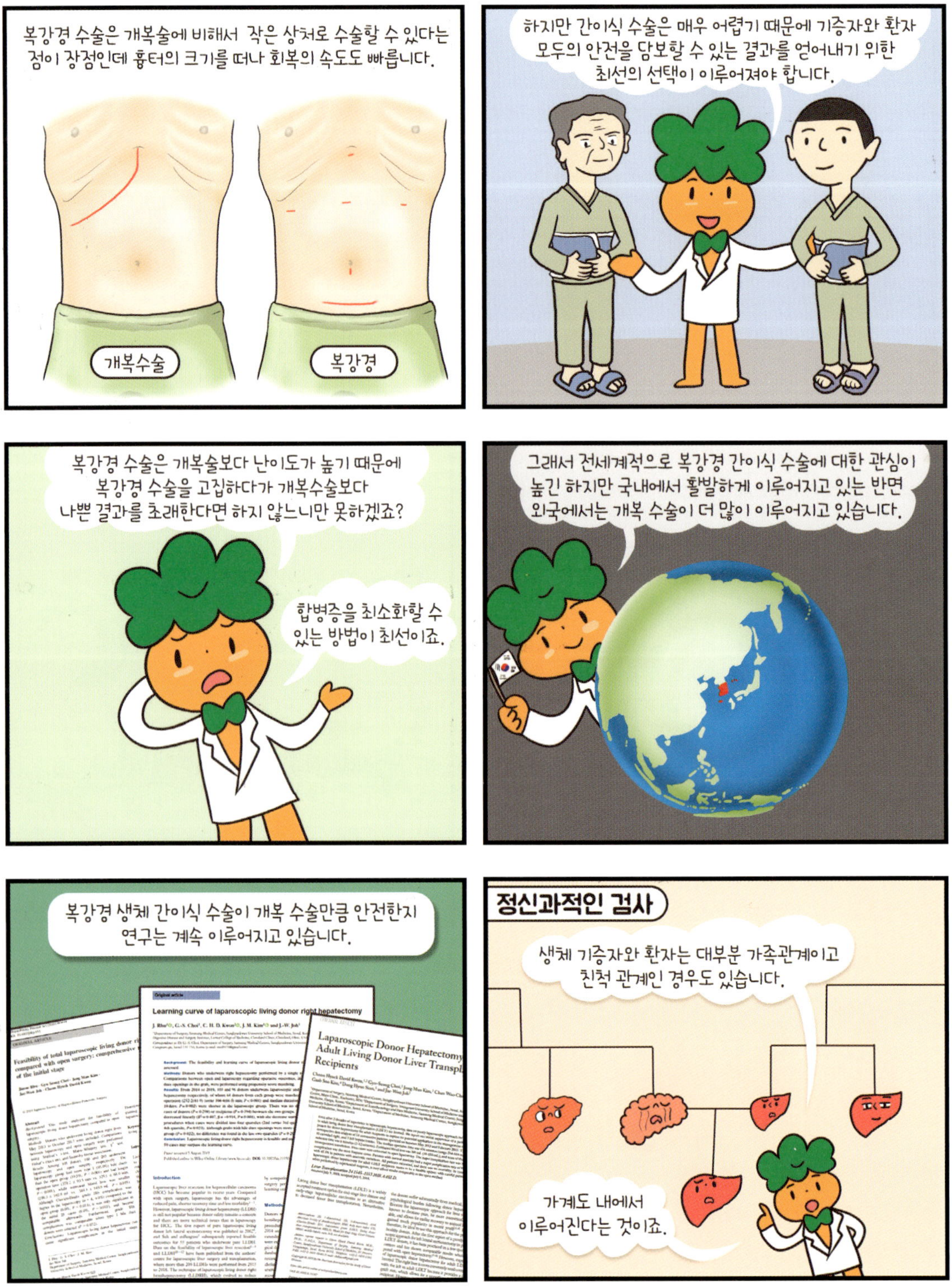
복강경 수술은 개복술에 비해서 작은 상처로 수술할 수 있다는 점이 장점인데 흉터의 크기를 떠나 회복의 속도도 빠릅니다.
개복수술
복강경
하지만 간이식 수술은 매우 어렵기 때문에 기증자와 환자 모두의 안전을 담보할 수 있는 결과를 얻어내기 위한 최선의 선택이 이루어져야 합니다.
복강경 수술은 개복술보다 난이도가 높기 때문에 복강경 수술을 고집하다가 개복수술보다 나쁜 결과를 초래한다면 하지 않느니만 못하겠죠?
합병증을 최소화할 수 있는 방법이 최선이죠.
그래서 전세계적으로 복강경 간이식 수술에 대한 관심이 높긴 하지만 국내에서 활발하게 이루어지고 있는 반면 외국에서는 개복 수술이 더 많이 이루어지고 있습니다.
복강경 생체 간이식 수술이 개복 수술만큼 안전한지 연구는 계속 이루어지고 있습니다.
Learning curve of laparoscopic living donor right hepatectomy
정신과적인 검사
생체 기증자와 환자는 대부분 가족관계이고 친척 관계인 경우도 있습니다.
가계도 내에서 이루어진다는 것이죠.

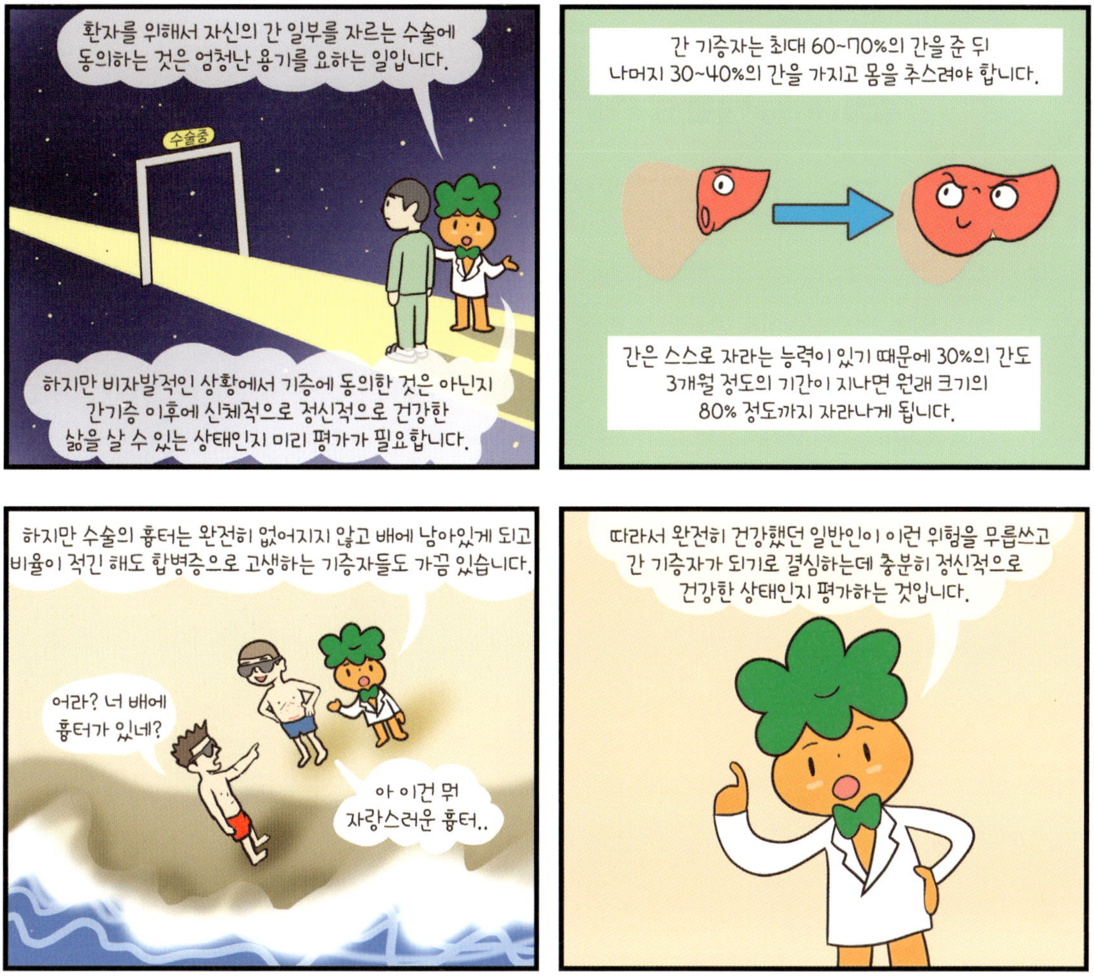
환자를 위해서 자신의 간 일부를 자르는 수술에 동의하는 것은 엄청난 용기를 요하는 일입니다.
수술중
하지만 비자발적인 상황에서 기증에 동의한 것은 아닌지 간기증 이후에 신체적으로 정신적으로 건강한 삶을 살 수 있는 상태인지 미리 평가가 필요합니다.
간 기증자는 최대 60~70%의 간을 준 뒤 나머지 30~40%의 간을 가지고 몸을 추스려야 합니다.
간은 스스로 자라는 능력이 있기 때문에 30%의 간도 3개월 정도의 기간이 지나면 원래 크기의 80% 정도까지 자라나게 됩니다.
하지만 수술의 흉터는 완전히 없어지지 않고 배에 남아있게 되고 비율이 적긴 해도 합병증으로 고생하는 기증자들도 가끔 있습니다.
어라? 너 배에 흉터가 있네?
아 이건 뭐 자랑스러운 흉터..
따라서 완전히 건강했던 일반인이 이런 위험을 무릅쓰고 간 기증자가 되기로 결심하는데 충분히 정신적으로 건강한 상태인지 평가하는 것입니다.

episode 02

생체기증자 work up

생체 간이식을 실제로 하려고 하면 다양한 것들을 확인해야 합니다. 우선적으로 기증이 가능한 가족이 있는지부터 확인을 해야 합니다. 하지만 여기서 기증이 가능하다는 것은 어떻게 알까요? 시작은 환자가 가족으로부터 생체 간이식을 받을 의사가 있는지, 그리고 가족들이 기증 의사가 있는지부터 시작하게 됩니다.

꽤 많은 환자들이 가족에게 간을 기증받는 것이 미안해서 얘기하지도 않고 살 수 있는 만큼만 살다가 가겠다고 하기도 합니다. 간이식 외에는 해결 방법이 없는 상황이라고 할지라도 결국 생체 간이식은 환자가 가족들에게 이식이 필요하다는 것을 얘기하고 가족들이 환자를 위해 간 기증을 결심해야 일이 진행되게 됩니다. 의료진은 객관적 사실을 전달해줘서 그런 결정 과정이 적절하게 이루어지게 도와줄 수는 있어도 환자를 위해서, 혹은 가족들을 위해서 대신 설득해줄 수는 없는 노릇입니다.

기증 가능 여부에서 몇 가지 보는 것이 있는데 과거에는 혈액형 적합성을 따졌지만, 혈액형 부적합 간이식이 활성화되면서 혈액형이 이식의 금기가 되지는 않게 되었습니다. 다만, 혈액형 부적합 간이식을 하는 경우 담도합병증이 발생하는 빈도가 혈액형 적합 이식보다 높아질 수 있기 때문에 혈액형 적합 이식을 선호하는 편입니다. 참고로 뇌사자 간이식의 경우는 혈액형 부적합 이식을 할 수가 없습니다. 부적합 이식의 경우 거부반응을 막기 위해서 전처치를 필요로 하는데 이를 시간에 맞춰서 시행할 여유가 없기 때문에 뇌사자 장기 선정 과정에서부터 고려대상이 아니죠.

어쨌든, 결국 가장 먼저 하게 되는 검사는 간 크기를 보는 검사입니다. 이를 위해서 전산화단층촬영(CT)을 찍게 됩니다. CT를 찍으면 간 크기를 측정할 수 있고 간의 주요혈관들의 모양을 확인할 수 있습니다. 물론 CT상에 찍힌 부위는 일차적으로 모두 확인 가능하고요. 이 검사상에서 이식 가능한 간이 환자에게 너무 작거나, 이식하고 남는 간이 기증자에게 너무 작다면 이식이 불가능하게 되므로 추가 검사를 할 필요가 없습니다.

간 크기가 적절하다고 하면 전체적인 검사를 더 진행하게 되고 이때 자기공명영상(MRI)을 촬영하게 됩니다. 여기서 확인할 수 있는 것은 담도의 모양으로 생체 간이식에서 담도가 워낙 중요하기 때문에 여기서 잘 체크해봐야 하며 지방간 여부도 확인할 수 있습니다. 또한 전체적인 검사를 통해 간기증을 할 수 있는 전신 상태가 되는지 확인하는 과정도 있습니다.

만화에서 소개한 정신과적인 검사는 간 기증을 위해서 반드시 해야만 하는 과정입니다. 간 기증자는 환자가 아닌 건강한 사람들로 기증을 위해서 수술을 받고 장기의 일부분을 떼어서 주는 것은 보통 결심으로 할 수 있는 일이 아닙니다. 신체적인 부담만큼 정신적인 부담 또한 고려해야 하며 이런 부분들을 감당할 수 있는 상태라는 것을 확인해야 합니다.

생체 기증자의 건강을 위해 최선을 다해 최대한 문제가 없게끔 하려는 노력만큼 합병증 발생률은 매우 낮지만, 매우 큰 수술을 받는 것이기 때문에 철저한 준비를 하는 것이 중요합니다.

- Episode -

03

생체 간이식 수술

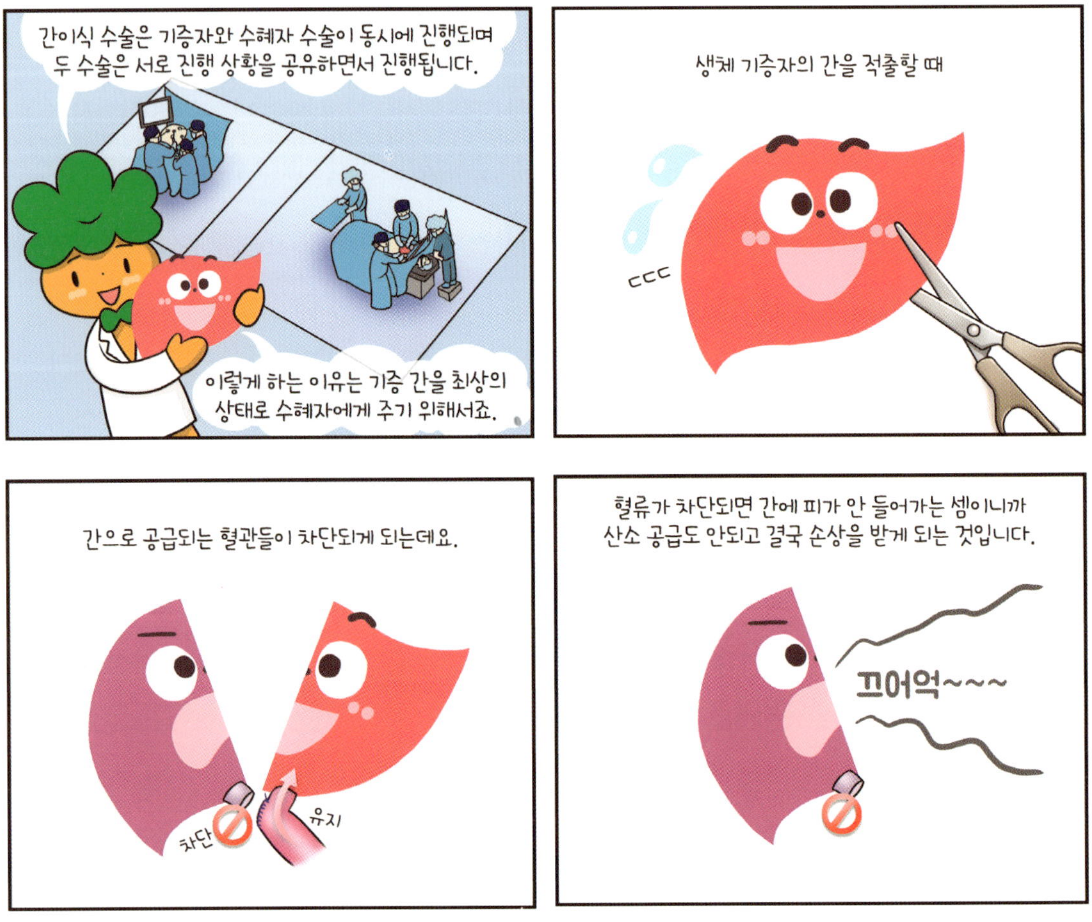

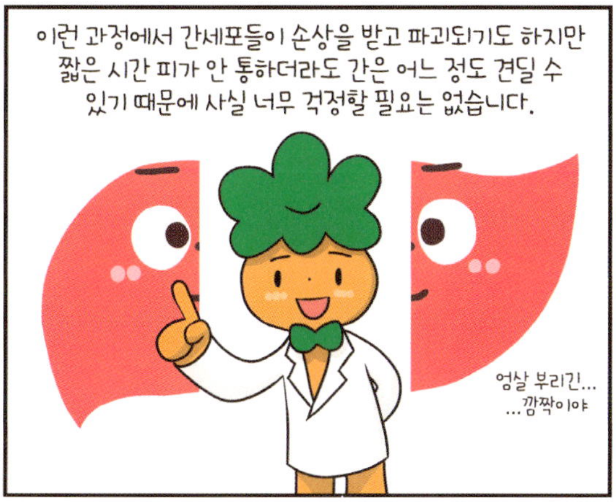
이런 과정에서 간세포들이 손상을 받고 파괴되기도 하지만 짧은 시간 피가 안 통하더라도 간은 어느 정도 견딜 수 있기 때문에 사실 너무 걱정할 필요는 없습니다.
엄살 부리긴...
...깜짝이야

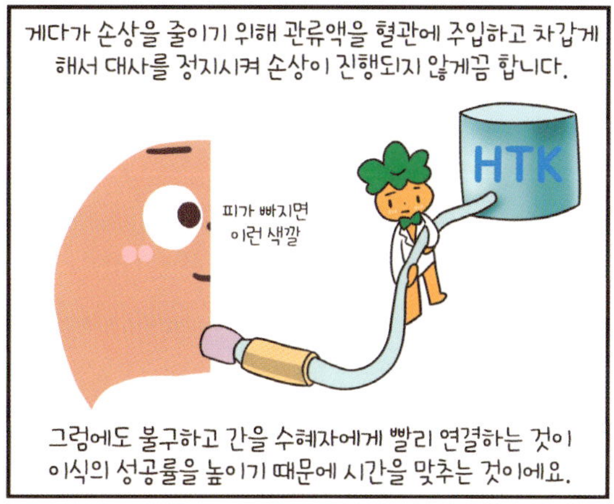
게다가 손상을 줄이기 위해 관류액을 혈관에 주입하고 차갑게 해서 대사를 정지시켜 손상이 진행되지 않게끔 합니다.
피가 빠지면
이런 색깔
HTK
그럼에도 불구하고 간을 수혜자에게 빨리 연결하는 것이 이식의 성공률을 높이기 때문에 시간을 맞추는 것이에요.

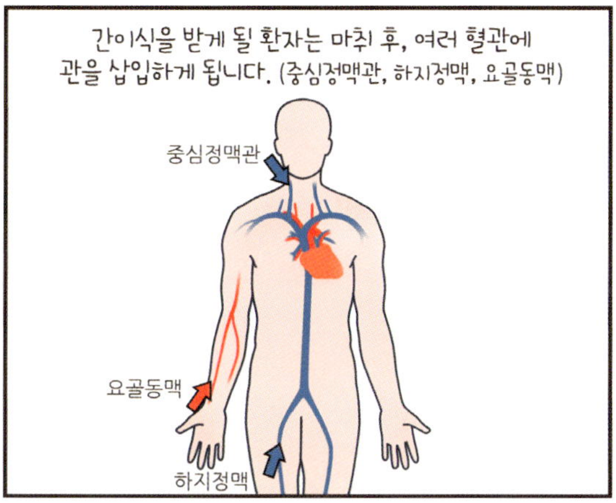
간이식을 받게 될 환자는 마취 후, 여러 혈관에 관을 삽입하게 됩니다. (중심정맥관, 하지정맥, 요골동맥)
중심정맥관
요골동맥
하지정맥

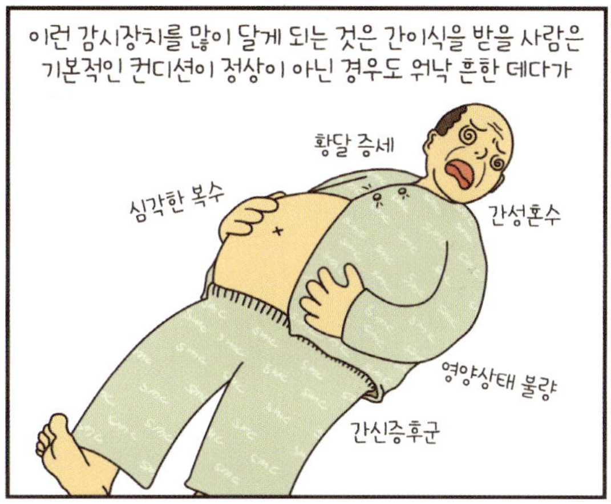
이런 감시장치를 많이 달게 되는 것은 간이식을 받을 사람은 기본적인 컨디션이 정상이 아닌 경우도 워낙 흔한 데다가
황달 증세
심각한 복수
간성혼수
영양상태 불량
간신증후군

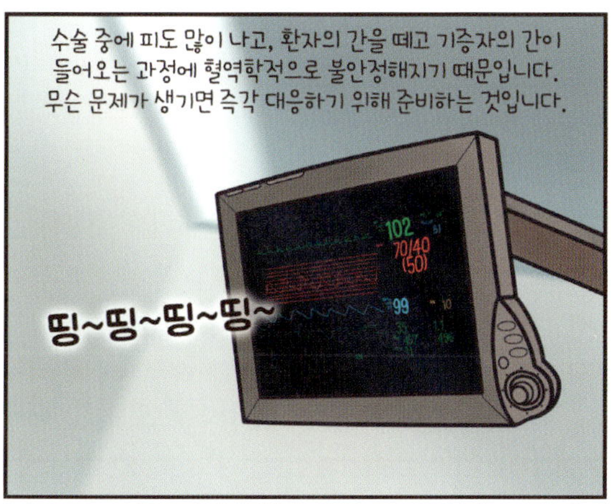
수술 중에 피도 많이 나고, 환자의 간을 떼고 기증자의 간이 들어오는 과정에 혈역학적으로 불안정해지기 때문입니다. 무슨 문제가 생기면 즉각 대응하기 위해 준비하는 것입니다.
102
70/40
(50)
99
띵~띵~띵~띵~

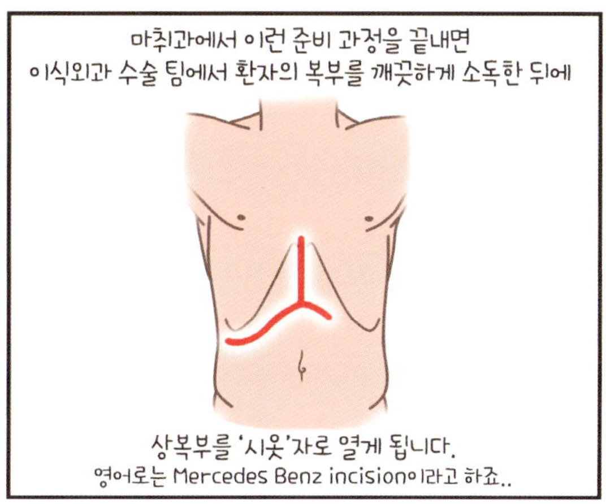
마취과에서 이런 준비 과정을 끝내면 이식외과 수술 팀에서 환자의 복부를 깨끗하게 소독한 뒤에
상복부를 '시옷'자로 열게 됩니다.
영어로는 Mercedes Benz incision이라고 하죠..

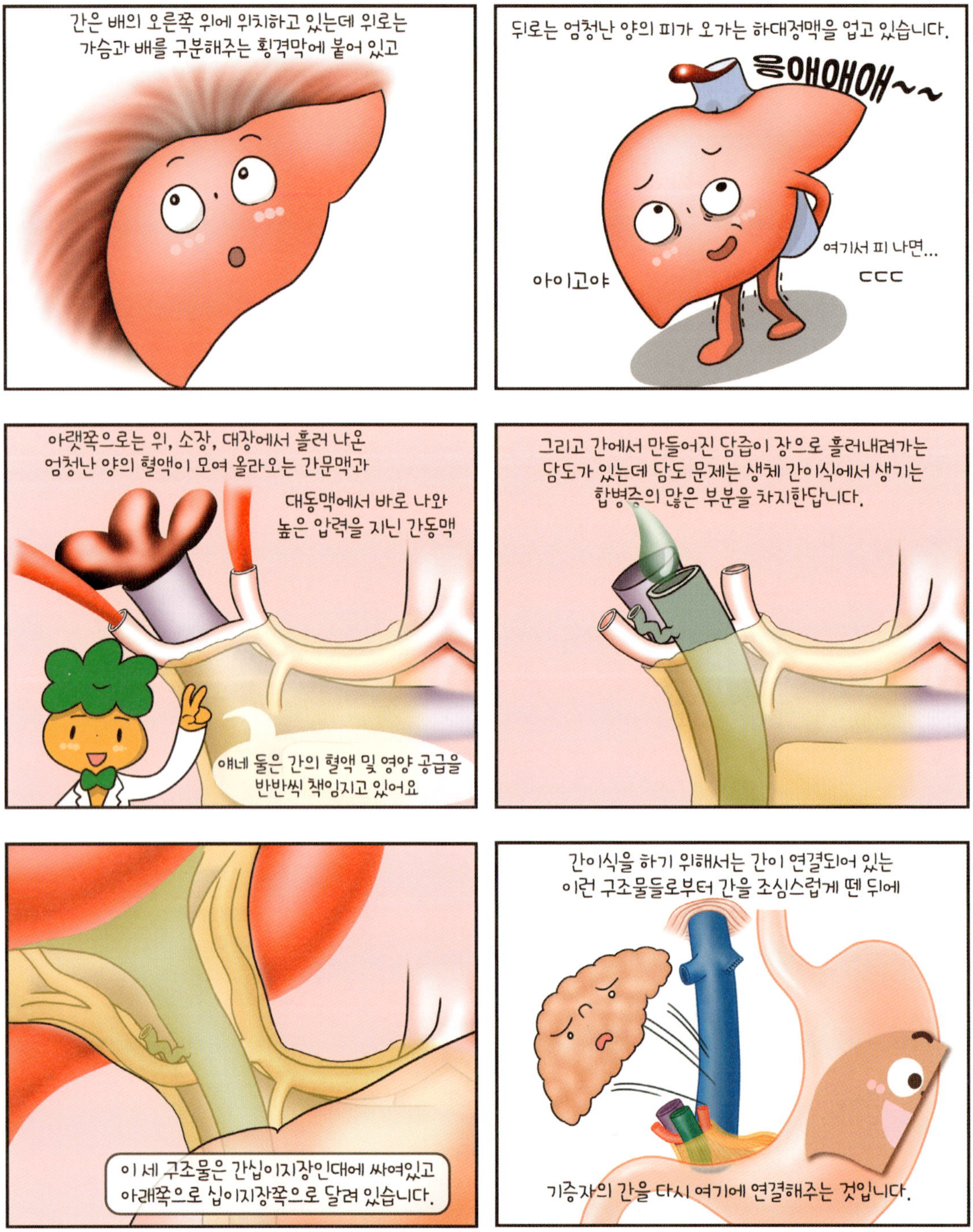
간은 배의 오른쪽 위에 위치하고 있는데 위로는
가슴과 배를 구분해주는 횡격막에 붙어 있고
뒤로는 엄청난 양의 피가 오가는 하대정맥을 업고 있습니다.
응애애애~~
아이고야
여기서 피 나면...
ㄷㄷㄷ
아랫쪽으로는 위, 소장, 대장에서 흘러 나온
엄청난 양의 혈액이 모여 올라오는 간문맥과
대동맥에서 바로 나와
높은 압력을 지닌 간동맥
얘네 둘은 간의 혈액 및 영양 공급을
반반씩 책임지고 있어요
그리고 간에서 만들어진 담즙이 장으로 흘러내려가는
담도가 있는데 담도 문제는 생체 간이식에서 생기는
합병증의 많은 부분을 차지한답니다.
이 세 구조물은 간십이지장인대에 싸여있고
아래쪽으로 십이지장쪽으로 달려 있습니다.
간이식을 하기 위해서는 간이 연결되어 있는
이런 구조물들로부터 간을 조심스럽게 뗀 뒤에
기증자의 간을 다시 여기에 연결해주는 것입니다.

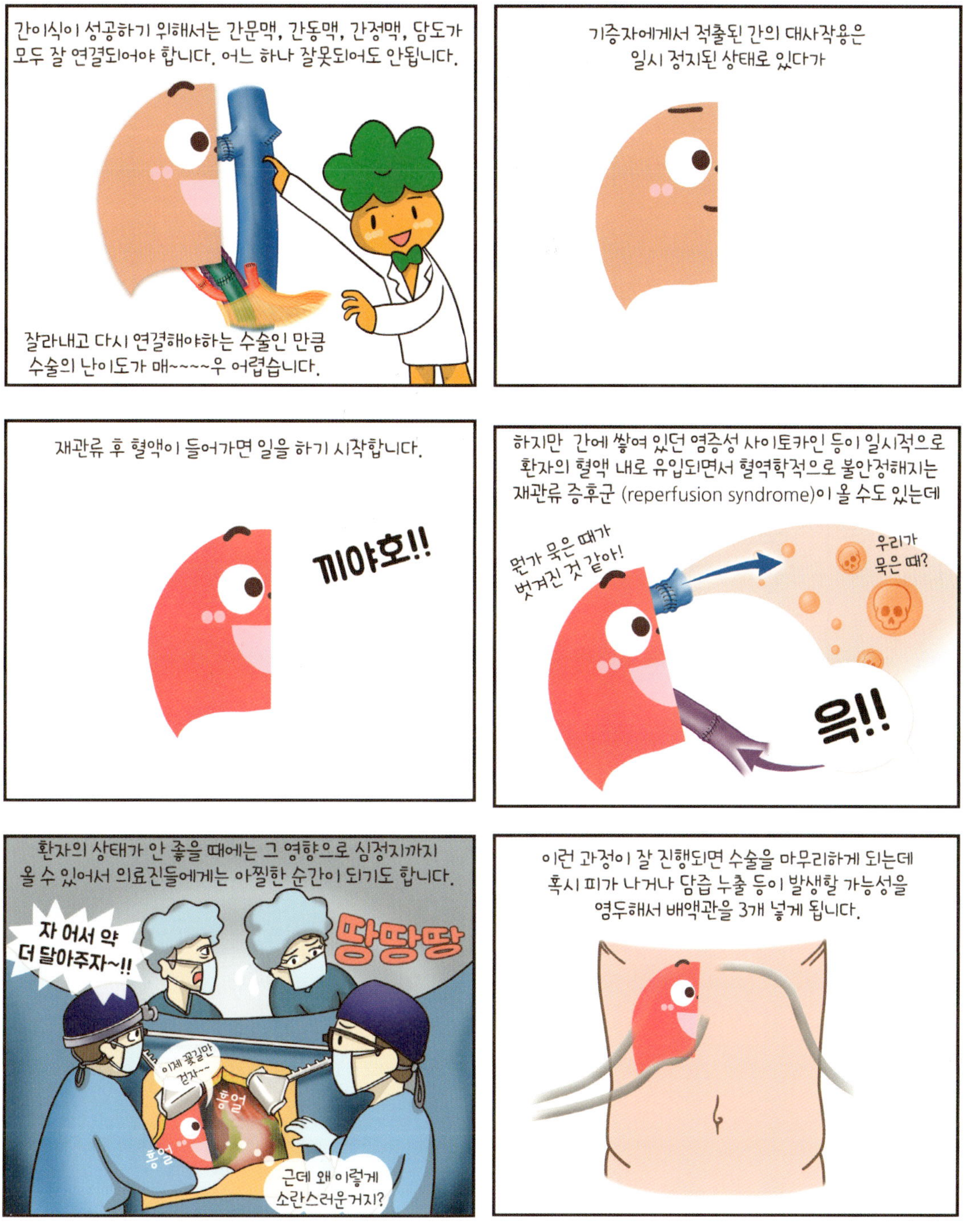
간이식이 성공하기 위해서는 간문맥, 간동맥, 간정맥, 담도가 모두 잘 연결되어야 합니다. 어느 하나 잘못되어도 안됩니다.
잘라내고 다시 연결해야하는 수술인 만큼 수술의 난이도가 매~~~~우 어렵습니다.
기증자에게서 적출된 간의 대사작용은 일시 정지된 상태로 있다가
재관류 후 혈액이 들어가면 일을 하기 시작합니다.
끼야호!!
하지만 간에 쌓여 있던 염증성 사이토카인 등이 일시적으로 환자의 혈액 내로 유입되면서 혈역학적으로 불안정해지는 재관류 증후군 (reperfusion syndrome)이 올 수도 있는데
뭔가 묵은 때가 벗겨진 것 같아!
우리가 묵은 때?
윽!!
환자의 상태가 안 좋을 때에는 그 영향으로 심정지까지 올 수 있어서 의료진들에게는 아찔한 순간이 되기도 합니다.
자 어서 약 더 달아주자~!!
땅땅땅
이제 꽃길만 걷자~~
흥얼
흥얼
근데 왜 이렇게 소란스러운거지?
이런 과정이 잘 진행되면 수술을 마무리하게 되는데 혹시 피가 나거나 담즙 누출 등이 발생할 가능성을 염두해서 배액관을 3개 넣게 됩니다.

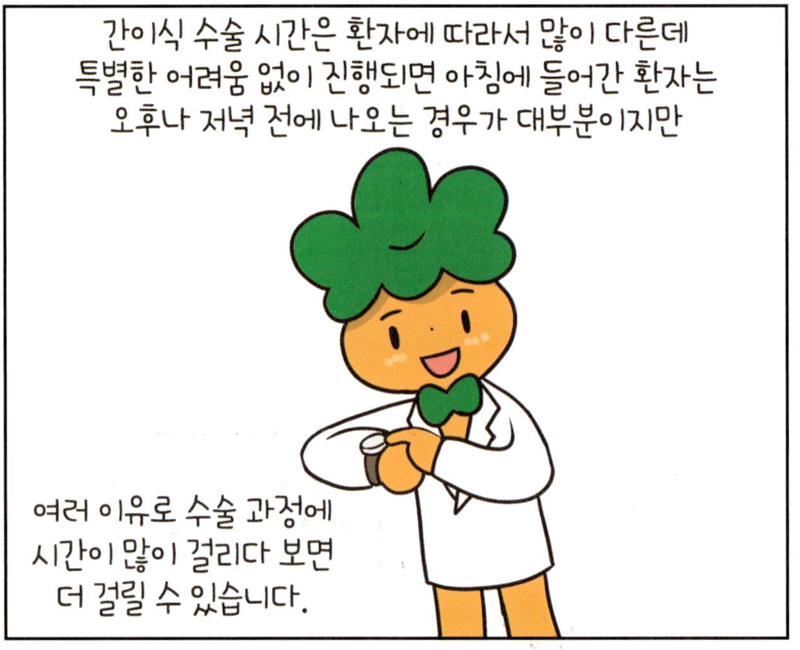
간이식 수술 시간은 환자에 따라서 많이 다른데
특별한 어려움 없이 진행되면 아침에 들어간 환자는
오후나 저녁 전에 나오는 경우가 대부분이지만
여러 이유로 수술 과정에
시간이 많이 걸리다 보면
더 걸릴 수 있습니다.

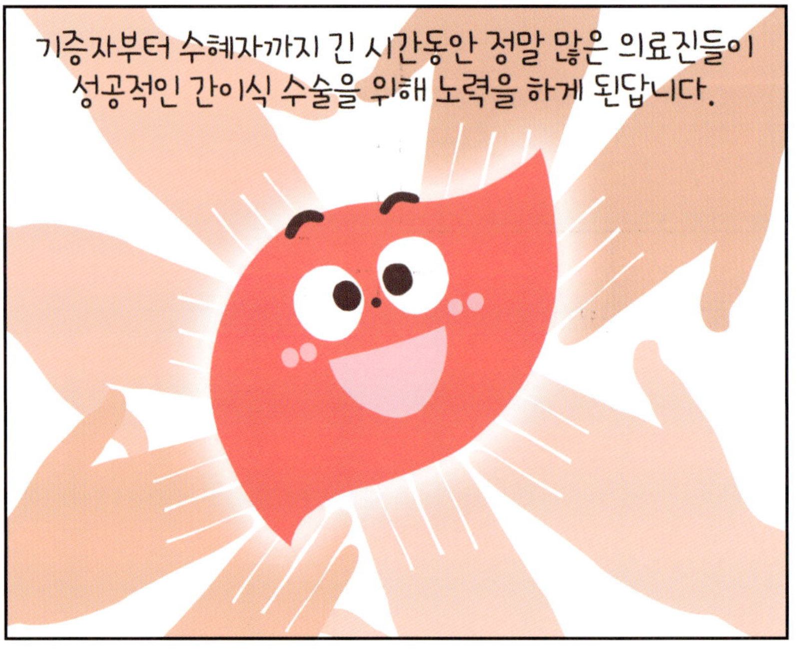
기증자부터 수혜자까지 긴 시간동안 정말 많은 의료진들이
성공적인 간이식 수술을 위해 노력을 하게 된답니다.

episode 03

생체 간이식 수술

생체 간이식 수술은 국내 간이식 전체의 3분의 2 정도를 차지하고 있습니다. 즉, 대다수가 생체 간이식 수술로 이루어지게 됩니다. 뇌사자 간이식 수술은 뇌사 기증자의 장기 적출 수술 시간에 맞춰서 진행되다보니 야밤에 시작해서 새벽에 끝나는 경우가 대부분인 반면 생체 간이식 수술은 스케쥴을 미리 정해놓고 하니까 평일 아침에 시작하곤 합니다.

따라서 저희 병원 같은 경우는 외과와 마취과, 간호팀까지 모두 최고의 컨디션에 할 수 있게끔 조율이 된 상태에서 수술을 하게 됩니다. 물론 응급 생체 간이식 수술을 평일 밤 늦게나 주말에 해야 하는 경우도 있지만 말입니다.

기증자 수술을 통해 간 이식편을 잘라서 꺼내는 사이에 환자의 병든 간도 떼어내야 하며 시의 적절하게 이식편을 심고 수술을 마무리해야 하기 때문에 두 수술이 동시에 이루어지게 됩니다. 저희 병원같이 생체 간이식 수술을 많이 하는 병원일수록 전체적인 수술의 진행이 프로토콜로 자리잡으면서 수술 시간도 짧아지고 성적도 좋아지게 됩니다.

2020년 통계를 살펴보면 본원의 기증자 수술시간(입실부터 퇴실)은 평균적으로 265.5 ± 38.1분, 즉 4시간 25분 정도 걸렸습니다. 이는 평균적으로 8시에 입실해서 12시 25분에 퇴실했다는 뜻이고, 수혜자의 수술시간(입실부터 퇴실)은 488.0 ± 75.3분으로 평균 8시간 8분 소요되었으며, 8시 반에 수술실에 입실해서 평균적으로 4시 38분에 퇴실했다는 것을 의미합니다.

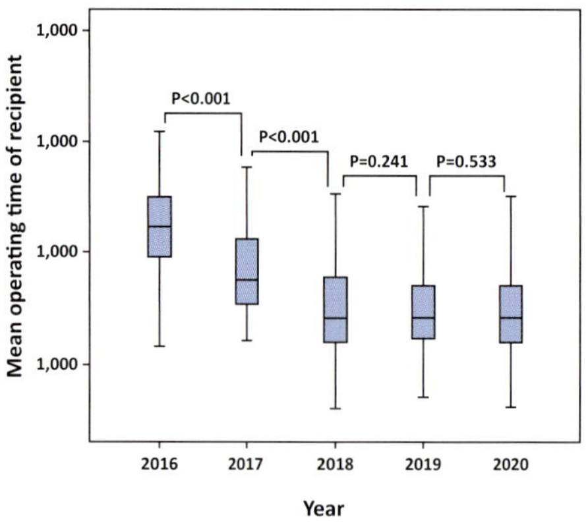

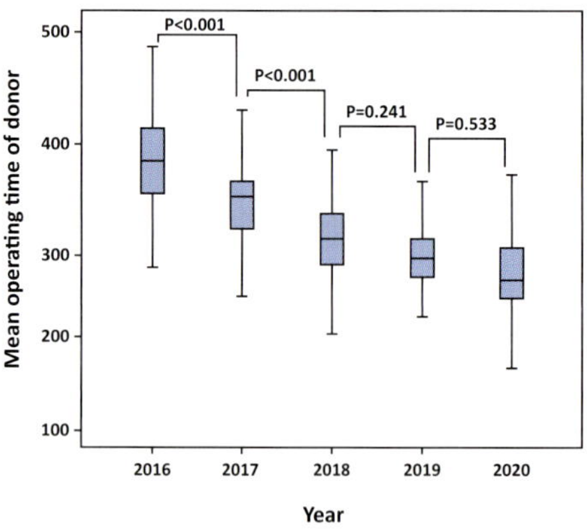

간이식 수술이 오래 걸리는 것은 아무래도 마취준비부터 수술 내용까지 많은 것들을 해야하기 때문입니다. 여러 혈관에 관을 삽입해야 하고 수술 자체도, 간을 떼는 것부터 혈관과 담도를 문합하는 과정까지 오래 걸릴 수밖에 없습니다.

Episode 04

뇌사자 간이식 수술

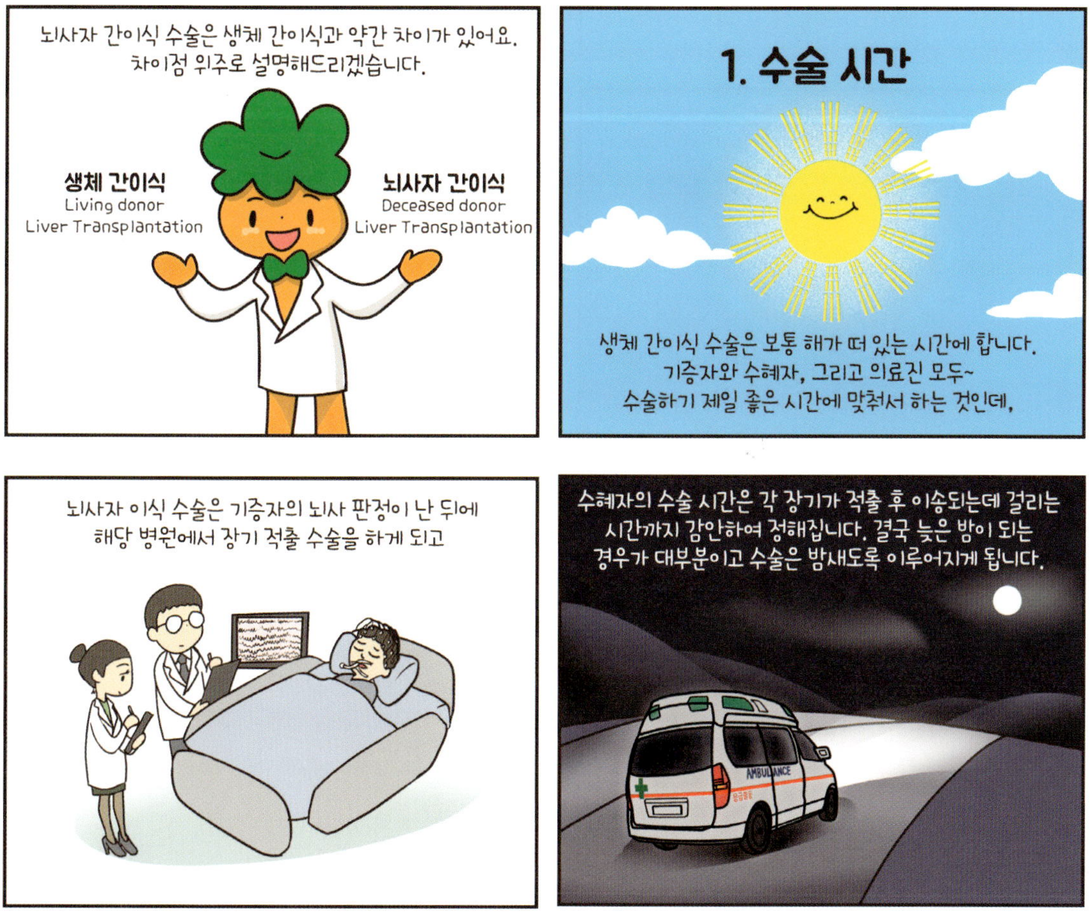
뇌사자 간이식 수술은 생체 간이식과 약간 차이가 있어요.
차이점 위주로 설명해드리겠습니다.
생체 간이식
Living donor
Liver Transplantation
뇌사자 간이식
Deceased donor
Liver Transplantation
1. 수술 시간
생체 간이식 수술은 보통 해가 떠 있는 시간에 합니다.
기증자와 수혜자, 그리고 의료진 모두~
수술하기 제일 좋은 시간에 맞춰서 하는 것인데,
뇌사자 이식 수술은 기증자의 뇌사 판정이 난 뒤에
해당 병원에서 장기 적출 수술을 하게 되고
수혜자의 수술 시간은 각 장기가 적출 후 이송되는데 걸리는
시간까지 감안하여 정해집니다. 결국 늦은 밤이 되는
경우가 대부분이고 수술은 밤새도록 이루어지게 됩니다.
AMBULANCE

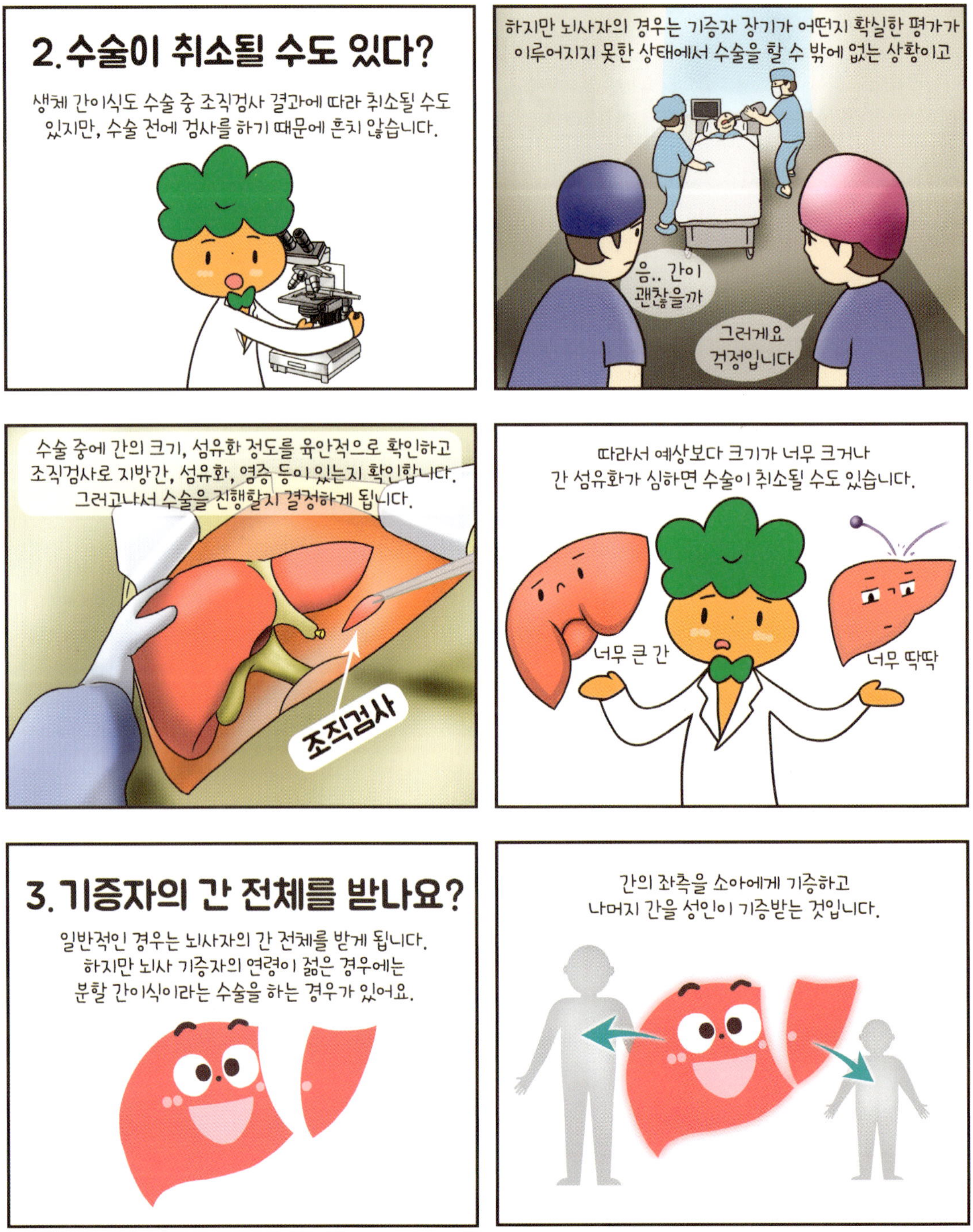
2. 수술이 취소될 수도 있다?
생체 간이식도 수술 중 조직검사 결과에 따라 취소될 수도 있지만, 수술 전에 검사를 하기 때문에 흔치 않습니다.
하지만 뇌사자의 경우는 기증자 장기가 어떤지 확실한 평가가 이루어지지 못한 상태에서 수술을 할 수 밖에 없는 상황이고
음.. 간이 괜찮을까
그러게요 걱정입니다
수술 중에 간의 크기, 섬유화 정도를 육안적으로 확인하고 조직검사로 지방간, 섬유화, 염증 등이 있는지 확인합니다. 그러고나서 수술을 진행할지 결정하게 됩니다.
조직검사
따라서 예상보다 크기가 너무 크거나 간 섬유화가 심하면 수술이 취소될 수도 있습니다.
너무 큰 간
너무 딱딱
3. 기증자의 간 전체를 받나요?
일반적인 경우는 뇌사자의 간 전체를 받게 됩니다. 하지만 뇌사 기증자의 연령이 젊은 경우에는 분할 간이식이라는 수술을 하는 경우가 있어요.
간의 좌측을 소아에게 기증하고 나머지 간을 성인이 기증받는 것입니다.

이런 경우 좌내측엽은 기능을 하지 못하기 때문에
실질적으로 오른쪽 간,
즉 본래 간의 70% 정도를 받게 되는 것입니다.

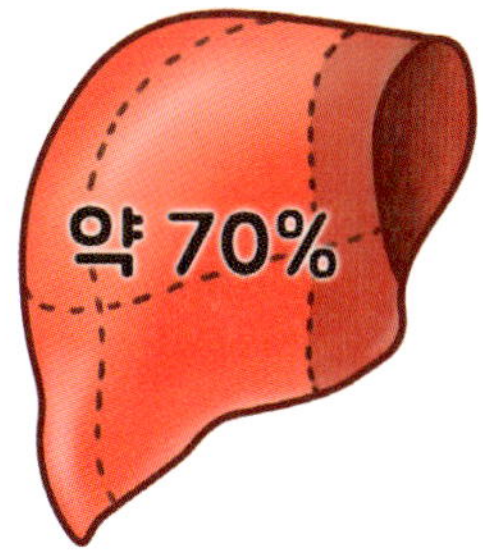

하지만 생체 간이식 또한 대부분 우측 간을
이식받는 것이기 때문에 분할 간이식을 했다고 해서
크기 때문에 문제가 되는 경우는 거의 없습니다.

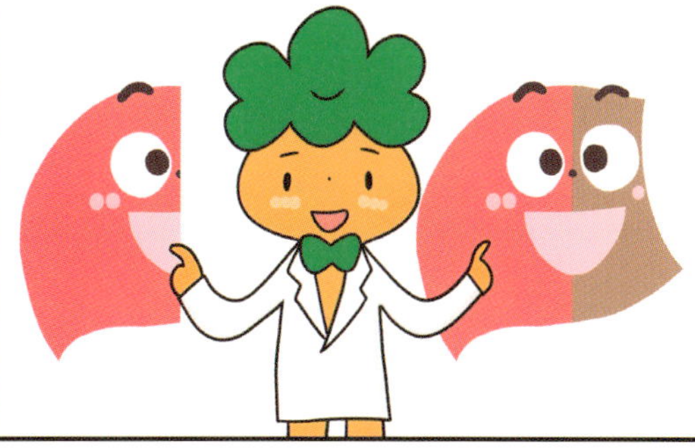

4. 수술 방법에 차이가 있나요?

간 전체를 받게 되기 때문에 수술 방법도 조금 다릅니다.
환자의 간 전체를 떼어내는 것까지는 똑같지만

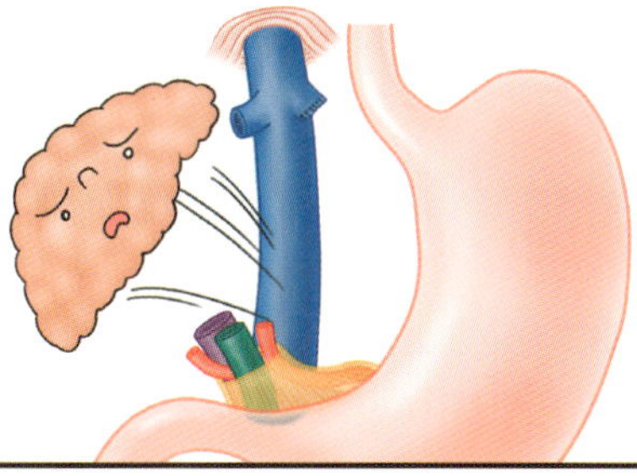

간 전체가 들어가면 간 문맥, 간동맥, 담관을 생체
간이식보다 더 크게 연결할 수 있어서 특히 간동맥과
담도 연결이 상대적으로 수월한 편입니다.

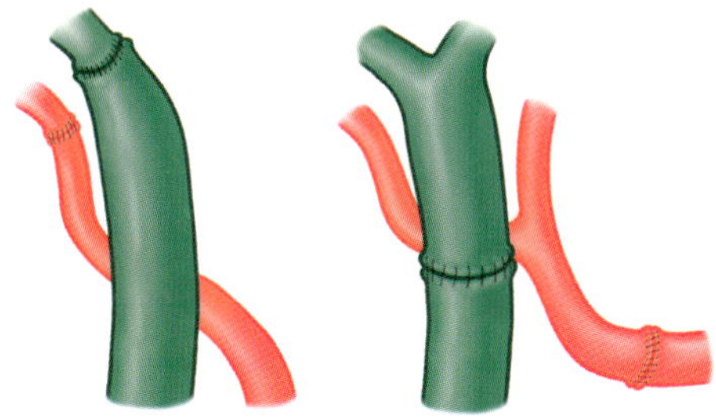

뇌사자 기증 간은 간과 하대정맥을 통째로 가져오는
것이기 때문에 간정맥을 하대정맥에 연결하는
과정도 수술 방법에 따라 조금씩 차이가 있습니다.

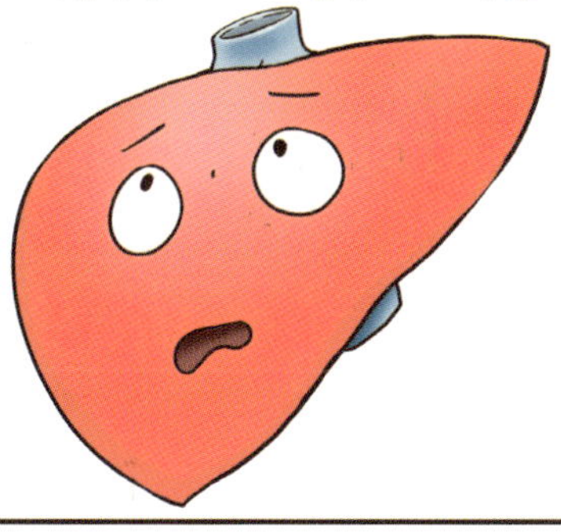

환자의 하대정맥을 잘라서 기증자의
하대정맥과 교체하는 방법도 있지만

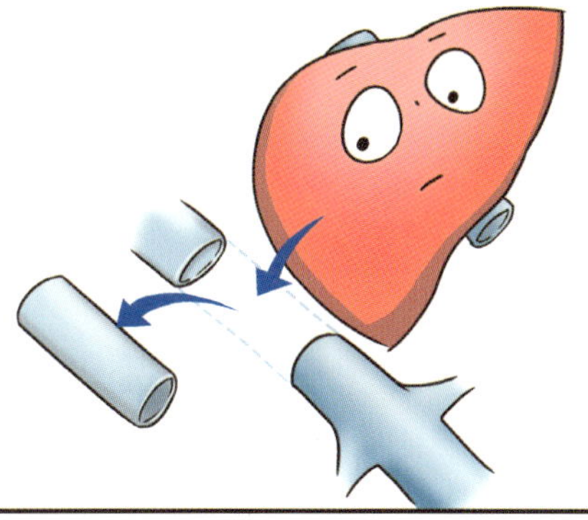

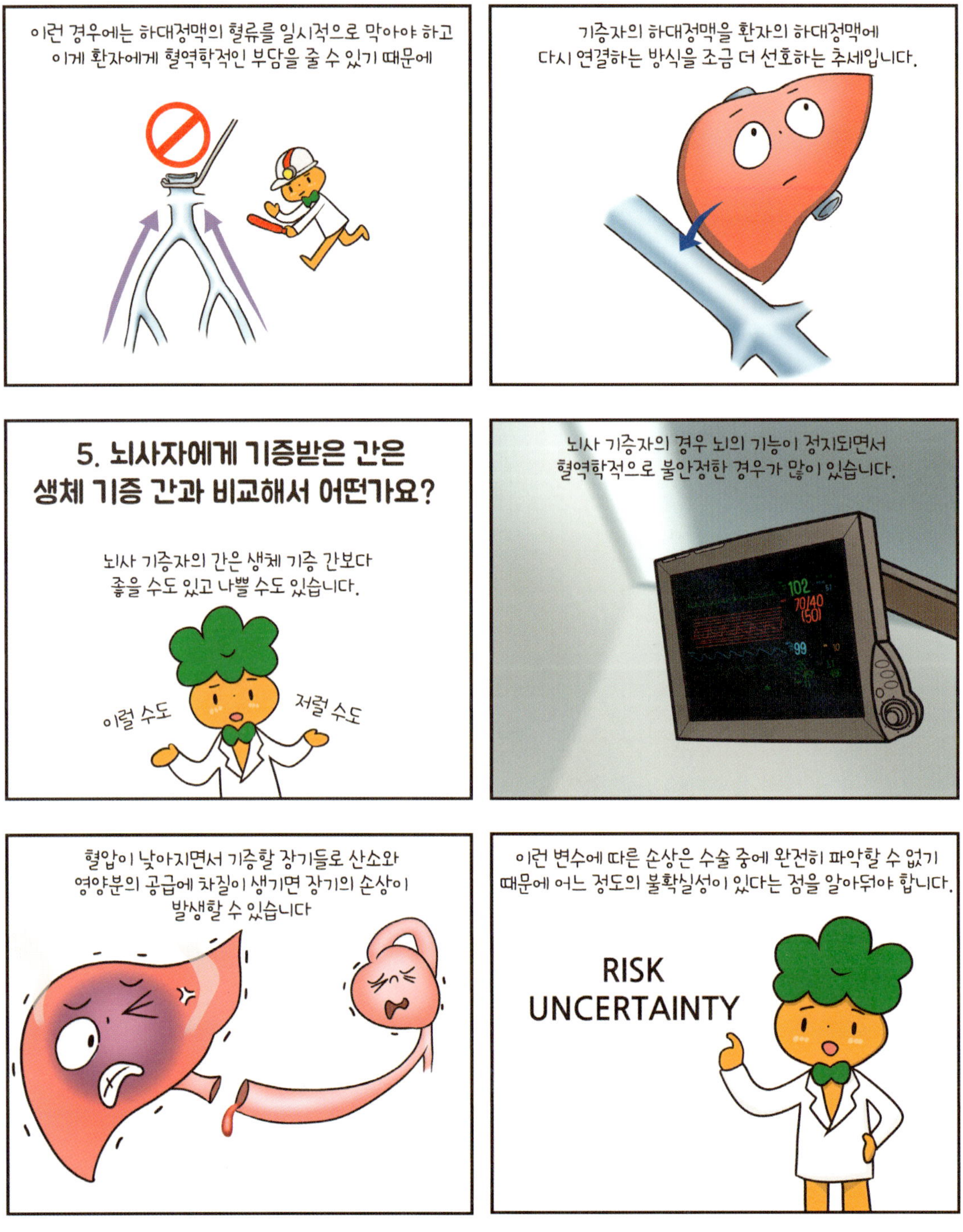
이런 경우에는 하대정맥의 혈류를 일시적으로 막아야 하고
이게 환자에게 혈역학적인 부담을 줄 수 있기 때문에
기증자의 하대정맥을 환자의 하대정맥에
다시 연결하는 방식을 조금 더 선호하는 추세입니다.
5. 뇌사자에게 기증받은 간은
생체 기증 간과 비교해서 어떤가요?
뇌사 기증자의 간은 생체 기증 간보다
좋을 수도 있고 나쁠 수도 있습니다.
이럴 수도
저럴 수도
뇌사 기증자의 경우 뇌의 기능이 정지되면서
혈역학적으로 불안정한 경우가 많이 있습니다.
102
70/40
(50)
99
혈압이 낮아지면서 기증할 장기들로 산소와
영양분의 공급에 차질이 생기면 장기의 손상이
발생할 수 있습니다
이런 변수에 따른 손상은 수술 중에 완전히 파악할 수 없기
때문에 어느 정도의 불확실성이 있다는 점을 알아둬야 합니다.
RISK
UNCERTAINTY

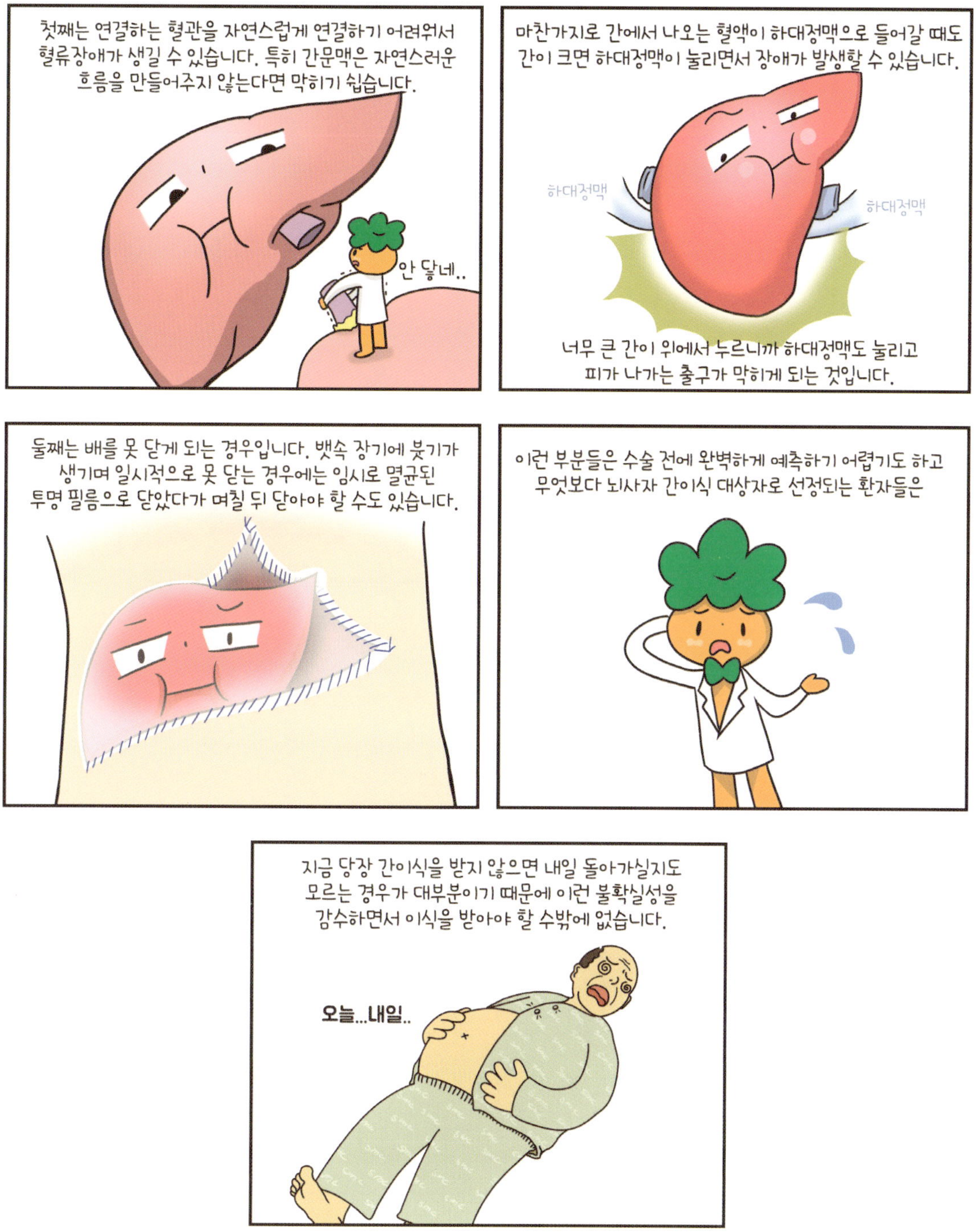
첫째는 연결하는 혈관을 자연스럽게 연결하기 어려워서
혈류장애가 생길 수 있습니다. 특히 간문맥은 자연스러운
흐름을 만들어주지 않는다면 막히기 쉽습니다.
안 닿네..
마찬가지로 간에서 나오는 혈액이 하대정맥으로 들어갈 때도
간이 크면 하대정맥이 눌리면서 장애가 발생할 수 있습니다.
하대정맥
하대정맥
너무 큰 간이 위에서 누르니까 하대정맥도 눌리고
피가 나가는 출구가 막히게 되는 것입니다.
둘째는 배를 못 닫게 되는 경우입니다. 뱃속 장기에 붓기가
생기며 일시적으로 못 닫는 경우에는 임시로 멸균된
투명 필름으로 닫았다가 며칠 뒤 닫아야 할 수도 있습니다.
이런 부분들은 수술 전에 완벽하게 예측하기 어렵기도 하고
무엇보다 뇌사자 간이식 대상자로 선정되는 환자들은
지금 당장 간이식을 받지 않으면 내일 돌아가실지도
모르는 경우가 대부분이기 때문에 이런 불확실성을
감수하면서 이식을 받아야 할 수밖에 없습니다.
오늘...내일..

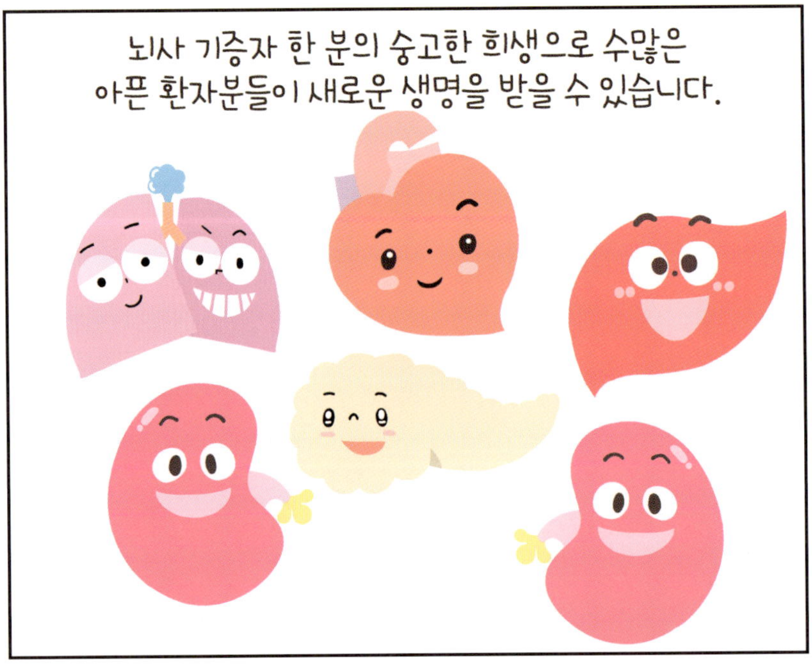
뇌사 기증자 한 분의 숭고한 희생으로 수많은
아픈 환자분들이 새로운 생명을 받을 수 있습니다.

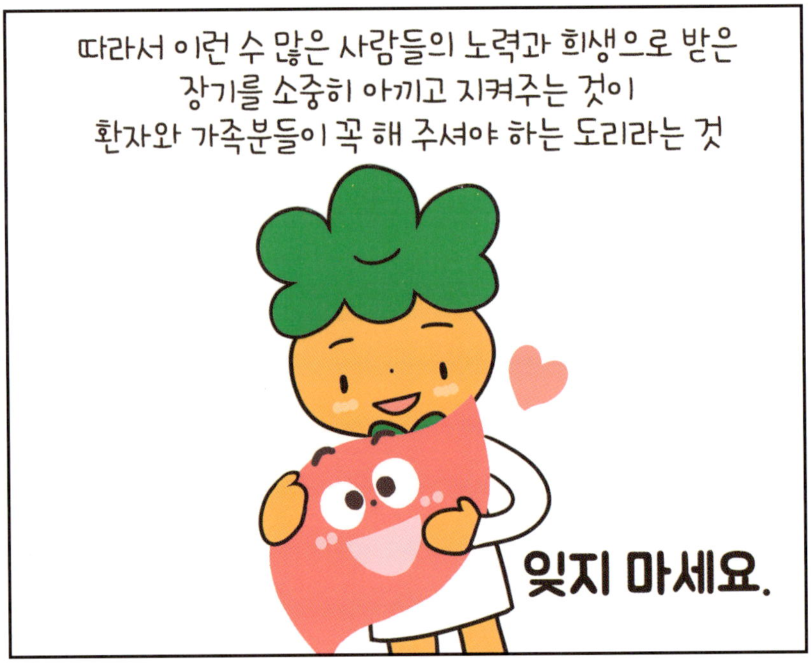
따라서 이런 수 많은 사람들의 노력과 희생으로 받은
장기를 소중히 아끼고 지켜주는 것이
환자와 가족분들이 꼭 해 주셔야 하는 도리라는 것
잊지 마세요.

episode 04

뇌사자 간이식 수술

뇌사자 간이식 수술은 거의 무조건 밤 늦게 열리게 됩니다. 그나마 주말 같은 경우는 해가 떠 있는 시간에 하는 경우도 있지만 주중에 열린다면 밤을 꼴딱 새면서 수술을 하게 됩니다. 뇌사자 간이식 수술과 생체 간이식 수술을 비교하는 설명을 비교적 자세히 적었는데, 사실 수술의 술기적인 측면을 자세히 알 필요는 없지만, 생체 간이식에서 담도와 간동맥의 문합부가 매우 작기 때문에 수술 후에 좁아진다든지 하는 문제가 더러 생길 수 있다는 점을 설명하기 위해서 부득이하게 그려 넣었습니다.

수술 자체는 어느 수술이 더 쉽다 어렵다 얘기하기는 힘들고 환자의 상태에 따라 천차만별입니다. 다만, 뇌사자 간이식에 선정되어서 수술을 받는 사람은 상당한 중환인 경우가 많아서 출혈성 경향 등으로 피도 많이 나고 혈역학적으로 불안정합니다. 수술 전후로 의료진의 상당한 노력이 요구되곤 하죠.

그래서 평균적으로 봤을 때, 뇌사자 간이식 수술을 받는 사람이 매끄럽게 회복하는 것이 생체 간이식보다 더 어려운 편이긴 합니다. 이식 전부터 간신증후군, 급성호흡부전 등 다발성 장기부전이 발생하기 때문에 이식 후에 간뿐만 아니라 다른 장기들도 회복을 해야 하고 다제내성균에 의한 각종 감염이 병발한 경우가 많습니다. 간이식 수술 자체는 잘 되었다고 하더라도 이후에 회복 과정에서 문제가 생겨서 사망하는 경우가 생길 수도 있습니다.

사실, 이런 부분에서 외과 의료진뿐만 아니라 같이 환자를 보는 다양한 진료과 선생님들의 존재가 힘이 됩니다. 간이식 환자들은 전신의 문제를 가지고 있기 때문에, 감염내과, 영상의학과, 중환자의학과, 소화기내과, 호흡기내과, 심장내과, 신장내과, 내분비내과, 신경과, 재활의학과 등 수많은 의료진의 손을 거치게 됩니다. 이식외과 의사로서 알 수 있는 부분과 판단이 어려운 부분들을 최대한 동료 선생님들과 머리를 짜내서 해결책을 찾아가야 하며 이럴 때 훌륭한 동료 선생님들의 존재가 큰 힘이 된다는 것을 느낍니다.

- Episode -

05

수술 후 합병증 - 출혈

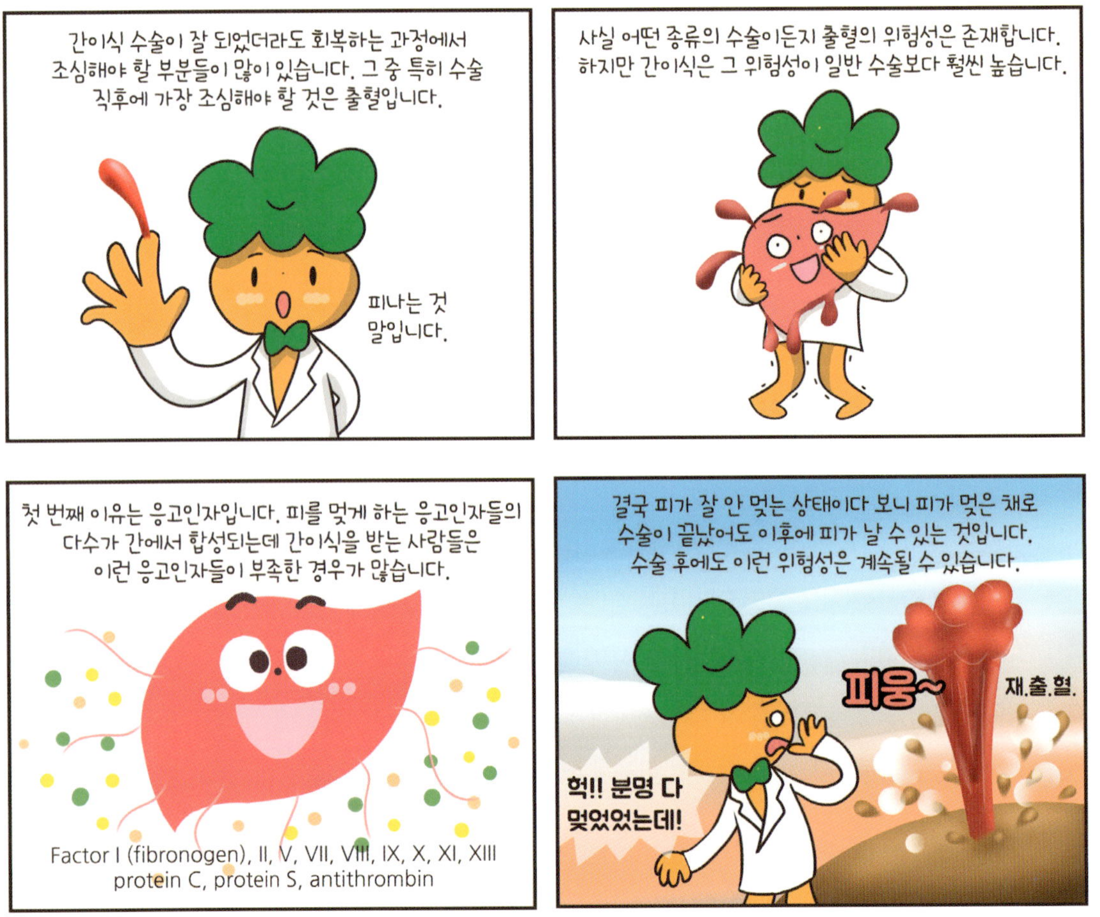
간이식 수술이 잘 되었더라도 회복하는 과정에서 조심해야 할 부분들이 많이 있습니다. 그 중 특히 수술 직후에 가장 조심해야 할 것은 출혈입니다.
피나는 것 말입니다.
사실 어떤 종류의 수술이든지 출혈의 위험성은 존재합니다. 하지만 간이식은 그 위험성이 일반 수술보다 훨씬 높습니다.
첫 번째 이유는 응고인자입니다. 피를 멎게 하는 응고인자들의 다수가 간에서 합성되는데 간이식을 받는 사람들은 이런 응고인자들이 부족한 경우가 많습니다.
Factor I (fibronogen), II, V, VII, VIII, IX, X, XI, XIII
protein C, protein S, antithrombin
결국 피가 잘 안 멎는 상태이다 보니 피가 멎은 채로 수술이 끝났어도 이후에 피가 날 수 있는 것입니다. 수술 후에도 이런 위험성은 계속될 수 있습니다.
피웅~
재.출.혈.
헉!! 분명 다 멎었었는데!

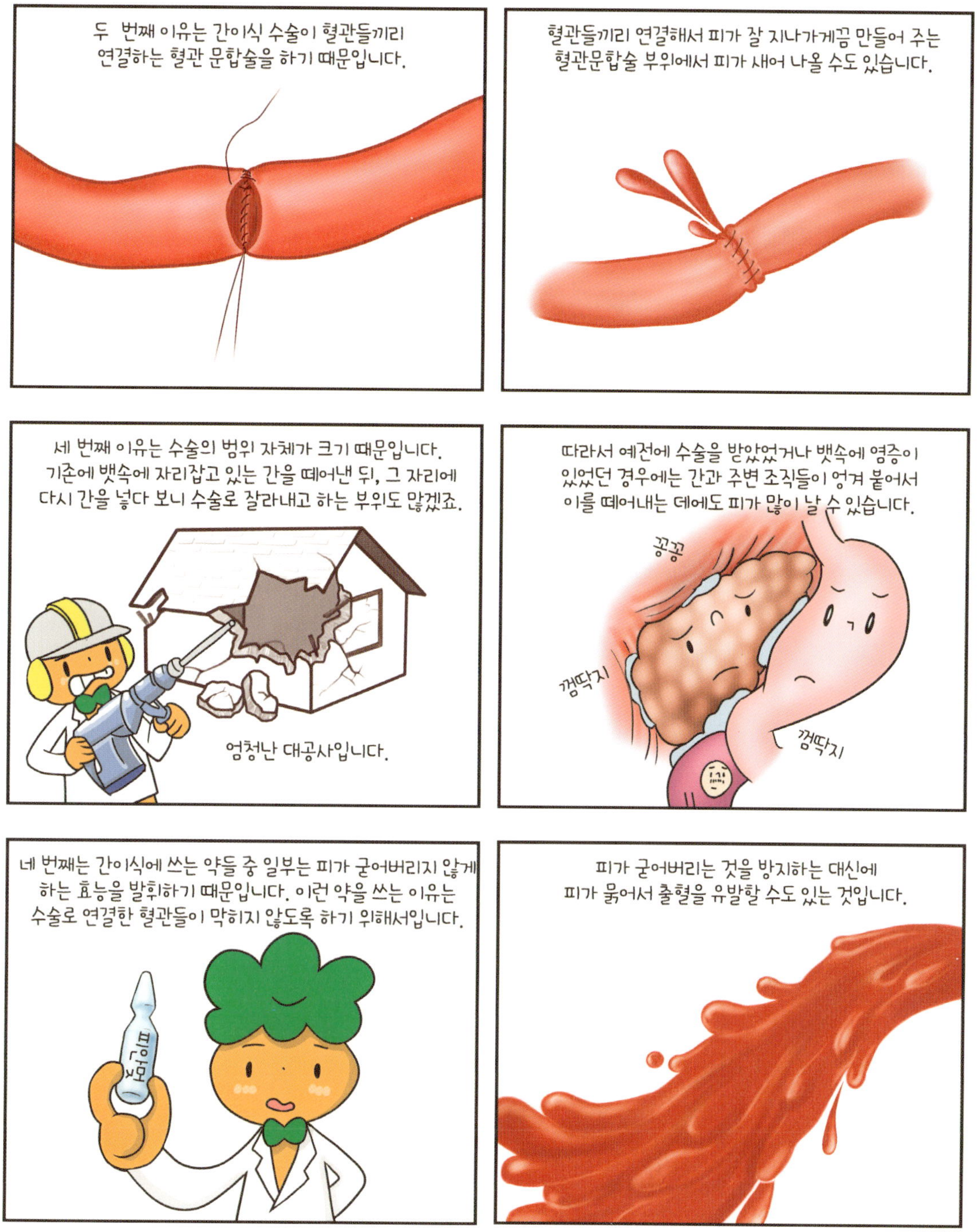
두 번째 이유는 간이식 수술이 혈관들끼리
연결하는 혈관 문합술을 하기 때문입니다.
혈관들끼리 연결해서 피가 잘 지나가게끔 만들어 주는
혈관문합술 부위에서 피가 새어 나올 수도 있습니다.
세 번째 이유는 수술의 범위 자체가 크기 때문입니다.
기존에 뱃속에 자리잡고 있는 간을 떼어낸 뒤, 그 자리에
다시 간을 넣다 보니 수술로 잘라내고 하는 부위도 많겠죠.
엄청난 대공사입니다.
따라서 예전에 수술을 받았었거나 뱃속에 염증이
있었던 경우에는 간과 주변 조직들이 엉겨 붙어서
이를 떼어내는 데에도 피가 많이 날 수 있습니다.
꽁꽁
껌딱지
껌딱지
네 번째는 간이식에 쓰는 약들 중 일부는 피가 굳어버리지 않게
하는 효능을 발휘하기 때문입니다. 이런 약을 쓰는 이유는
수술로 연결한 혈관들이 막히지 않도록 하기 위해서입니다.
피가 굳어버리는 것을 방지하는 대신에
피가 묽어서 출혈을 유발할 수도 있는 것입니다.

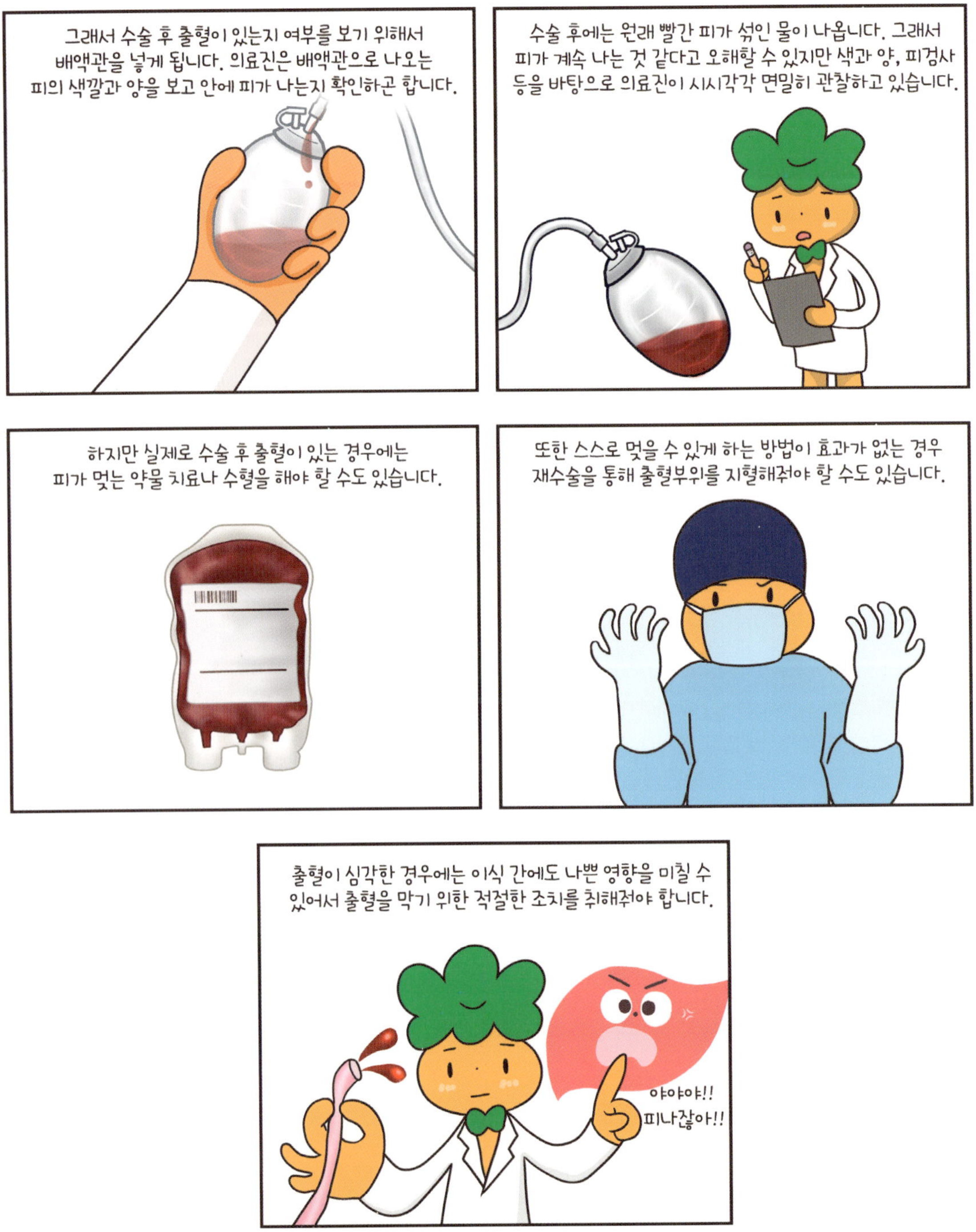
그래서 수술 후 출혈이 있는지 여부를 보기 위해서
배액관을 넣게 됩니다. 의료진은 배액관으로 나오는
피의 색깔과 양을 보고 안에 피가 나는지 확인하곤 합니다.
수술 후에는 원래 빨간 피가 섞인 물이 나옵니다. 그래서
피가 계속 나는 것 같다고 오해할 수 있지만 색과 양, 피검사
등을 바탕으로 의료진이 시시각각 면밀히 관찰하고 있습니다.
하지만 실제로 수술 후 출혈이 있는 경우에는
피가 멎는 약물 치료나 수혈을 해야 할 수도 있습니다.
또한 스스로 멎을 수 있게 하는 방법이 효과가 없는 경우
재수술을 통해 출혈부위를 지혈해줘야 할 수도 있습니다.
출혈이 심각한 경우에는 이식 간에도 나쁜 영향을 미칠 수
있어서 출혈을 막기 위한 적절한 조치를 취해줘야 합니다.
야야야!!
피나잖아!!

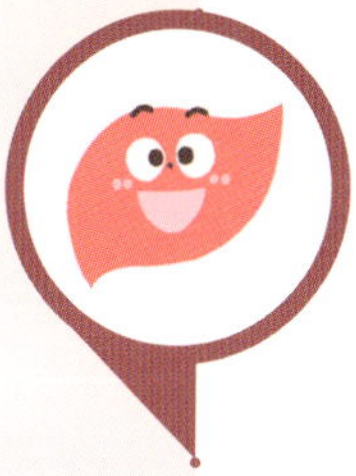

episode **05**

수술 후 합병증-출혈

간이식은 옛날부터 매우 어려운 수술로 받아들여져 왔습니다. 복강 장기 중에 출혈이 가장 많이 날 수 있는 간을 다루고 수술로 연결해야 하는 구조물도 많고 특히 간동맥 문합의 경우 미세혈관수술이기 때문에 막힐 가능성도 높습니다. 게다가 간은 각종 응고인자를 합성하는 장기로 간이식의 과정에서 응고인자의 불균형으로 출혈성 경향을 보이는 경우가 많이 있습니다. 결국 이식의 역사를 되짚어보면 특히 초기에 이런 출혈성 경향을 조절하지 못하고 소모성 응고장애로 환자를 잃는 경우들이 있었다고 합니다. 다행히 간이식의 경험이 늘어나면서 이식 전후로 발생할 수 있는 문제를 능수능란하게 해결하는 방법들을 터득하게 되면서 이식의 성적이 매우 좋아지게 되었습니다.

그럼에도 불구하고 여전히 간이식 이후에 출혈의 문제는 남아있습니다. 하지만, 저와 저희 팀의 경험을 토대로 말씀드리자면 일반적인 외과수술 이후에 발생할 수 있는 출혈의 확률과 비교해서 의미있게 높은 정도는 아닌 것으로 보고 있습니다. 하지만, 수술 후 출혈에 따른 재수술의 빈도가 적을지는 몰라도 수술 후에 수혈을 필요로 하는 경우는 꽤 있는 편입니다. 간이식 수술이 하대정맥을 통째로 드러내고 각종 혈관들을 연결하는 과정이다보니 확률적으로 피가 날 가능성이 높을 수밖에 없긴 합니다. 이런 부분까지 고려해서 수술 후 출혈에 따른 문제가 발생하지 않게끔 최대한 신중하게 결찰하고 마무리를 하고 있습니다.

하지만, 모든 간이식이 항상 똑같은 것은 아니죠. 환자 상태가 매우 불량한 경우는 출혈의 경향도 높아질 수 있고 이전에 수술을 받은 적이 있다든지 하면 특히나 출혈의 발생 가능성이 너무 높아집니다. 이런 상태에서 간이식 직후에는 응고인자가 충분히 합성되지 않은 상태이기 때문에 가끔은 뱃속에 출혈이 나는 부위에 거즈를 박아놓고 배를 임시로 닫은 뒤 출혈이 멎은 하루 이틀 뒤에 다시 들어가서 거즈를 제거하고 수술을 마무리하는 방식의 수술을 해야만 할 때가 있습니다.

- Episode -

06

수술 후 다른 합병증

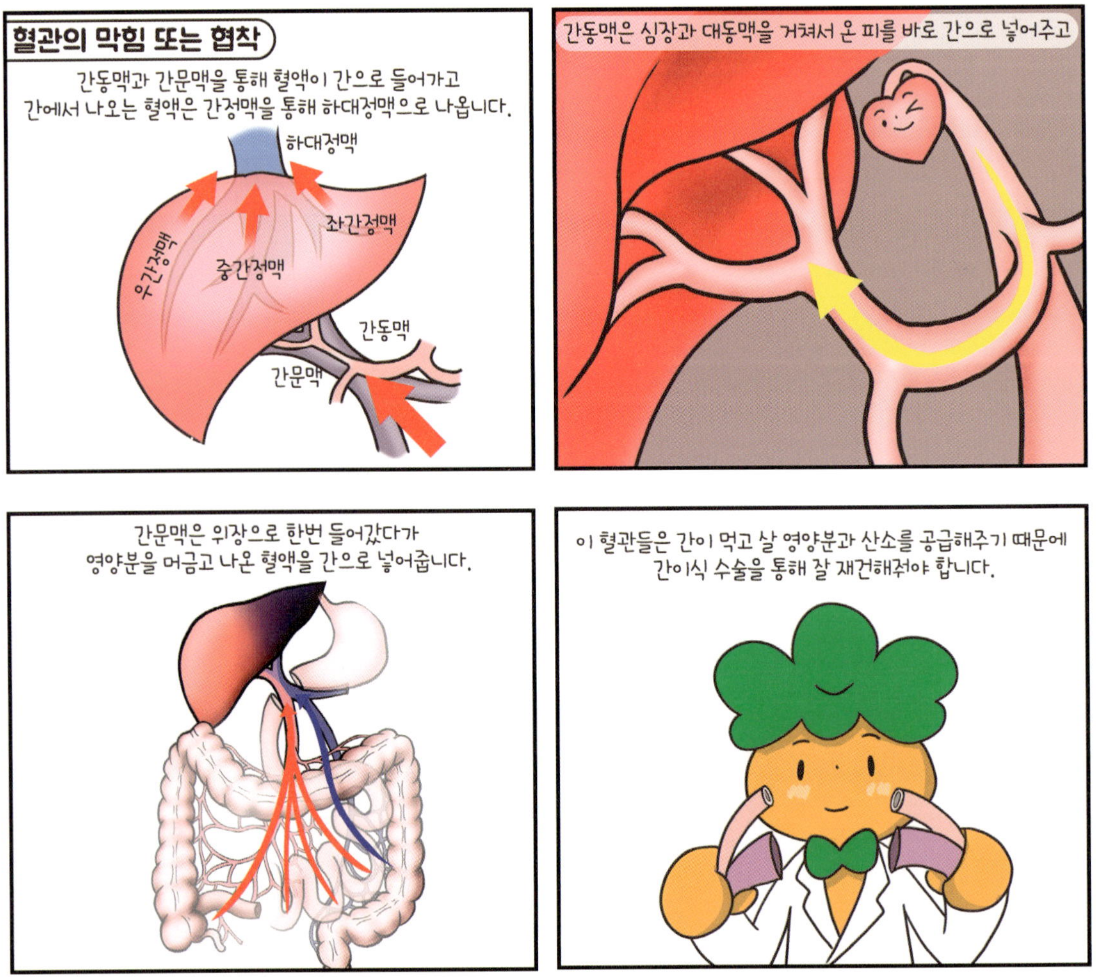

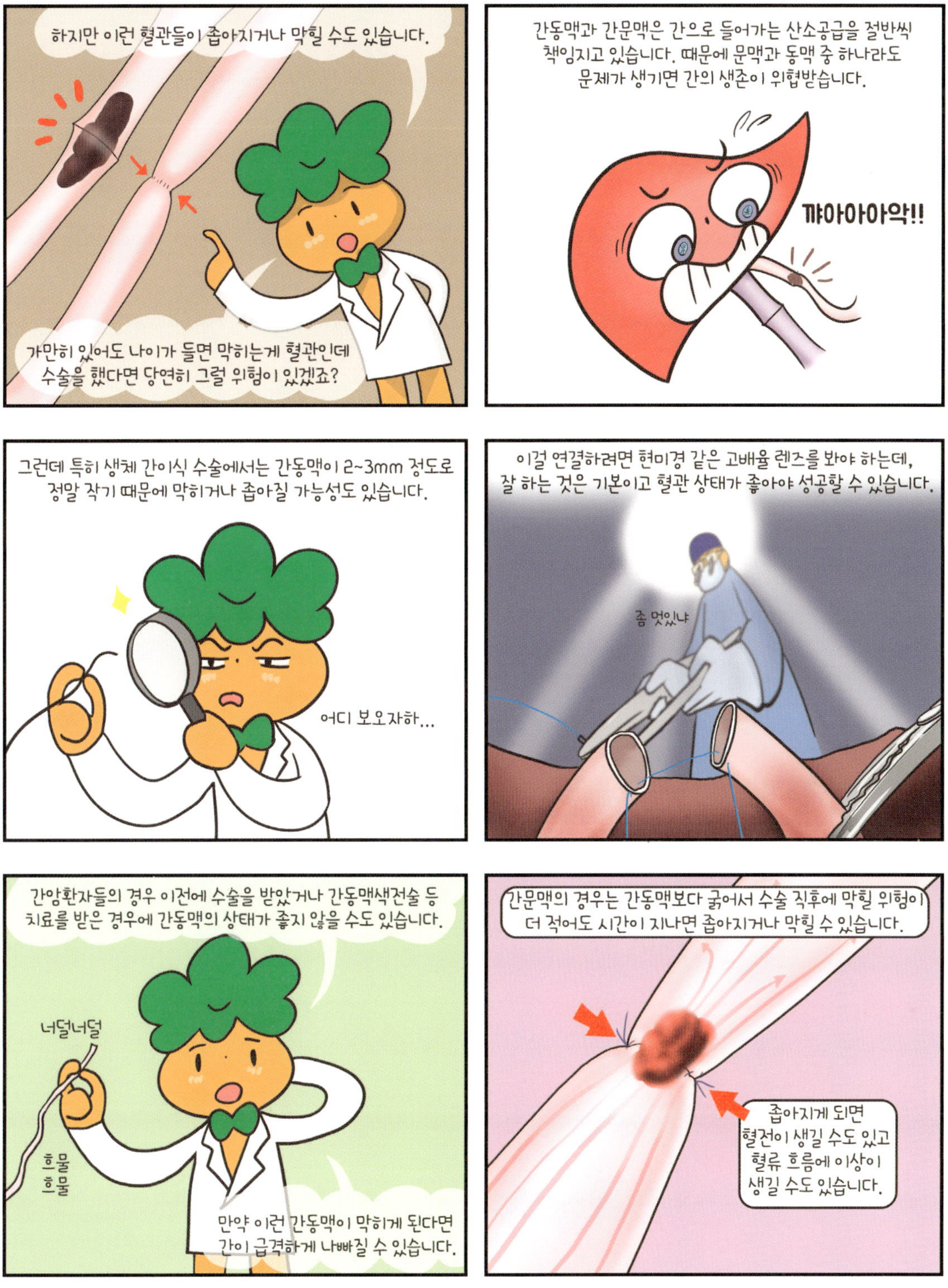
하지만 이런 혈관들이 좁아지거나 막힐 수도 있습니다.
가만히 있어도 나이가 들면 막히는게 혈관인데 수술을 했다면 당연히 그럴 위험이 있겠죠?
간동맥과 간문맥은 간으로 들어가는 산소공급을 절반씩 책임지고 있습니다. 때문에 문맥과 동맥 중 하나라도 문제가 생기면 간의 생존이 위협받습니다.
꺄아아아악!!
그런데 특히 생체 간이식 수술에서는 간동맥이 2~3mm 정도로 정말 작기 때문에 막히거나 좁아질 가능성도 있습니다.
어디 보오자하...
이걸 연결하려면 현미경 같은 고배율 렌즈를 봐야 하는데, 잘 하는 것은 기본이고 혈관 상태가 좋아야 성공할 수 있습니다.
좀 멋있냐
간암환자들의 경우 이전에 수술을 받았거나 간동맥색전술 등 치료를 받은 경우에 간동맥의 상태가 좋지 않을 수도 있습니다.
너덜너덜
흐물흐물
만약 이런 간동맥이 막히게 된다면 간이 급격하게 나빠질 수 있습니다.
간문맥의 경우는 간동맥보다 굵어서 수술 직후에 막힐 위험이 더 적어도 시간이 지나면 좁아지거나 막힐 수 있습니다.
좁아지게 되면 혈전이 생길 수도 있고 혈류 흐름에 이상이 생길 수도 있습니다.

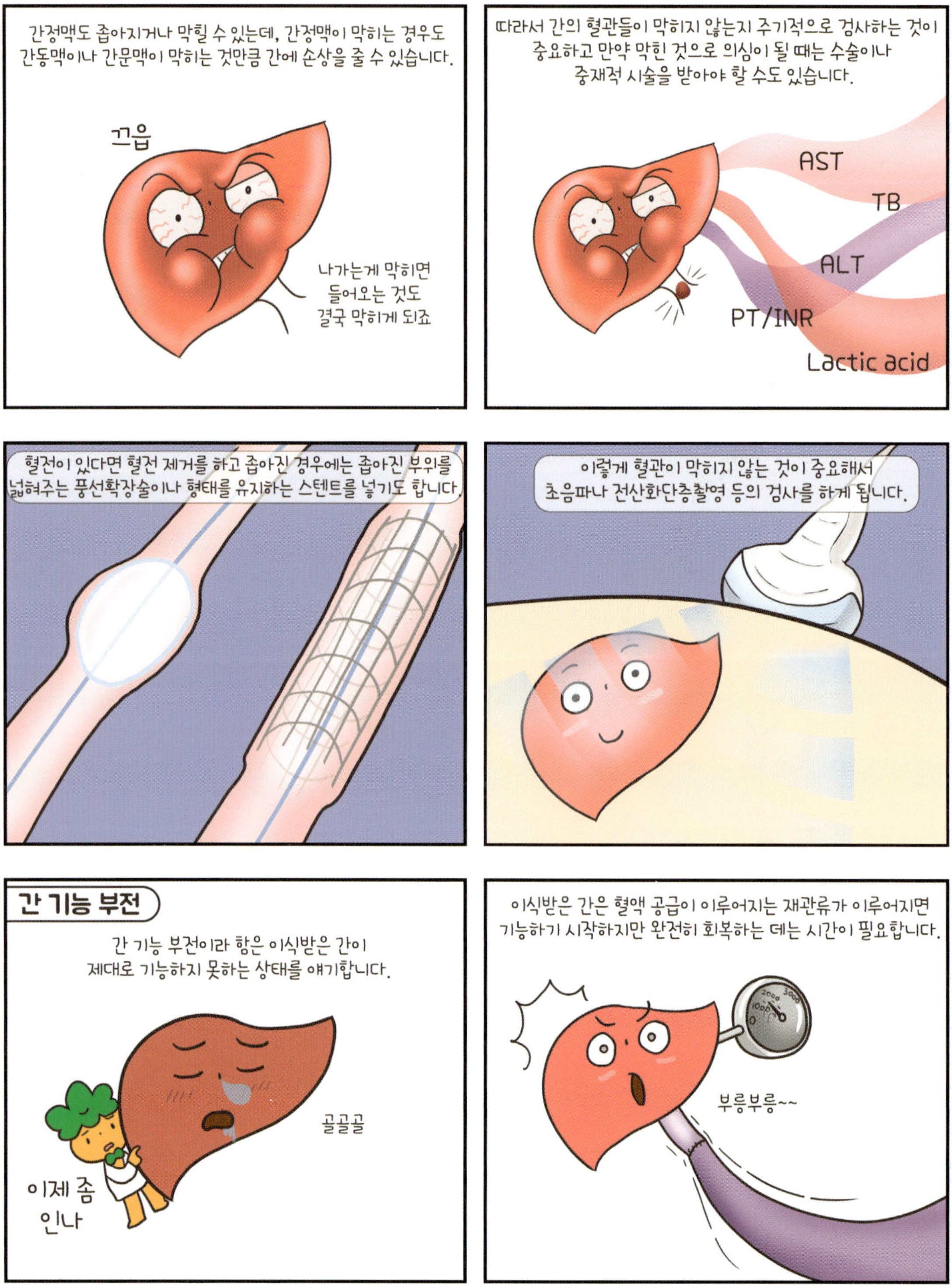
간정맥도 좁아지거나 막힐 수 있는데, 간정맥이 막히는 경우도
간동맥이나 간문맥이 막히는 것만큼 간에 손상을 줄 수 있습니다.
끄읍
나가는게 막히면
들어오는 것도
결국 막히게 되죠
따라서 간의 혈관들이 막히지 않는지 주기적으로 검사하는 것이
중요하고 만약 막힌 것으로 의심이 될 때는 수술이나
중재적 시술을 받아야 할 수도 있습니다.
AST
TB
ALT
PT/INR
Lactic acid
혈전이 있다면 혈전 제거를 하고 좁아진 경우에는 좁아진 부위를
넓혀주는 풍선확장술이나 형태를 유지하는 스텐트를 넣기도 합니다.
이렇게 혈관이 막히지 않는 것이 중요해서
초음파나 전산화단층촬영 등의 검사를 하게 됩니다.
간 기능 부전
간 기능 부전이라 함은 이식받은 간이
제대로 기능하지 못하는 상태를 얘기합니다.
골골골
이제 좀
인나
이식받은 간은 혈액 공급이 이루어지는 재관류가 이루어지면
기능하기 시작하지만 완전히 회복하는 데는 시간이 필요합니다.
부릉부릉~~

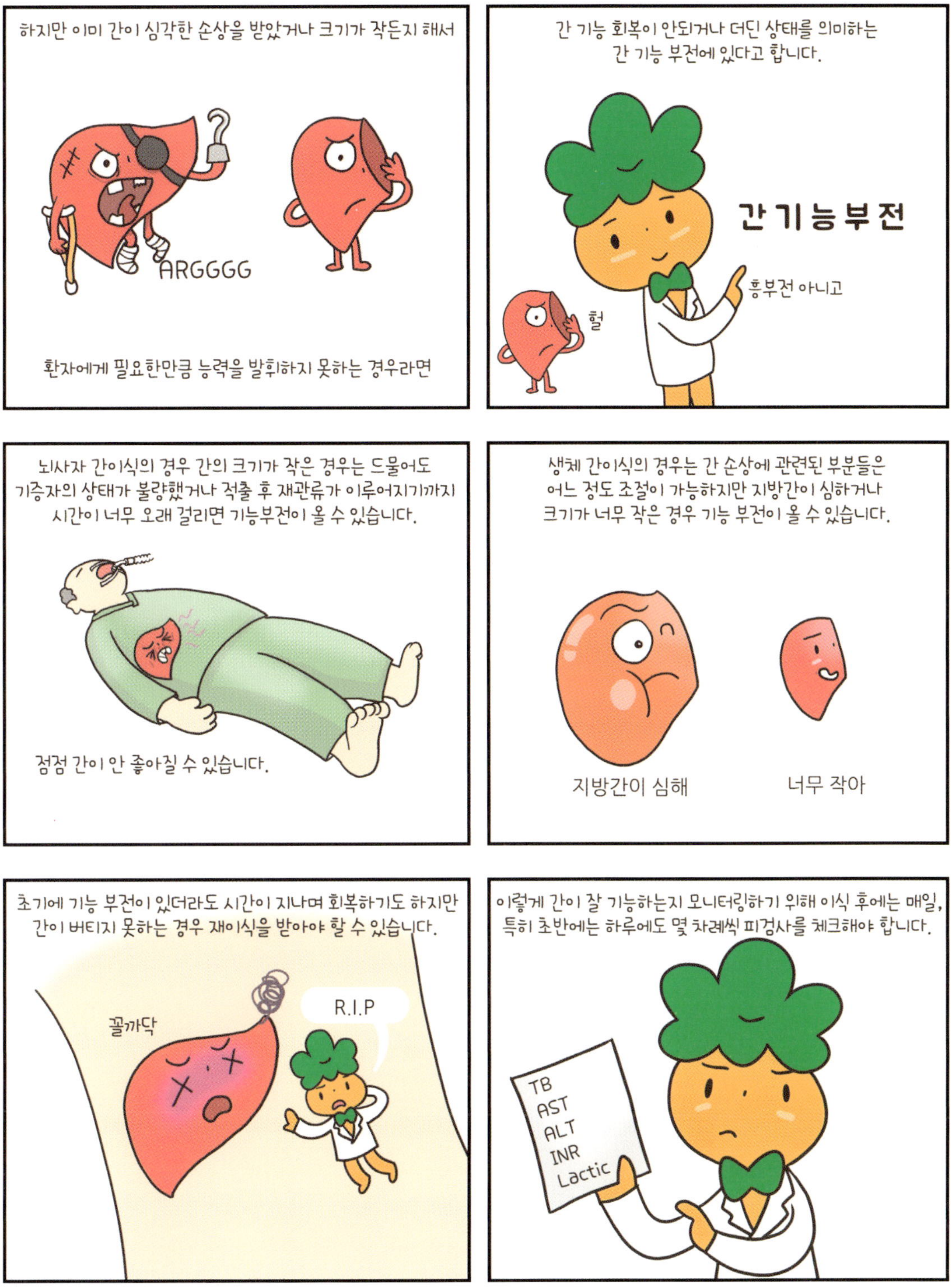
하지만 이미 간이 심각한 손상을 받았거나 크기가 작든지 해서
ARGGGG
환자에게 필요한만큼 능력을 발휘하지 못하는 경우라면
간 기능 회복이 안되거나 더딘 상태를 의미하는
간 기능 부전에 있다고 합니다.
간기능부전
흉부전 아니고
헐
뇌사자 간이식의 경우 간의 크기가 작은 경우는 드물어도
기증자의 상태가 불량했거나 적출 후 재관류가 이루어지기까지
시간이 너무 오래 걸리면 기능부전이 올 수 있습니다.
점점 간이 안 좋아질 수 있습니다.
생체 간이식의 경우는 간 손상에 관련된 부분들은
어느 정도 조절이 가능하지만 지방간이 심하거나
크기가 너무 작은 경우 기능 부전이 올 수 있습니다.
지방간이 심해
너무 작아
초기에 기능 부전이 있더라도 시간이 지나며 회복하기도 하지만
간이 버티지 못하는 경우 재이식을 받아야 할 수 있습니다.
꼴까닥
R.I.P
이렇게 간이 잘 기능하는지 모니터링하기 위해 이식 후에는 매일,
특히 초반에는 하루에도 몇 차례씩 피검사를 체크해야 합니다.
TB
AST
ALT
INR
Lactic

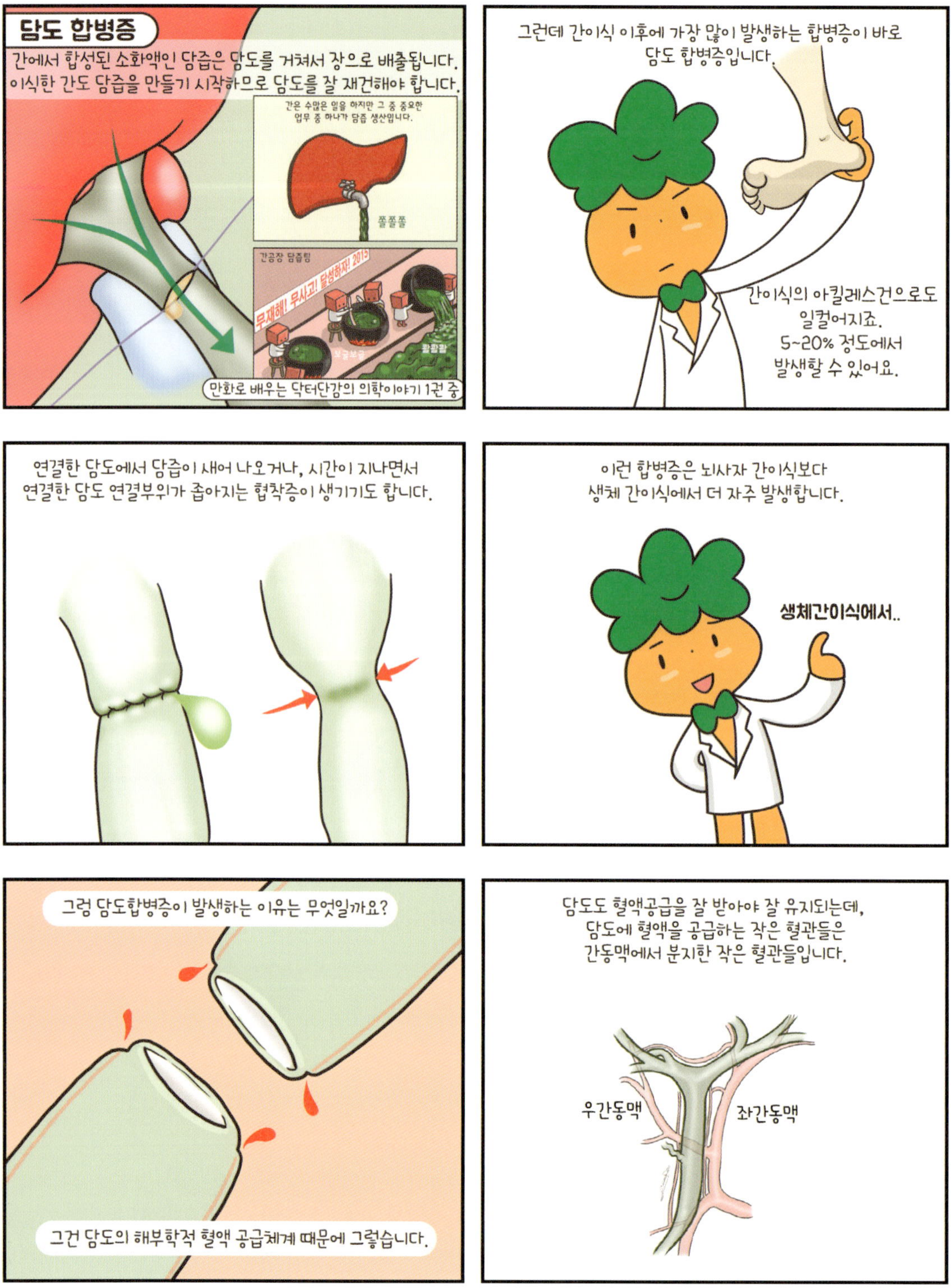
담도 합병증
간에서 합성된 소화액인 담즙은 담도를 거쳐서 장으로 배출됩니다.
이식한 간도 담즙을 만들기 시작하므로 담도를 잘 재건해야 합니다.
간은 수많은 일을 하지만 그 중 중요한 업무 중 하나가 담즙 생산입니다.
쫄쫄쫄
간공장 담즙팀
무재해! 무사고! 달성하자! 2015
보글보글
콸콸콸
만화로 배우는 닥터단감의 의학이야기 1권 중
그런데 간이식 이후에 가장 많이 발생하는 합병증이 바로 담도 합병증입니다.
간이식의 아킬레스건으로도 일컬어지죠.
5~20% 정도에서 발생할 수 있어요.
연결한 담도에서 담즙이 새어 나오거나, 시간이 지나면서 연결한 담도 연결부위가 좁아지는 협착증이 생기기도 합니다.
이런 합병증은 뇌사자 간이식보다 생체 간이식에서 더 자주 발생합니다.
생체간이식에서..
그럼 담도합병증이 발생하는 이유는 무엇일까요?
그건 담도의 해부학적 혈액 공급체계 때문에 그렇습니다.
담도도 혈액공급을 잘 받아야 잘 유지되는데, 담도에 혈액을 공급하는 작은 혈관들은 간동맥에서 분지한 작은 혈관들입니다.
우간동맥
좌간동맥

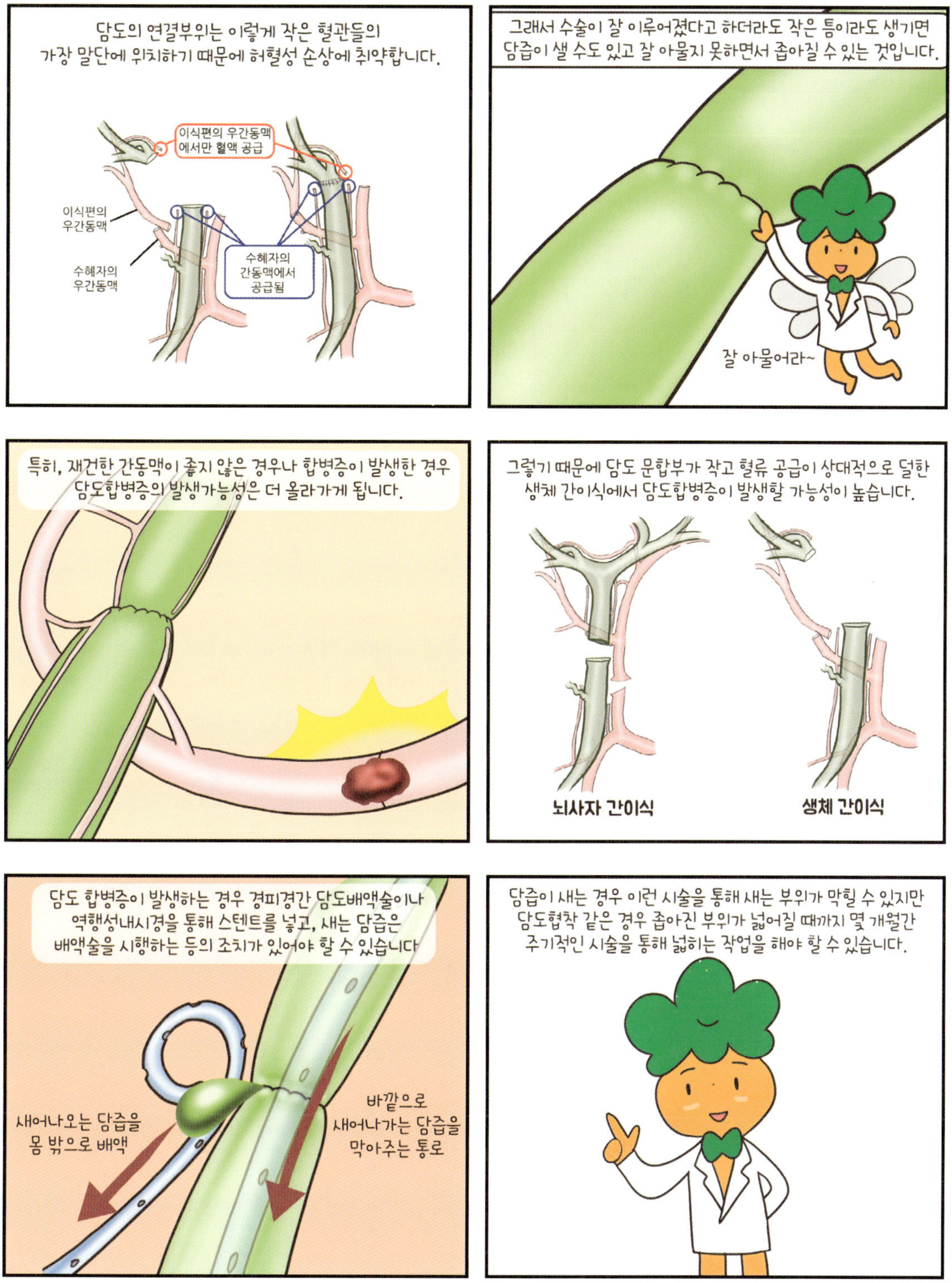
담도의 연결부위는 이렇게 작은 혈관들의
가장 말단에 위치하기 때문에 허혈성 손상에 취약합니다.
이식편의 우간동맥에서만 혈액 공급
이식편의 우간동맥
수혜자의 우간동맥
수혜자의 간동맥에서 공급됨
그래서 수술이 잘 이루어졌다고 하더라도 작은 틈이라도 생기면
담즙이 샐 수도 있고 잘 아물지 못하면서 좁아질 수 있는 것입니다.
잘 아물어라~
특히, 재건한 간동맥이 좋지 않은 경우나 합병증이 발생한 경우
담도합병증의 발생가능성은 더 올라가게 됩니다.
그렇기 때문에 담도 문합부가 작고 혈류 공급이 상대적으로 덜한
생체 간이식에서 담도합병증이 발생할 가능성이 높습니다.
뇌사자 간이식
생체 간이식
담도 합병증이 발생하는 경우 경피경간 담도배액술이나
역행성내시경을 통해 스텐트를 넣고, 새는 담즙은
배액술을 시행하는 등의 조치가 있어야 할 수 있습니다
새어나오는 담즙을
몸 밖으로 배액
바깥으로
새어나가는 담즙을
막아주는 통로
담즙이 새는 경우 이런 시술을 통해 새는 부위가 막힐 수 있지만
담도협착 같은 경우 좁아진 부위가 넓어질 때까지 몇 개월간
주기적인 시술을 통해 넓히는 작업을 해야 할 수 있습니다.

episode 06

수술 후 다른 합병증

사실 수술 후 생길 수 있는 합병증의 종류를 나열해보면 그 종류만으로는 엄청 많을 수밖에 없습니다. 하지만 많은 환자들은 큰 합병증 없이 잘 퇴원하곤 합니다. 만화에서는 대표적인 합병증들만 소개하고 있습니다. 사실 합병증에 대한 상세한 설명을 수술 전에 듣게 되는 것은 법적인 이슈 때문에 그런 부분이 큽니다. 환자나 보호자들이 생길 수 있는 문제점들에 대해서 들으면 수술을 앞두고 마음의 안정을 갖는 게 나은 시점에 오히려 불안감만 증폭되는 경우가 많긴 하지만, 수술의 결과가 항상 좋을 수 없고 그럴 때 생기는 법적인 분쟁이 발생했을 때, 설명의 의무를 다 했느냐는 부분에 대해서 지적당하는 경우가 생기다 보니 방어적인 측면에서 설명을 많이 하게 되는 것입니다. 각종 금융상품을 구매할 때 깨알같이 작은 글씨로 약관에 대해서 설명을 하거나 광고에서 마지막에 엄청 빠른 속도로 주의사항을 얘기하는 것을 강제하는 것과 비슷한 듯하면서도 사실 조금 다른 면이 있기는 합니다.

아무리 간이식의 성적이 좋아지고 있다고 하더라도 간이식 수술은 매우 어려운 수술이고 성공적인 수술 이후에도 여러 가지 생길 수 있는 문제점이 많습니다. 하지만 생각보다 수술만 하면 100% 잘 될 것이라고 생각하는 분들도 많고 크고 작은 문제들이 생겼을 때, '간이식만 받으면 다 좋아질 것이라고 하지 않았냐' 하시면서 원망하시는 분들도 계시죠. 이런 오해가 발생하는 데는 의료진과 환자/보호자 간의 소통이 쉽지 않다는 점이 큽니다.

제가 생각하는 가장 바람직한 정도는 환자/보호자가 '간이식이 어느 정도로 필요한지 인지하고 생체간이식인 경우 기증자가 감당해야 할 리스크에 대해 인지한 상태에서 간이식을 하면서 어떤 문제들이 발생할 수 있는지를 파악을 하고' 수술에 동의하는 것입니다. 간이식의 이점과 위험성에 대해서 정확히 알고 있어야 좋겠다는 얘기입니다.

만화에서는 간이식 이후 생길 수 있는 간이식과 직접적인 연관이 있는 합병증들을 설명하고 있습니다. 간이식 수술을 통해 재건하는 구조물들 중 가장 문제를 많이 일으키는 것은 담도합병증이긴 합니다. 연결한 담도에서 담즙이 새어 나오거나 시간이 지난 뒤에 연결한 담도 부위가 딱딱하게 협착이 생기면서 담즙의 흐름에 문제가 생길 수도 있죠. 담도합병증은 간이식의 10-30% 정도에서 발생할 수 있는 것으로 알려져 있는데 담도내시경이나 경피경간담도배액술 등의 시술을 요하기도 합니다. 물론 생긴다고 하더라도 담도 스텐트 사용 등으로 잘 조절되긴 하지만, 꽤 골치 아프게 만드는 경우도 더러 있습니다. 이런 문제가 생기지 않도록 의료진이 최선을 다하고 있고 점차 감소하고 있긴 하지만 여전히 발생은 하고 있다는 점은 알고 계시면 좋을 것 같습니다.

- Episode -

07

기증자 수술

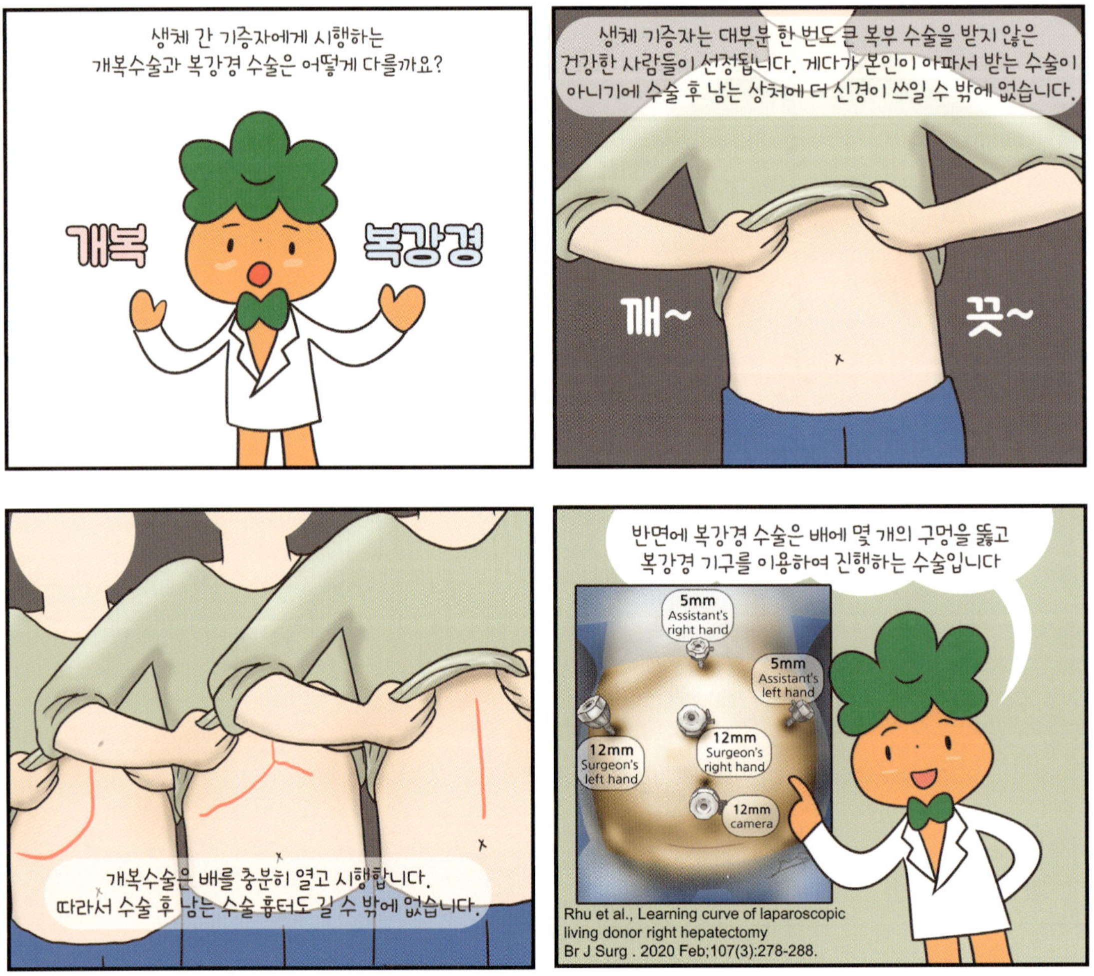
생체 간 기증자에게 시행하는
개복수술과 복강경 수술은 어떻게 다를까요?
개복
복강경
생체 기증자는 대부분 한 번도 큰 복부 수술을 받지 않은
건강한 사람들이 선정됩니다. 게다가 본인이 아파서 받는 수술이
아니기에 수술 후 남는 상처에 더 신경이 쓰일 수 밖에 없습니다.
깨~
끗~
개복수술은 배를 충분히 열고 시행합니다.
따라서 수술 후 남는 수술 흉터도 길 수 밖에 없습니다.
반면에 복강경 수술은 배에 몇 개의 구멍을 뚫고
복강경 기구를 이용하여 진행하는 수술입니다
5mm Assistant's right hand
5mm Assistant's left hand
12mm Surgeon's left hand
12mm Surgeon's right hand
12mm camera

Rhu et al., Learning curve of laparoscopic living donor right hepatectomy Br J Surg . 2020 Feb;107(3):278-288.

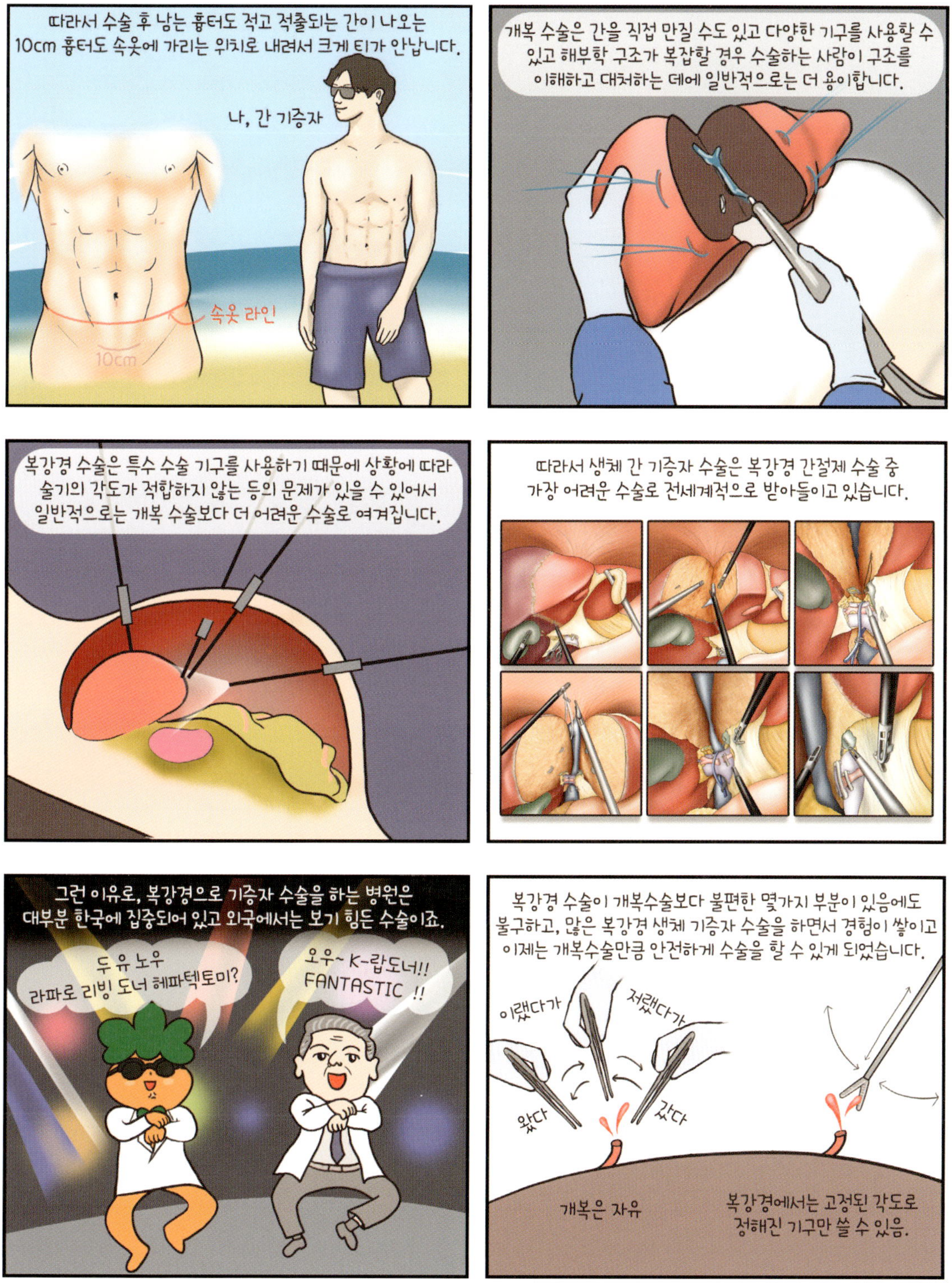

따라서 수술 후 남는 흉터도 적고 적출되는 간이 나오는 10cm 흉터도 속옷에 가리는 위치로 내려서 크게 티가 안납니다.
나, 간 기증자
속옷 라인
10cm
개복 수술은 간을 직접 만질 수도 있고 다양한 기구를 사용할 수 있고 해부학 구조가 복잡할 경우 수술하는 사람이 구조를 이해하고 대처하는 데에 일반적으로는 더 용이합니다.
복강경 수술은 특수 수술 기구를 사용하기 때문에 상황에 따라 술기의 각도가 적합하지 않는 등의 문제가 있을 수 있어서 일반적으로는 개복 수술보다 더 어려운 수술로 여겨집니다.
따라서 생체 간 기증자 수술은 복강경 간절제 수술 중 가장 어려운 수술로 전세계적으로 받아들이고 있습니다.
그런 이유로, 복강경으로 기증자 수술을 하는 병원은 대부분 한국에 집중되어 있고 외국에서는 보기 힘든 수술이죠.
두 유 노우 라파로 리빙 도너 헤파텍토미?
오우~ K-랍도너!! FANTASTIC !!
복강경 수술이 개복수술보다 불편한 몇가지 부분이 있음에도 불구하고, 많은 복강경 생체 기증자 수술을 하면서 경험이 쌓이고 이제는 개복수술만큼 안전하게 수술을 할 수 있게 되었습니다.
이랬다가
저랬다가
왔다
갔다
개복은 자유
복강경에서는 고정된 각도로 정해진 기구만 쓸 수 있음.

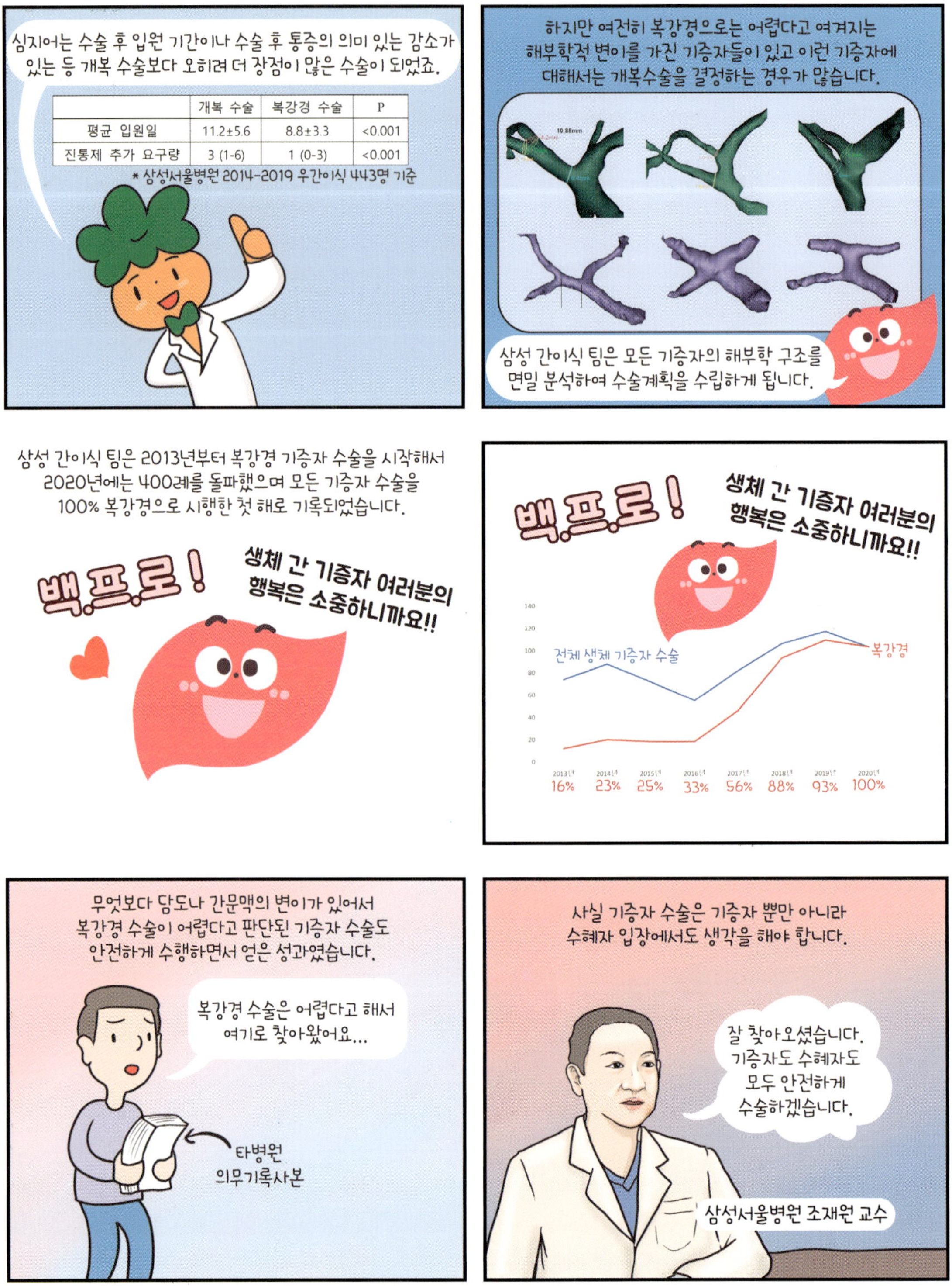
심지어는 수술 후 입원 기간이나 수술 후 통증의 의미 있는 감소가 있는 등 개복 수술보다 오히려 더 장점이 많은 수술이 되었죠.

	개복 수술	복강경 수술	P
평균 입원일	11.2±5.6	8.8±3.3	<0.001
진통제 추가 요구량	3 (1-6)	1 (0-3)	<0.001

* 삼성서울병원 2014-2019 우간이식 443명 기준
하지만 여전히 복강경으로는 어렵다고 여겨지는 해부학적 변이를 가진 기증자들이 있고 이런 기증자에 대해서는 개복수술을 결정하는 경우가 많습니다.
삼성 간이식 팀은 모든 기증자의 해부학 구조를 면밀 분석하여 수술계획을 수립하게 됩니다.
삼성 간이식 팀은 2013년부터 복강경 기증자 수술을 시작해서 2020년에는 400례를 돌파했으며 모든 기증자 수술을 100% 복강경으로 시행한 첫 해로 기록되었습니다.
백.프.로!
생체 간 기증자 여러분의 행복은 소중하니까요!!
백.프.로!
생체 간 기증자 여러분의 행복은 소중하니까요!!
전체 생체 기증자 수술
복강경
16% 23% 25% 33% 56% 88% 93% 100%
무엇보다 담도나 간문맥의 변이가 있어서 복강경 수술이 어렵다고 판단된 기증자 수술도 안전하게 수행하면서 얻은 성과였습니다.
복강경 수술은 어렵다고 해서 여기로 찾아왔어요...
타병원 의무기록사본
사실 기증자 수술은 기증자 뿐만 아니라 수혜자 입장에서도 생각을 해야 합니다.
잘 찾아오셨습니다. 기증자도 수혜자도 모두 안전하게 수술하겠습니다.
삼성서울병원 조재원 교수

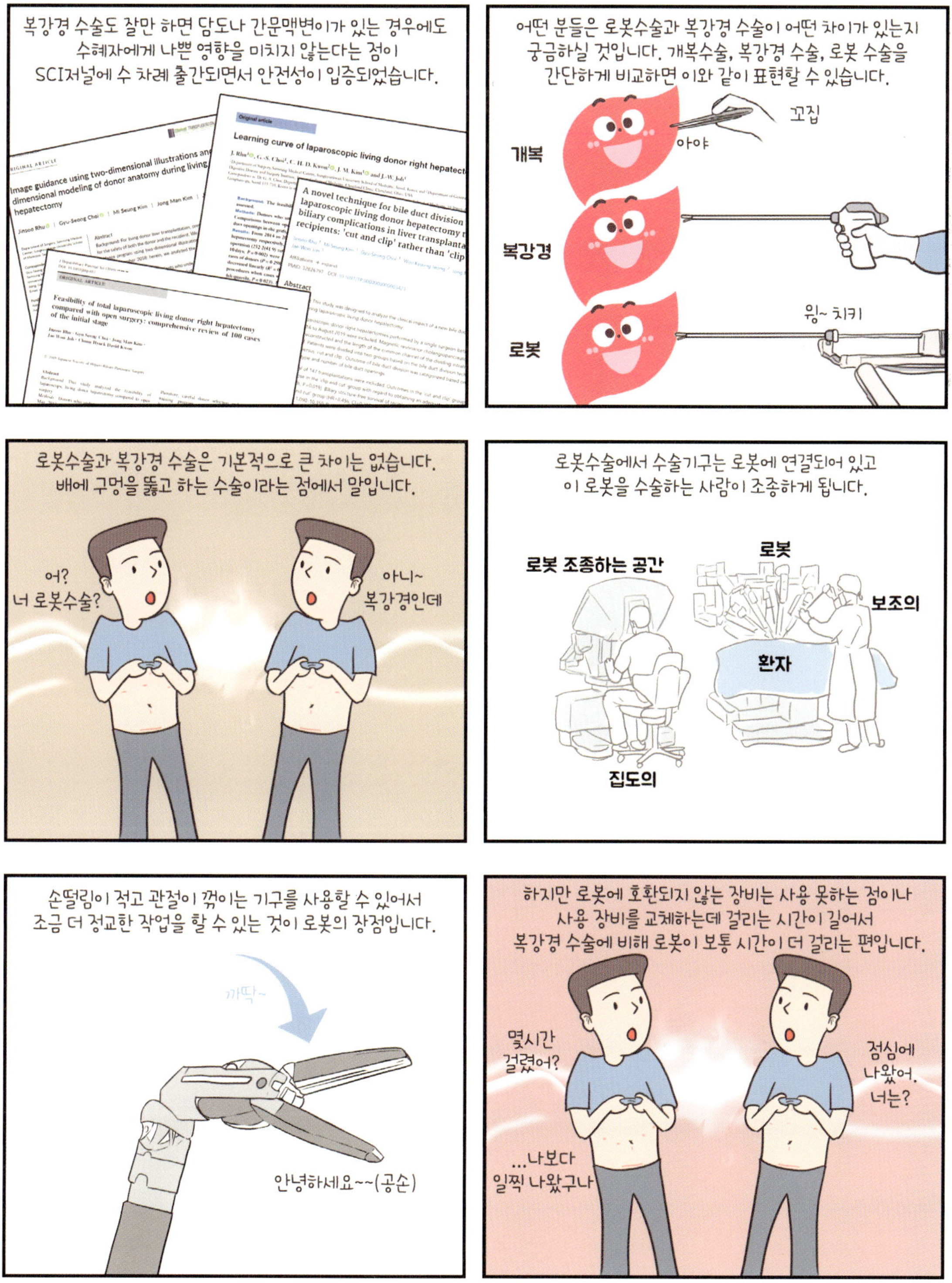
복강경 수술도 잘만 하면 담도나 간문맥변이가 있는 경우에도
수혜자에게 나쁜 영향을 미치지 않는다는 점이
SCI저널에 수 차례 출간되면서 안전성이 입증되었습니다.
어떤 분들은 로봇수술과 복강경 수술이 어떤 차이가 있는지
궁금하실 것입니다. 개복수술, 복강경 수술, 로봇 수술을
간단하게 비교하면 이와 같이 표현할 수 있습니다.
개복
꼬집
아야
복강경
로봇
윙~ 치키
로봇수술과 복강경 수술은 기본적으로 큰 차이는 없습니다.
배에 구멍을 뚫고 하는 수술이라는 점에서 말입니다.
어? 너 로봇수술?
아니~ 복강경인데
로봇수술에서 수술기구는 로봇에 연결되어 있고
이 로봇을 수술하는 사람이 조종하게 됩니다.
로봇 조종하는 공간
로봇
보조의
환자
집도의
손떨림이 적고 관절이 꺾이는 기구를 사용할 수 있어서
조금 더 정교한 작업을 할 수 있는 것이 로봇의 장점입니다.
까딱~
안녕하세요~~(공손)
하지만 로봇에 호환되지 않는 장비는 사용 못하는 점이나
사용 장비를 교체하는데 걸리는 시간이 길어서
복강경 수술에 비해 로봇이 보통 시간이 더 걸리는 편입니다.
몇시간 걸렸어?
점심에 나왔어. 너는?
...나보다 일찍 나왔구나

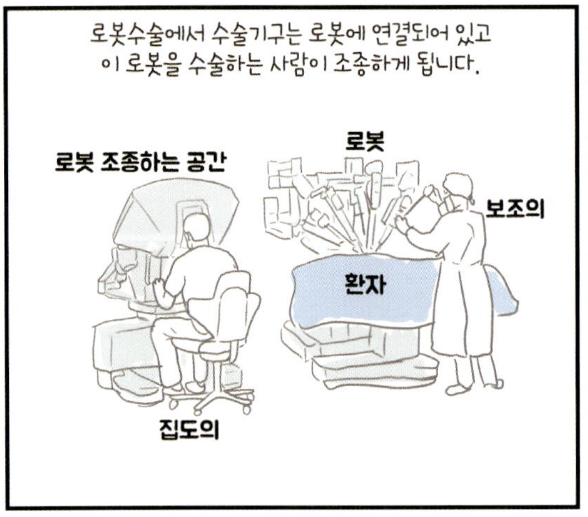
로봇수술에서 수술기구는 로봇에 연결되어 있고
이 로봇을 수술하는 사람이 조종하게 됩니다.
로봇 조종하는 공간
로봇
보조의
환자
집도의

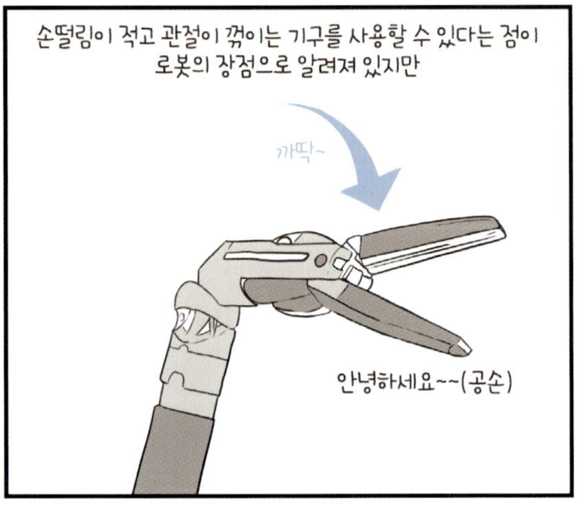
손떨림이 적고 관절이 꺾이는 기구를 사용할 수 있다는 점이
로봇의 장점으로 알려져 있지만
까딱~
안녕하세요~~(공손)

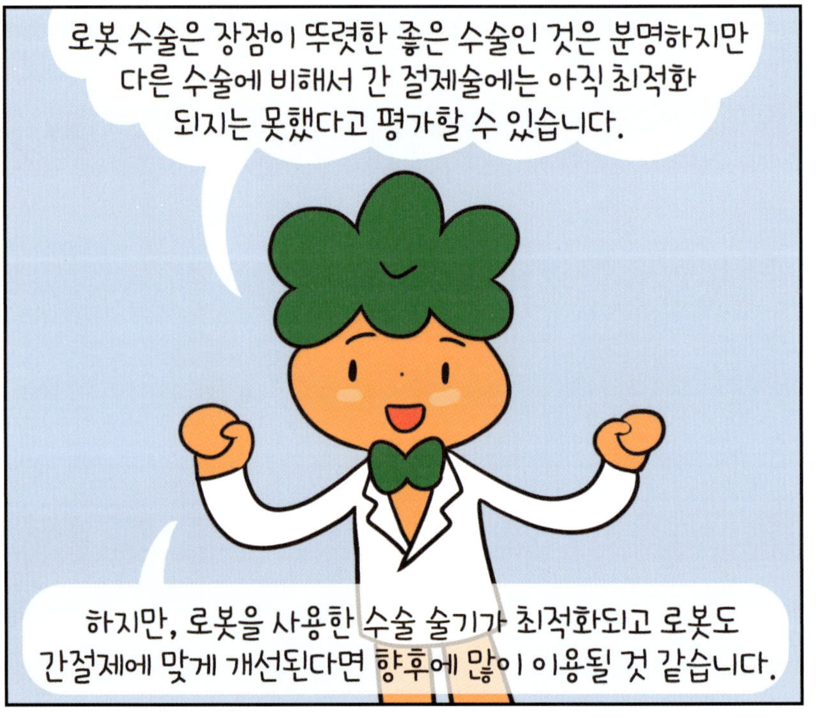
로봇 수술은 장점이 뚜렷한 좋은 수술인 것은 분명하지만
다른 수술에 비해서 간 절제술에는 아직 최적화
되지는 못했다고 평가할 수 있습니다.
하지만, 로봇을 사용한 수술 술기가 최적화되고 로봇도
간절제에 맞게 개선된다면 향후에 많이 이용될 것 같습니다.

episode 07

기증자 수술

국내는 뇌사 기증자의 숫자가 해외의 사례와 비교해보면 극단적으로 부족한 편입니다. 그에 반해서 간암을 포함한 간질환의 비율은 꽤 높은 편입니다. 결국 간이식을 필요로 한 사람들이 많은 반면에 뇌사 기증자는 적다 보니 생체 간이식을 활발하게 하고 있습니다.

생체 간이식 수술은 건강한 기증자로부터 간의 일부를 떼어내야 하는 것인데 과거에는 개복 수술로 인해서 배에 눈에 띄게 큰 흉터가 생겼던 반면, 최근에는 복강경 수술이 발전해서 상처가 거의 보이지 않는 수술을 할 수 있게 되었습니다. 복강경 수술은 배에 작은 구멍만 뚫고 복강경 기구를 통해서 뱃속에 이산화탄소를 양압으로 주입해서 내부 공간을 만든 뒤, 복강경 수술 기구를 활용해서 수술을 하는 방식으로 간 수술을 포함한 다양한 복강 수술에 적용되고 있습니다. 이런 복강경 수술의 장점은 상처가 적다는 점 때문에 환자/기증자의 통증이 적고 회복이 빠르며 내부에서 수술 후 유착도 덜 생기는 편이라는 부분입니다. 하지만 복강경 수술은 복강경 수술 기구만 활용해서 해야 하기 때문에 수술 조작의 각도나 종류가 제한될 수 밖에 없고 자연스럽게 수술이 더 어렵다고 볼 수 있습니다.

삼성서울병원에서는 2013년부터 복강경 생체 기증자 수술을 시행하기 시작했고 2020년부터는 100% 복강경 수술을 달성하게 되었습니다. 복강경 생체 기증자 수술을 시작하고 7년째에 100% 복강경을 달성하면서 복강경 수술에 대한 종합적인 결과를 논문으로 발표하면서 간이식의 대표적인 SCI 저널인 2022년 7월호 Liver Transplantation 지의 journal cover illustration으로 제가 그린 그림이 실리기도 했습니다. 해당 논문에서는 복강경 생체 기증자 수술과 개복 생체 기증자 수술수 비교해봤을 때 전체적으로 기증자 합병증의 정도는 차이가 없었고 통증에 따른 마약성 진통제 처방이나 입원 기간이 줄어드는 것으로 보여주고 있습니다. 더 나아가서 복강경 기증자의 간을 받은 수혜자의 합병증 측면에서는 복강경 그룹이 개복 그룹보다 오히려 합병증의 정도가 적었던 것을 보이고 있습니다. 이는 기증자 수술의 퀄리티 자체보다도 시기적인 차이에서 기인한 바가 클 것으로 보이지만 결과적으로 복강경 기증자 수술이 기증자에게도 수혜자에게도 특별한 위험을 증가시키지 않고 기증자의 회복 측면에서는 더 낫다라는 결론입니다.

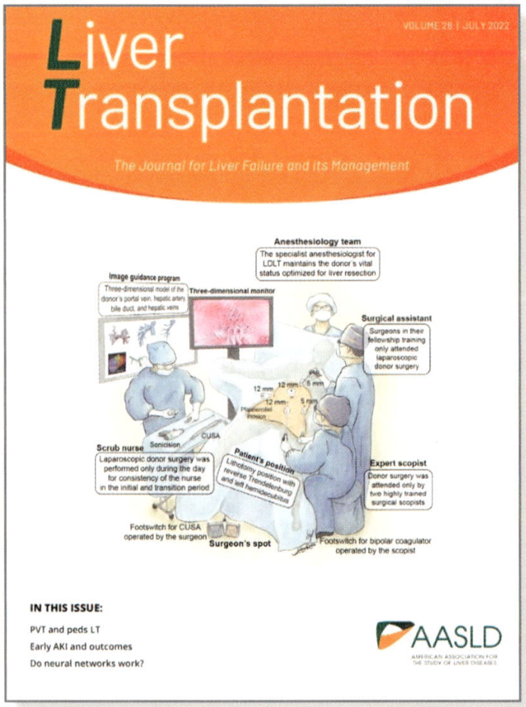

삼성서울병원은 2013년부터 2022년 6월까지 600례 이상의 복강경 생체 간이식을 현재 진행형으로 계속 열심히 하고 있습니다. 기증적합성에 대한 평가에는 여러 측면을 고려하게 되지만 간의 크기가 적절한 경우라면 해부학적 변이 여부와 무관하게 복강경 생체 간이식을 하고 있다는 점(간문맥 변이, 담도 변이 등등)에 대한 논문들도 꾸준히 발표해왔고 증명하고 있습니다.

기증자 수술에 있어서 복강경과 로봇의 비교에 대한 내용을 만화에 실었습니다. 로봇은 로봇 나름의 장점이 있지만 로봇 나름의 단점이 있습니다. 현재 활발히 사용하고 있는 인튜이티브 서지컬사의 다빈치라는 수술용 로봇 플랫폼을 활용해야 하기 때문에 해당 플랫폼에서 제공하는 도구들만 사용가능하다는 점이 대표적인 단점이고 이게 간절제수술에 최적화 되었다고 보기에는 2022년 현재 시점에는 아직 부족함이 있습니다. 수술 도구들이 뱃속에 들어갔다가 나오는 데에도 시간이 꽤 소요되기 때문에 전체적인 수술 시간도 오래 걸리게 됩니다. 반면에 로봇은 손떨림 등이 없다는 점이나 수술기구의 관절이 훨씬 자유롭게 움직인다는 점에 있어서는 상당한 장점이 있습니다. 하지만 기증자 수술에서 복강경 간절제술에서 집도의의 손떨림이나 수술기구의 관절 문제가 수술의 퀄리티를 좌우하고 있는 정도가 아니기 때문에 저희 병원에서는 아직 로봇수술을 하지 않고 복강경 수술을 하고 있습니다. 시간이 지나면서 로봇 플랫폼이 간절제술에 최적화되면 복강경에서 로봇으로 이행할 수 있겠지만 현재 시점에 복강경 기증자가 8시에 수술방에 입실 후에 12시쯤이면 나오는 것을 감안하면 로봇 수술이 저희 팀에게 적용하기까지는 시간이 꽤 걸릴 것으로 보입니다.

- Episode -

08 기증자 수술 후 회복기간

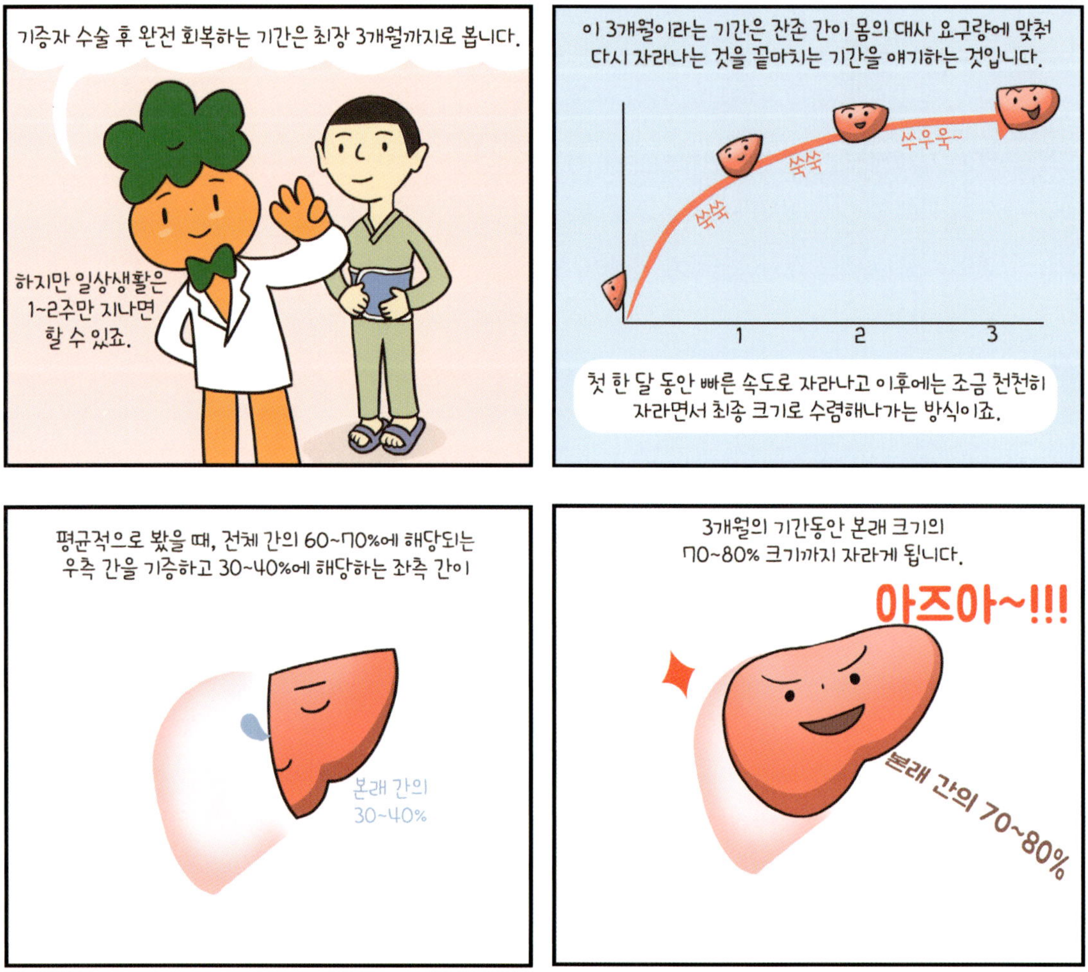

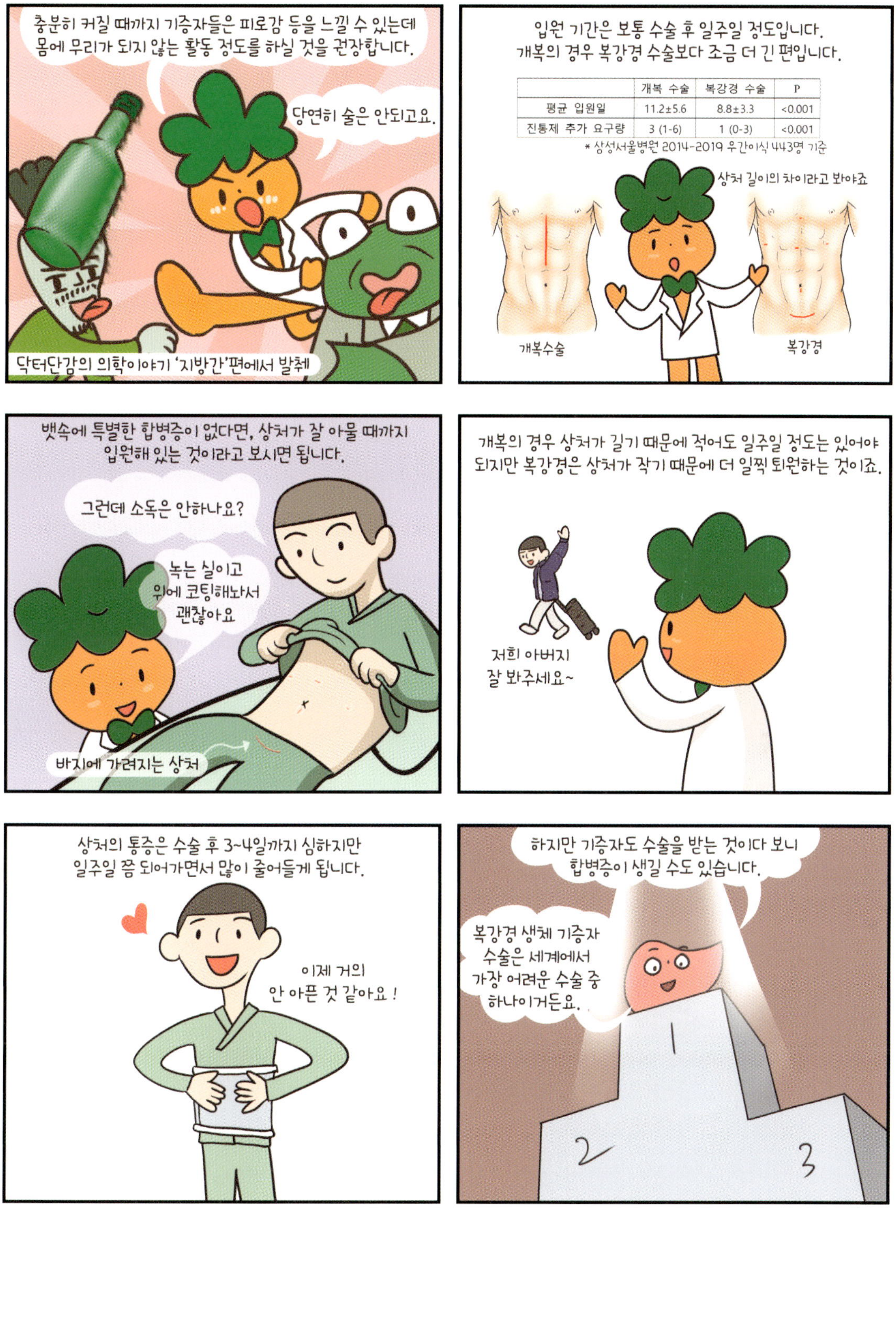
충분히 커질 때까지 기증자들은 피로감 등을 느낄 수 있는데
몸에 무리가 되지 않는 활동 정도를 하실 것을 권장합니다.
당연히 술은 안되고요.
닥터단감의 의학이야기 '지방간'편에서 발췌
입원 기간은 보통 수술 후 일주일 정도입니다.
개복의 경우 복강경 수술보다 조금 더 긴 편입니다.
* 삼성서울병원 2014-2019 우간이식 443명 기준
상처 길이의 차이라고 봐야죠
개복수술
복강경
뱃속에 특별한 합병증이 없다면, 상처가 잘 아물 때까지
입원해 있는 것이라고 보시면 됩니다.
그런데 소독은 안하나요?
녹는 실이고
위에 코팅해놔서
괜찮아요
바지에 가려지는 상처
개복의 경우 상처가 길기 때문에 적어도 일주일 정도는 있어야
되지만 복강경은 상처가 작기 때문에 더 일찍 퇴원하는 것이죠.
저희 아버지
잘 봐주세요~
상처의 통증은 수술 후 3~4일까지 심하지만
일주일 쯤 되어가면서 많이 줄어들게 됩니다.
이제 거의
안 아픈 것 같아요 !
하지만 기증자도 수술을 받는 것이다 보니
합병증이 생길 수도 있습니다.
복강경 생체 기증자
수술은 세계에서
가장 어려운 수술 중
하나이거든요.
1
2
3

	개복 수술	복강경 수술	P
평균 입원일	11.2±5.6	8.8±3.3	<0.001
진통제 추가 요구량	3 (1-6)	1 (0-3)	<0.001

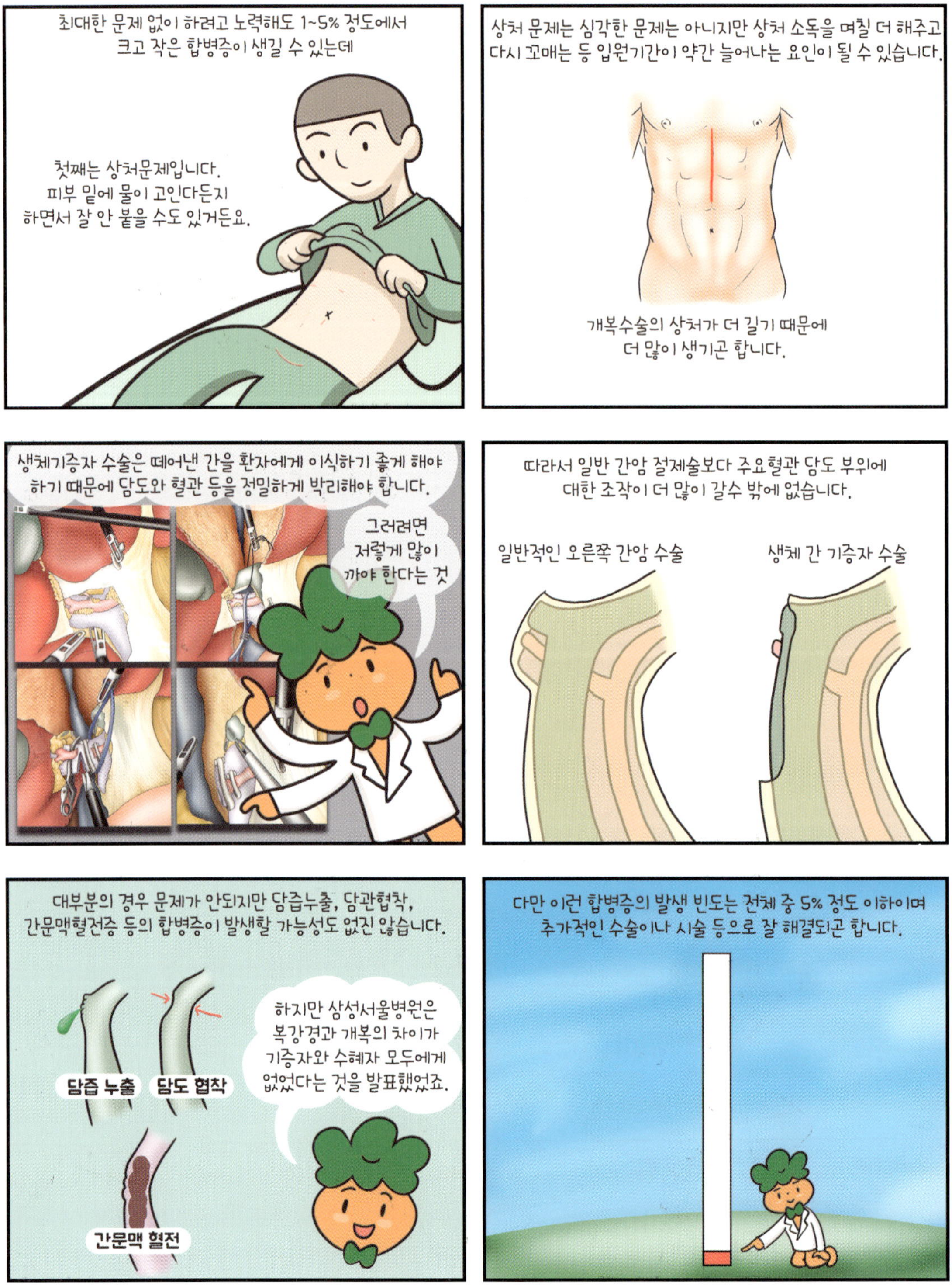

최대한 문제 없이 하려고 노력해도 1~5% 정도에서
크고 작은 합병증이 생길 수 있는데
첫째는 상처문제입니다.
피부 밑에 물이 고인다든지
하면서 잘 안 붙을 수도 있거든요.
상처 문제는 심각한 문제는 아니지만 상처 소독을 며칠 더 해주고
다시 꼬매는 등 입원기간이 약간 늘어나는 요인이 될 수 있습니다.
개복수술의 상처가 더 길기 때문에
더 많이 생기곤 합니다.
생체기증자 수술은 떼어낸 간을 환자에게 이식하기 좋게 해야
하기 때문에 담도와 혈관 등을 정밀하게 박리해야 합니다.
그러려면
저렇게 많이
까야 한다는 것
따라서 일반 간암 절제술보다 주요혈관 담도 부위에
대한 조작이 더 많이 갈수 밖에 없습니다.
일반적인 오른쪽 간암 수술
생체 간 기증자 수술
대부분의 경우 문제가 안되지만 담즙누출, 담관협착,
간문맥혈전증 등의 합병증이 발생할 가능성도 없진 않습니다.
담즙 누출
담도 협착
간문맥 혈전
하지만 삼성서울병원은
복강경과 개복의 차이가
기증자와 수혜자 모두에게
없었다는 것을 발표했었죠.
다만 이런 합병증의 발생 빈도는 전체 중 5% 정도 이하이며
추가적인 수술이나 시술 등으로 잘 해결되곤 합니다.

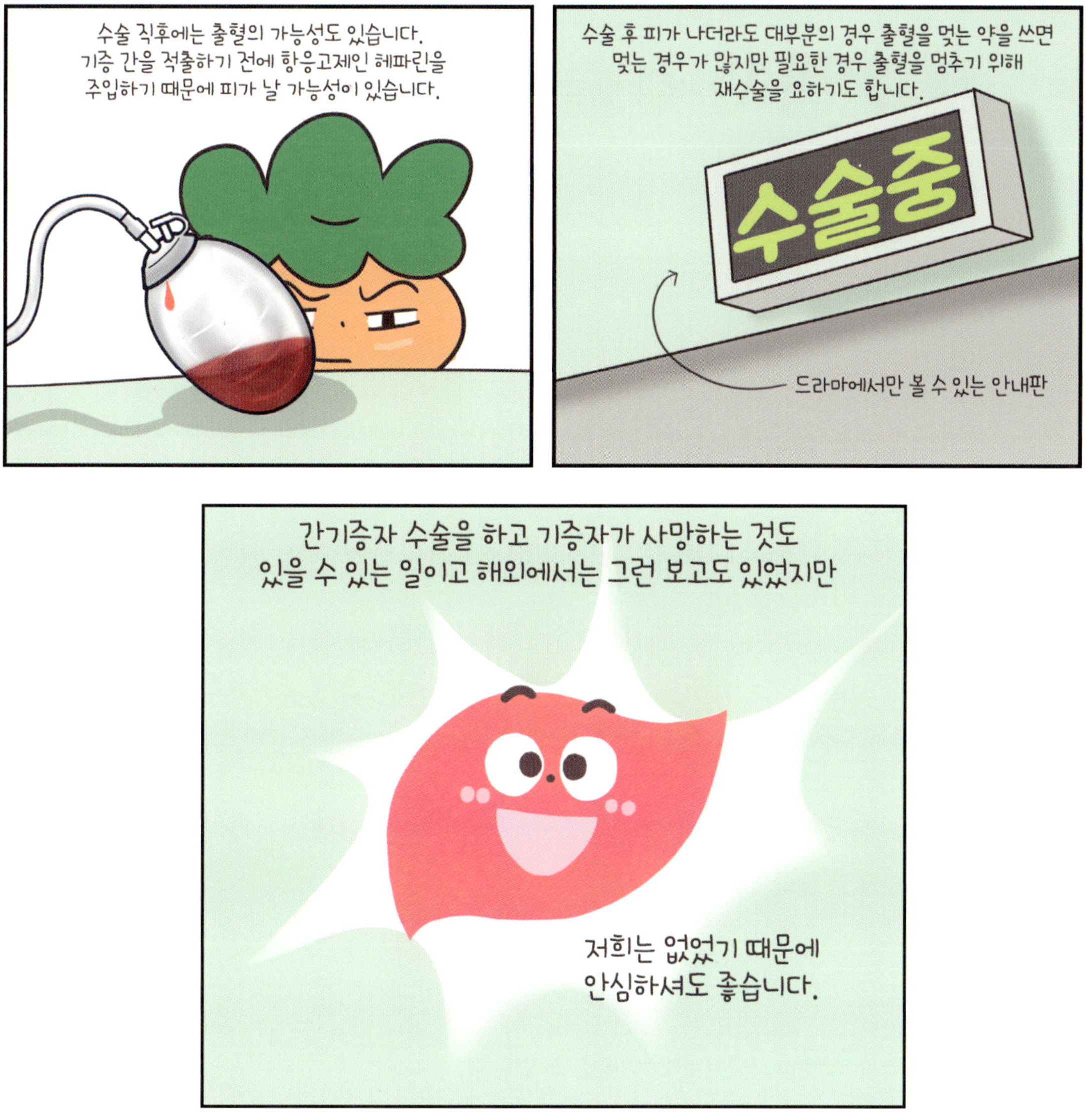
수술 직후에는 출혈의 가능성도 있습니다.
기증 간을 적출하기 전에 항응고제인 헤파린을
주입하기 때문에 피가 날 가능성이 있습니다.
수술 후 피가 나더라도 대부분의 경우 출혈을 멎는 약을 쓰면
멎는 경우가 많지만 필요한 경우 출혈을 멈추기 위해
재수술을 요하기도 합니다.
수술중
드라마에서만 볼 수 있는 안내판
간기증자 수술을 하고 기증자가 사망하는 것도
있을 수 있는 일이고 해외에서는 그런 보고도 있었지만
저희는 없었기 때문에
안심하셔도 좋습니다.

episode 08

기증자 수술 후 회복기간

생체 간이식 수술은 생체 기증자의 자발적인 기증을 전제로 이루어지는 수술이다 보니 기증자가 수술 후에 어떻게 되는지가 매우 중요한 부분입니다. 생체 기증자에게 문제가 생기는 것은 윤리적으로 용납될 수 있는 부분이 아니기 때문에 애당초 생체 기증자의 기준은 대부분의 병원에서 매우 보수적으로 잡고 있는 편입니다. 대체적으로 가지고 있는 기준치는 간에 다른 질환이나 지방간 소견이 없는 기증자가 기증하고 나서 남는 간이 30% 이상인 경우로 잡고 있습니다.

그래서 많이 받는 질문이 "수술하고 얼마 후에 퇴원하는지", "수술 후 일상생활은 언제 되찾을 수 있는지", "수술 후 간이 다시 자라는 데 얼마나 걸리는지"입니다.

Q 수술 후 얼마 후에 퇴원하는지?

수술 후 일주일 정도 입원 치료받고 퇴원하십니다.

Q 수술 후 일상생활은 언제 되찾을 수 있는지?

사람마다 다르지만 2주-4주 정도면 본래 컨디션을 회복하십니다.

Q 수술 후 간이 다시 자라는 데 얼마나 걸리는지?

3개월 정도 봐야 하지만, 한 달만 지나도 이미 엄청 많이 자라나 있습니다.

기증자 수술이 특별한 합병증 없이 잘 마무리되었다면 크게 두 가지 측면에서 회복의 정도를 바라볼 수 있습니다. 첫째는 간의 회복. 어쨌든 간의 70%가량이 절제되었고 30%만 남은 상황이기 때문에 이에 따른 피로감, 무력감을 호소하는 경우가 더러 있습니다. 대체적으로는 큰 문제 없이 회복하지만, 기운이 없다든지 하는 등의 느낌이 수술 후 2-4주가량은 있을 수 있습니다. 앞서 설명했듯이 한 달만 지나도 간이 급성장의 과정을 거치기 때문에 한달이 지나서까지도 피로감이 심하게 오거나 하지는 않는 편입니다. 둘째는 상처. 복강경으로 수술을 한 경우는 배의 위쪽에는 작은 구멍흉터들만 있고 간을 꺼내기 위한 상처는 아랫배에 내려가 있습니다. 따라서 아랫배의 통증은 꽤 있을 수 있지만 이 또한 수술 일주일 정도 후에는 많이 감소하게 됩니다. 하지만 아랫배 부분의 감각이 무뎌지게 느껴지거나 가끔씩 아픈 느낌이 들거나 단단한 느낌이 나는 등의 증상은 꽤 오래 갈 수 있지만 이 부분은 대체적으로 정상적인 반응이고 시간이 가면서 점차 줄어들게 됩니다. 당분간은 아랫배에 힘주는 일은 안하는게 좋습니다. 적어도 한 달은 특히 조심해야 하고 세 달 정도는 아랫배 운동은 쉬는 것이 혹시나 모를 창상부위 벌어짐 등으로 이어질 수 있습니다. 하지만 달리기 등 복부에 크게 힘이 들어가지 않는 운동 등은 컨디션이 받쳐주는 시점부터는 해도 좋습니다.

PART
03

면역억제요법

- Episode -

01

면역억제제와 거부반응

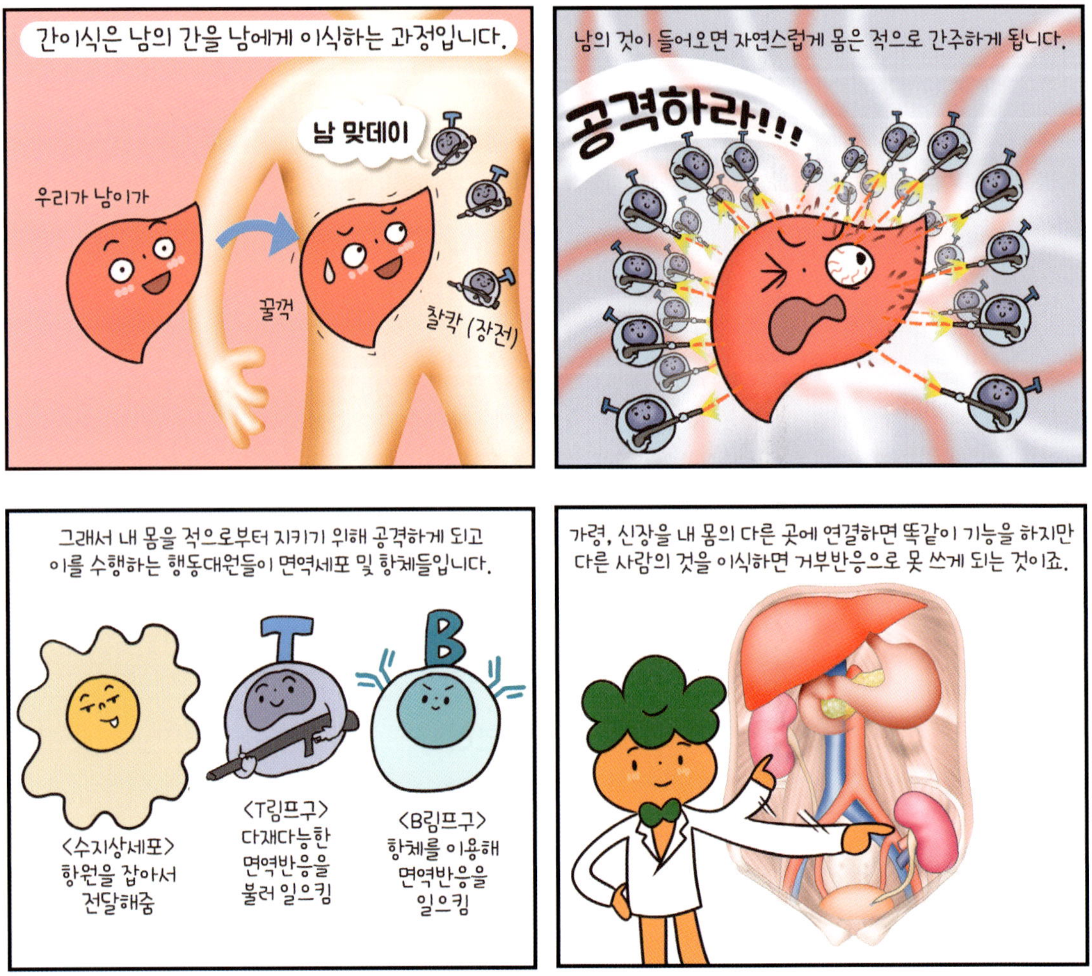

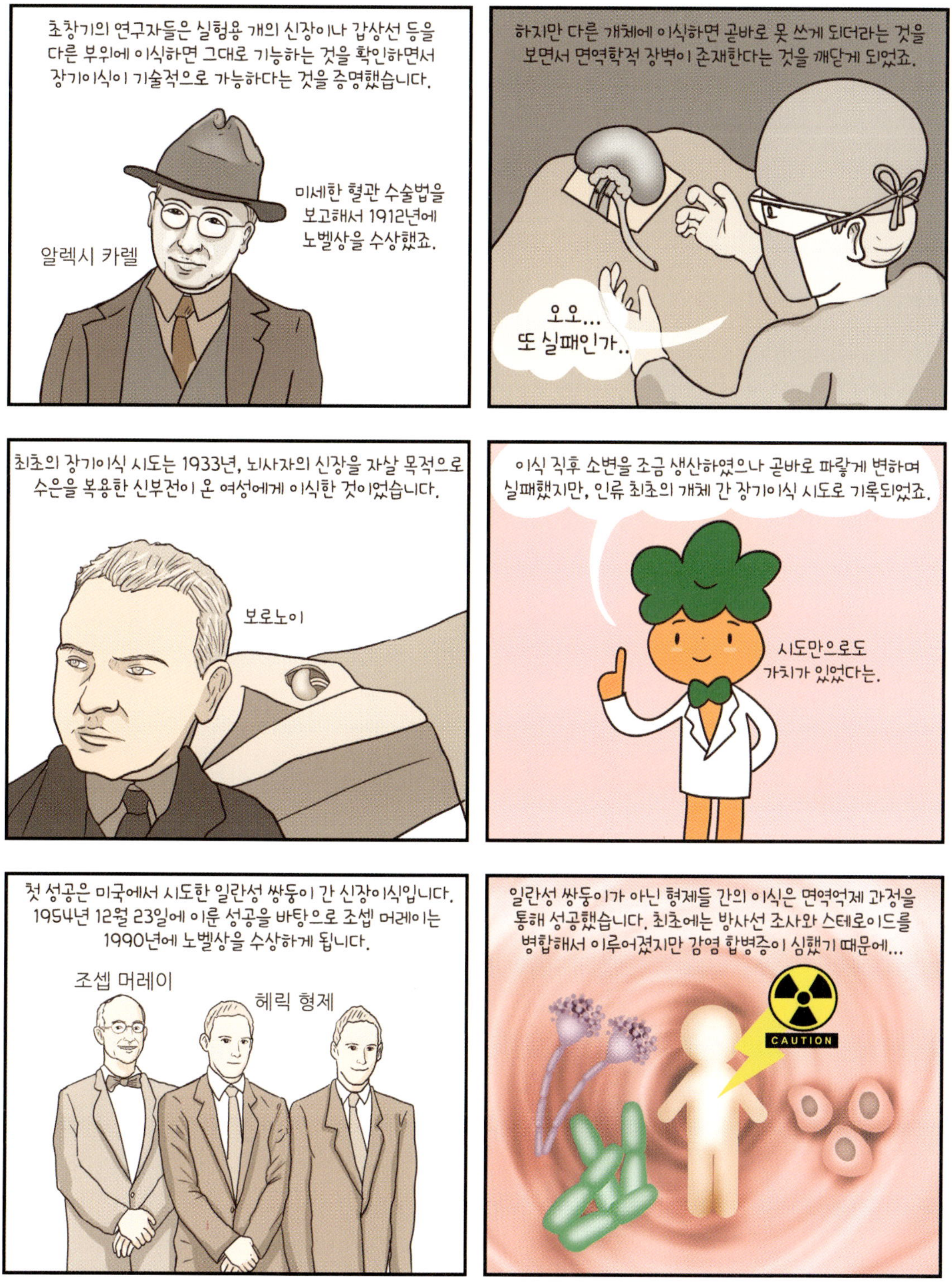
초창기의 연구자들은 실험용 개의 신장이나 갑상선 등을 다른 부위에 이식하면 그대로 기능하는 것을 확인하면서 장기이식이 기술적으로 가능하다는 것을 증명했습니다.
알렉시 카렐
미세한 혈관 수술법을 보고해서 1912년에 노벨상을 수상했죠.
하지만 다른 개체에 이식하면 곧바로 못 쓰게 되더라는 것을 보면서 면역학적 장벽이 존재한다는 것을 깨닫게 되었죠.
오오... 또 실패인가..
최초의 장기이식 시도는 1933년, 뇌사자의 신장을 자살 목적으로 수은을 복용한 신부전이 온 여성에게 이식한 것이었습니다.
보로노이
이식 직후 소변을 조금 생산하였으나 곧바로 파랗게 변하며 실패했지만, 인류 최초의 개체 간 장기이식 시도로 기록되었죠.
시도만으로도 가치가 있었다는.
첫 성공은 미국에서 시도한 일란성 쌍둥이 간 신장이식입니다. 1954년 12월 23일에 이룬 성공을 바탕으로 조셉 머레이는 1990년에 노벨상을 수상하게 됩니다.
조셉 머레이
헤릭 형제
일란성 쌍둥이가 아닌 형제들 간의 이식은 면역억제 과정을 통해 성공했습니다. 최초에는 방사선 조사와 스테로이드를 병합해서 이루어졌지만 감염 합병증이 심했기 때문에...
CAUTION

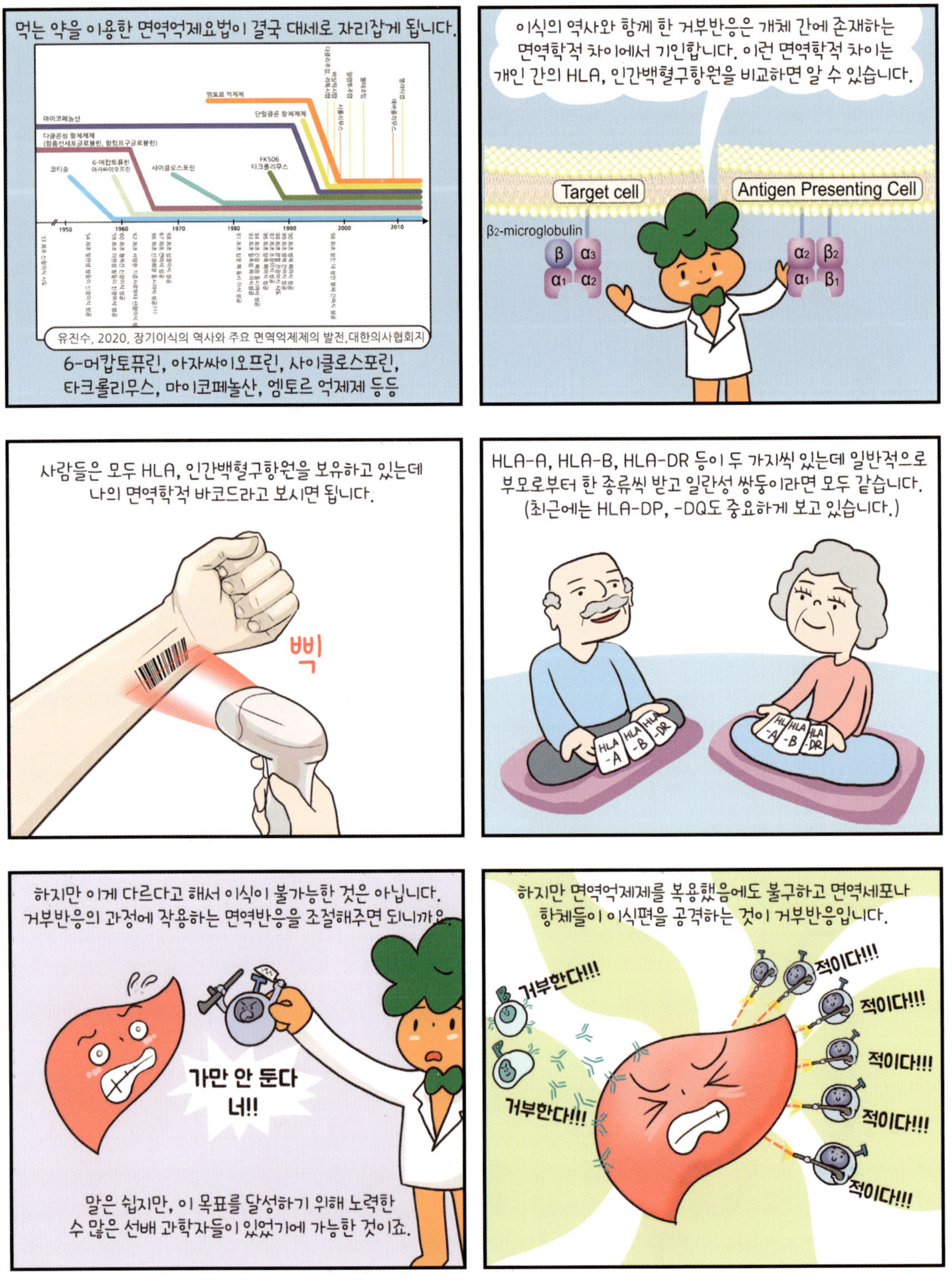
먹는 약을 이용한 면역억제요법이 결국 대세로 자리잡게 됩니다.
마이코페놀산
다클론성 항체제제
(항흉선세포글로불린, 항림프구글로불린)
코티솔
6-머캅토퓨린
아자싸이오프린
사이클로스포린
엠토르 억제제
단일클론 항체제제
FK506
타크롤리무스
1950
1960
1970
1980
1990
2000
2010
유진수, 2020, 장기이식의 역사와 주요 면역억제제의 발전, 대한의사협회지
6-머캅토퓨린, 아자싸이오프린, 사이클로스포린,
타크롤리무스, 마이코페놀산, 엠토르 억제제 등등
이식의 역사와 함께 한 거부반응은 개체 간에 존재하는 면역학적 차이에서 기인합니다. 이런 면역학적 차이는 개인 간의 HLA, 인간백혈구항원을 비교하면 알 수 있습니다.
Target cell
Antigen Presenting Cell
β2-microglobulin
β
α3
α1
α2
α2
β2
α1
β1
사람들은 모두 HLA, 인간백혈구항원을 보유하고 있는데 나의 면역학적 바코드라고 보시면 됩니다.
삑
HLA-A, HLA-B, HLA-DR 등이 두 가지씩 있는데 일반적으로 부모로부터 한 종류씩 받고 일란성 쌍둥이라면 모두 같습니다. (최근에는 HLA-DP, -DQ도 중요하게 보고 있습니다.)
HLA -A
HLA -B
HLA -DR
하지만 이게 다르다고 해서 이식이 불가능한 것은 아닙니다. 거부반응의 과정에 작용하는 면역반응을 조절해주면 되니까요.
가만 안 둔다 너!!
말은 쉽지만, 이 목표를 달성하기 위해 노력한 수 많은 선배 과학자들이 있었기에 가능한 것이죠.
하지만 면역억제제를 복용했음에도 불구하고 면역세포나 항체들이 이식편을 공격하는 것이 거부반응입니다.
거부한다!!!
거부한다!!!
적이다!!!
적이다!!!
적이다!!!
적이다!!!
적이다!!!

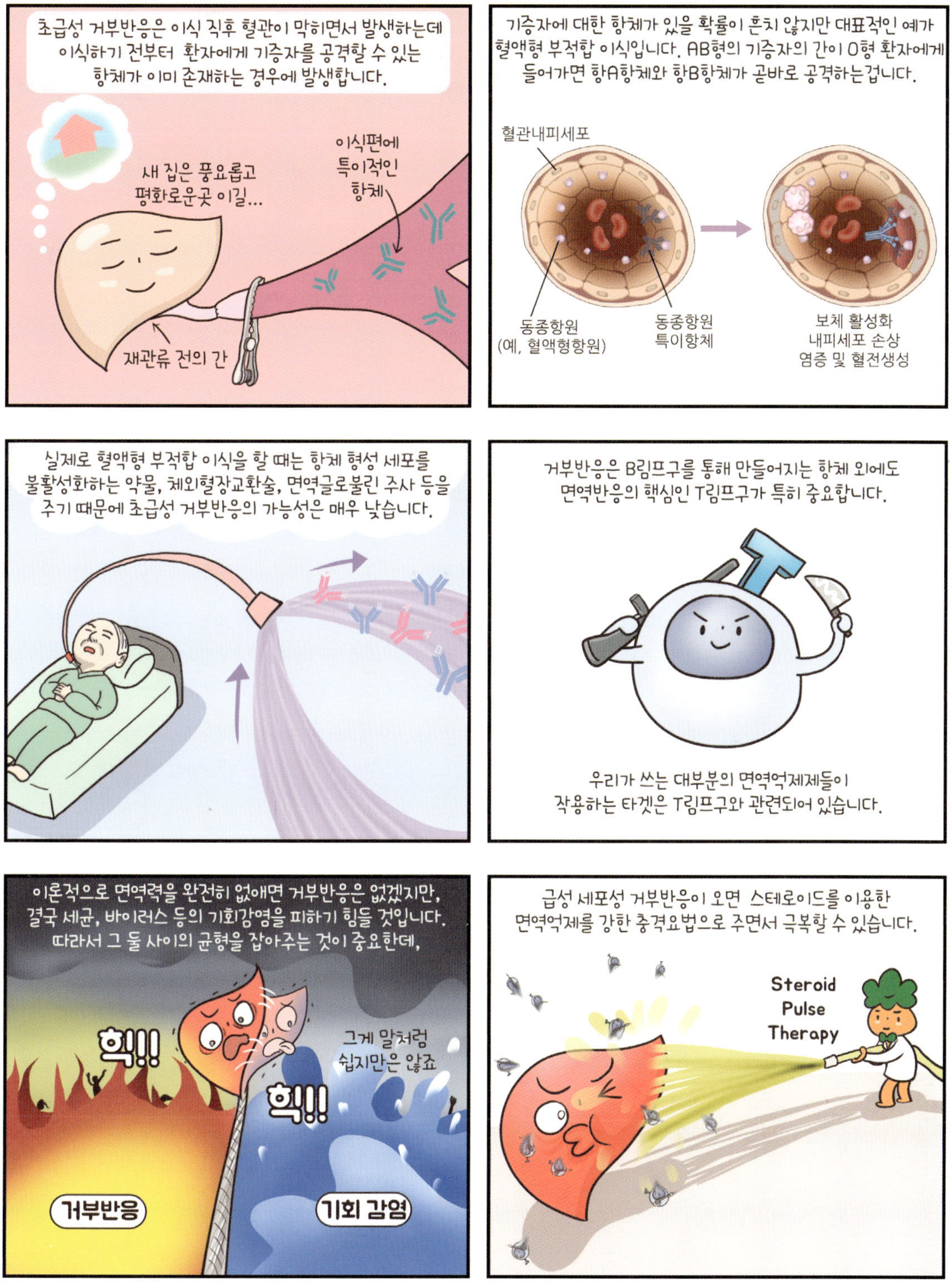
초급성 거부반응은 이식 직후 혈관이 막히면서 발생하는데
이식하기 전부터 환자에게 기증자를 공격할 수 있는
항체가 이미 존재하는 경우에 발생합니다.
새 집은 풍요롭고
평화로운곳 이길...
이식편에
특이적인
항체
재관류 전의 간
기증자에 대한 항체가 있을 확률이 흔치 않지만 대표적인 예가
혈액형 부적합 이식입니다. AB형의 기증자의 간이 O형 환자에게
들어가면 항A항체와 항B항체가 곧바로 공격하는겁니다.
혈관내피세포
동종항원
(예, 혈액형항원)
동종항원
특이항체
보체 활성화
내피세포 손상
염증 및 혈전생성
실제로 혈액형 부적합 이식을 할 때는 항체 형성 세포를
불활성화하는 약물, 체외혈장교환술, 면역글로불린 주사 등을
주기 때문에 초급성 거부반응의 가능성은 매우 낮습니다.
거부반응은 B림프구를 통해 만들어지는 항체 외에도
면역반응의 핵심인 T림프구가 특히 중요합니다.
T
우리가 쓰는 대부분의 면역억제제들이
작용하는 타겟은 T림프구와 관련되어 있습니다.
이론적으로 면역력을 완전히 없애면 거부반응은 없겠지만,
결국 세균, 바이러스 등의 기회감염을 피하기 힘들 것입니다.
따라서 그 둘 사이의 균형을 잡아주는 것이 중요한데,
헉!!
그게 말처럼
쉽지만은 않죠
헉!!
거부반응
기회 감염
급성 세포성 거부반응이 오면 스테로이드를 이용한
면역억제를 강한 충격요법으로 주면서 극복할 수 있습니다.
Steroid
Pulse
Therapy

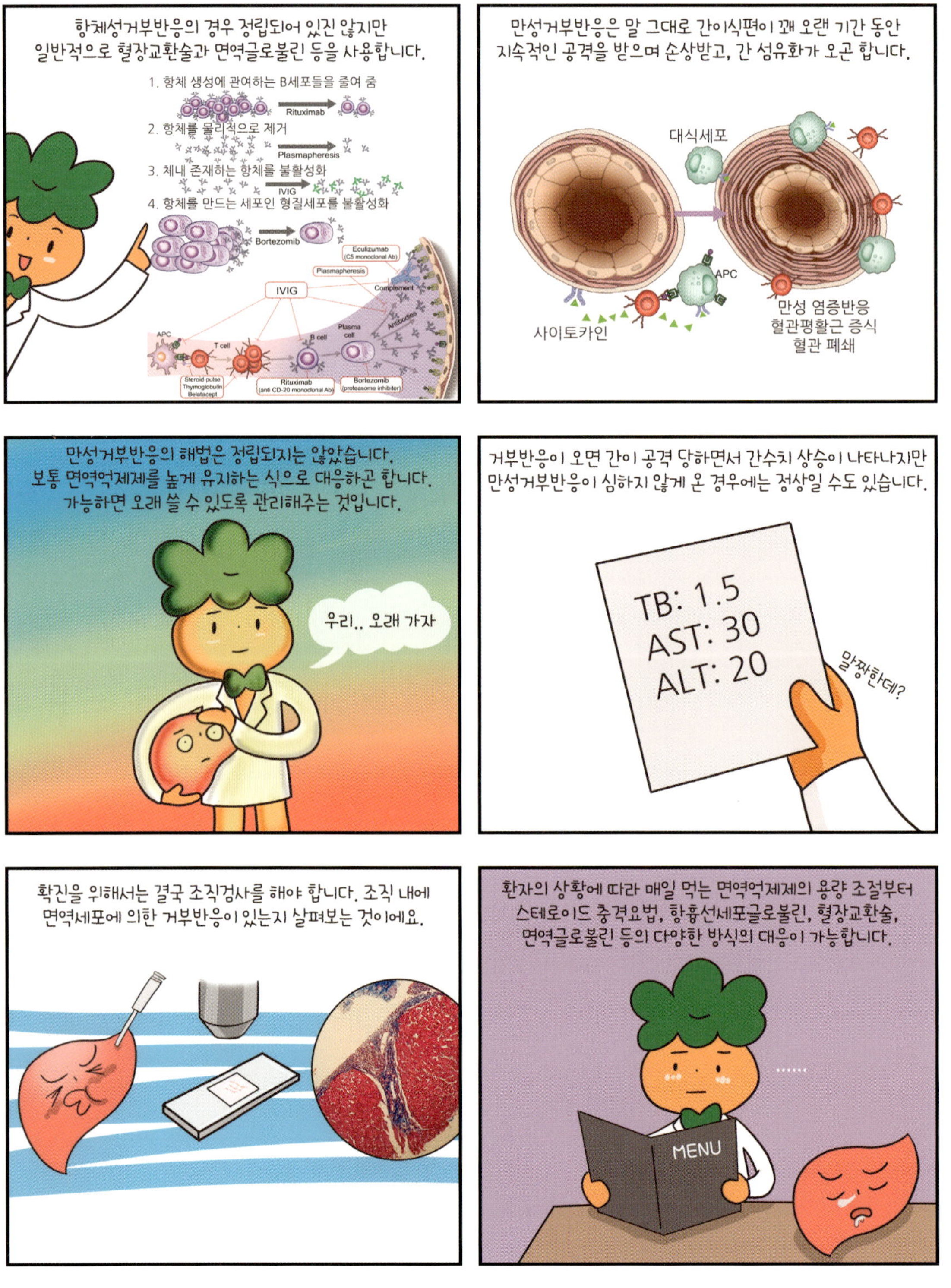

항체성거부반응의 경우 정립되어 있진 않지만
일반적으로 혈장교환술과 면역글로불린 등을 사용합니다.
1. 항체 생성에 관여하는 B세포들을 줄여 줌
Rituximab
2. 항체를 물리적으로 제거
Plasmapheresis
3. 체내 존재하는 항체를 불활성화
IVIG
4. 항체를 만드는 세포인 형질세포를 불활성화
Bortezomib
Eculizumab (C5 monoclonal Ab)
Plasmapheresis
IVIG
Complement
Antibodies
APC
T cell
B cell
Plasma cell
Steroid pulse Thymoglobulin Belatacept
Rituximab (anti CD-20 monoclonal Ab)
Bortezomib (proteasome inhibitor)
만성거부반응은 말 그대로 간이식편이 꽤 오랜 기간 동안
지속적인 공격을 받으며 손상받고, 간 섬유화가 오곤 합니다.
대식세포
APC
사이토카인
만성 염증반응
혈관평활근 증식
혈관 폐쇄
만성거부반응의 해법은 정립되지는 않았습니다.
보통 면역억제제를 높게 유지하는 식으로 대응하곤 합니다.
가능하면 오래 쓸 수 있도록 관리해주는 것입니다.
우리.. 오래 가자
거부반응이 오면 간이 공격 당하면서 간수치 상승이 나타나지만
만성거부반응이 심하지 않게 온 경우에는 정상일 수도 있습니다.
TB: 1.5
AST: 30
ALT: 20
말짱한데?
확진을 위해서는 결국 조직검사를 해야 합니다. 조직 내에
면역세포에 의한 거부반응이 있는지 살펴보는 것이에요.
환자의 상황에 따라 매일 먹는 면역억제제의 용량 조절부터
스테로이드 충격요법, 항흉선세포글로불린, 혈장교환술,
면역글로불린 등의 다양한 방식의 대응이 가능합니다.
......
MENU

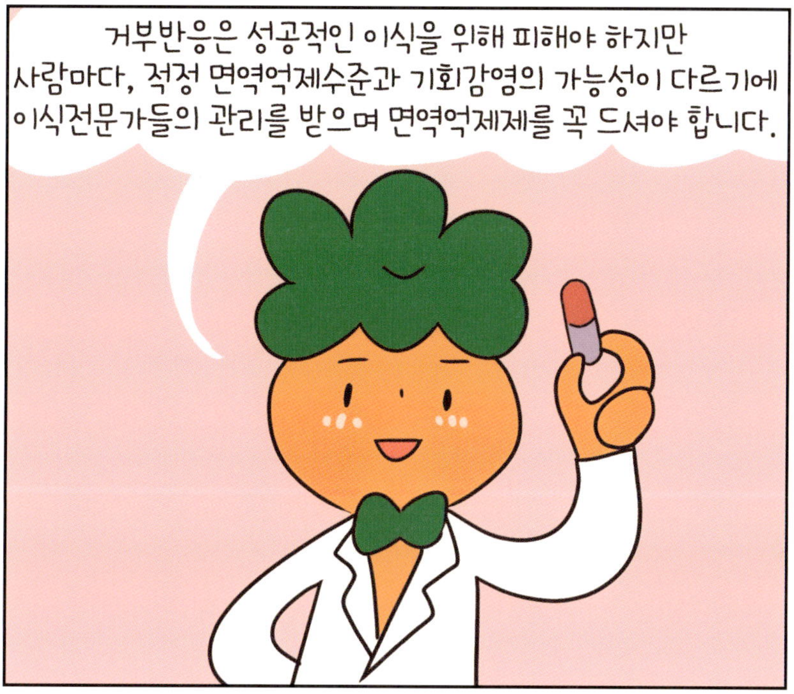
거부반응은 성공적인 이식을 위해 피해야 하지만
사람마다, 적정 면역억제수준과 기회감염의 가능성이 다르기에
이식전문가들의 관리를 받으며 면역억제제를 꼭 드셔야 합니다.

episode 01

면역억제제와 거부반응

이식의 역사는 면역억제제의 역사와 함께 발전해왔습니다. 세계 최초로 성공한 신장이식 같은 경우는 면역학적 조건이 동일한 일란성 쌍둥이 사이에서 이루어졌습니다. 결과적으로 면역억제제의 사용 없이 첫 번째 이식은 성공한 셈이지만, 그 이전에 이식이 실험적으로 수행되면서 면역학적 장벽이 존재한다는 것을 알았기 때문에 일란성 쌍둥이 간의 신장이 시도되고 성공할 수 있었던 것입니다. 이후에 이른바 거부반응을 막기 위한 시도들이 계속되면서 면역학적 장벽을 무너뜨리고 장기이식이 성공하기 시작했습니다.

하지만 면역학적 장벽을 무너뜨린다는 것은 기회 감염의 위험성을 올린다는 것을 의미하기도 합니다. 면역반응을 줄이면 당연히 기존에 우리 몸에 있던, 혹은 외부에서 새로 몸으로 들어오는 병균들로부터 스스로의 몸을 보호할 힘이 줄어들게 되는 꼴입니다. 당연히 거부반응을 피하면서 기회 감염으로부터 몸을 보호할 수 있는 적정수준의 면역 억제 상태를 유지하는 것이 장기이식 후에 오랫동안 건강하게 살 수 있는 방법입니다.

수십 년의 경험이 축적되면서 특히 간이식에서는 거부반응 없이 건강한 삶을 영위하는 사람들이 대부분일 정도로 성적이 좋아졌습니다. 설령 거부반응이 생겼다고 하더라도 면역억제제 사용을 조절하면서 문제를 해결할 수 있습니다. 하지만 모든 이식 환자들이 거부반응 없이 건강한 삶을 산다면 좋겠지만 몇몇 환자들에서는 거부반응이 문제를 일으킬 수 있습니다.

적정한 면역수준을 유지하면서 장기이식 환자의 삶의 건강한 삶을 유지하는 것은 줄타기와 비슷할 수 있는데, 한쪽으로 떨어지면 거부반응이 다른 한쪽에는 기회감염이 있는 형국과 비슷합니다. 다행인 것은 간이식에서는 이 줄이 꽤 넓은 편이라는 점입니다. 신장이식과 비교해서 '운신의 폭이 넓다'고 볼 수 있는 것입니다. 하지만 이는 사람마다 다르기 때문에 어떤 간이식 환자들에서는 '운신의 폭이 너무 좁아서' 감염의 병발, 면역억제제의 감량, 거부반응의 발생, 그에 따른 이차적이 문제가 거듭되면서 환자를 잃는 경우도 발생하기도 합니다. 특히 이런 경우는 환자의 전신 상태가 불량한 경우에 더 잘 생길 수 있습니다. 전체적인 영양상태가 불량한 경우 감염의 위험성이 커지고 꼬리에 꼬리를 무는 문제가 생길 수 있는 것이지요.

비록 간이식의 성적이 상상을 초월할 정도로 좋아졌다고 하더라도 여전히 그 길에서 놓치는 환자분들이 생기고 있는데 더욱 더 의학이 발전되어 있을 미래에는 이렇게 놓치는 사람은 없기를 바래봅니다.

- Episode -

02 타크롤리무스

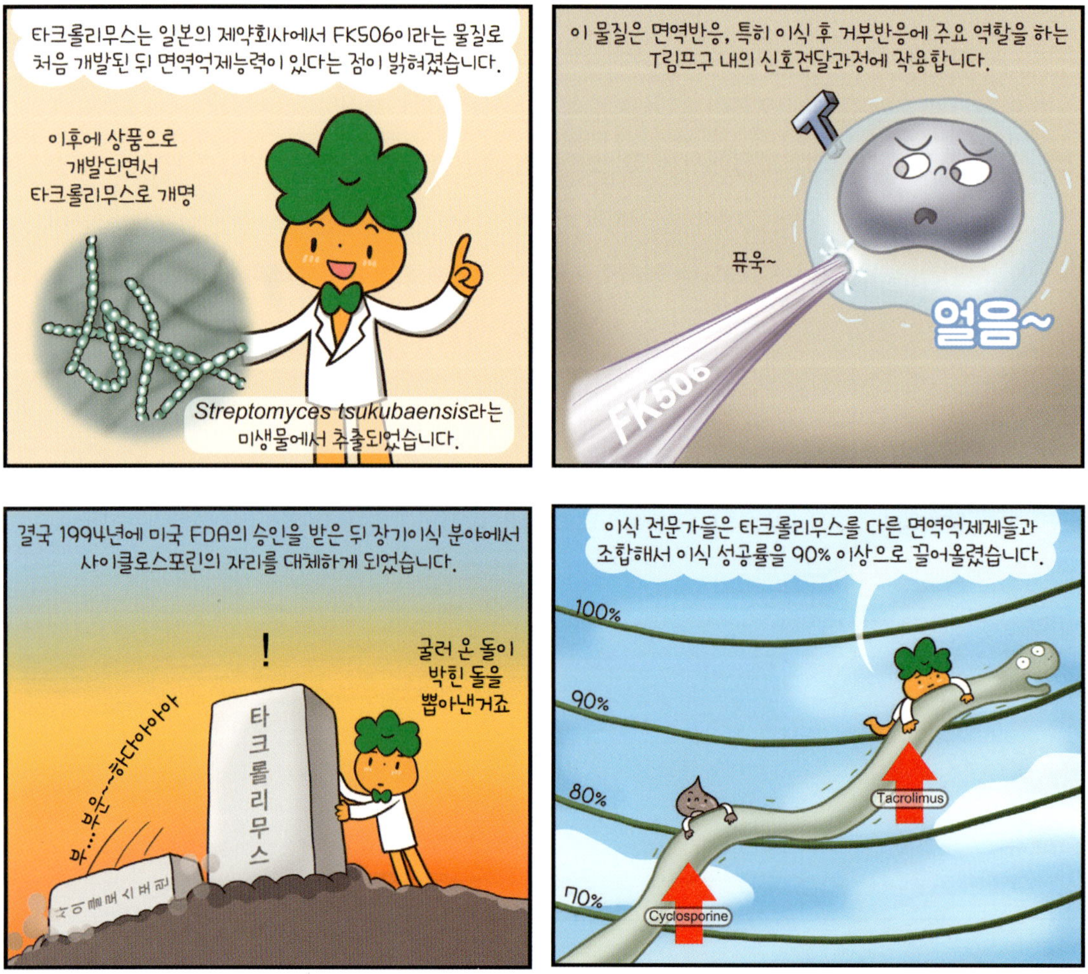

타크롤리무스는 일본의 제약회사에서 FK506이라는 물질로 처음 개발된 뒤 면역억제능력이 있다는 점이 밝혀졌습니다.
이후에 상품으로 개발되면서 타크롤리무스로 개명
Streptomyces tsukubaensis라는 미생물에서 추출되었습니다.
이 물질은 면역반응, 특히 이식 후 거부반응에 주요 역할을 하는 T림프구 내의 신호전달과정에 작용합니다.
퓨욱~
얼음~
FK506
결국 1994년에 미국 FDA의 승인을 받은 뒤 장기이식 분야에서 사이클로스포린의 자리를 대체하게 되었습니다.
!
타크롤리무스
부...부운~~하다아아아
굴러 온 돌이 박힌 돌을 뽑아낸거죠
이식 전문가들은 타크롤리무스를 다른 면역억제제들과 조합해서 이식 성공률을 90% 이상으로 끌어올렸습니다.
100%
90%
80%
70%
Tacrolimus
Cyclosporine

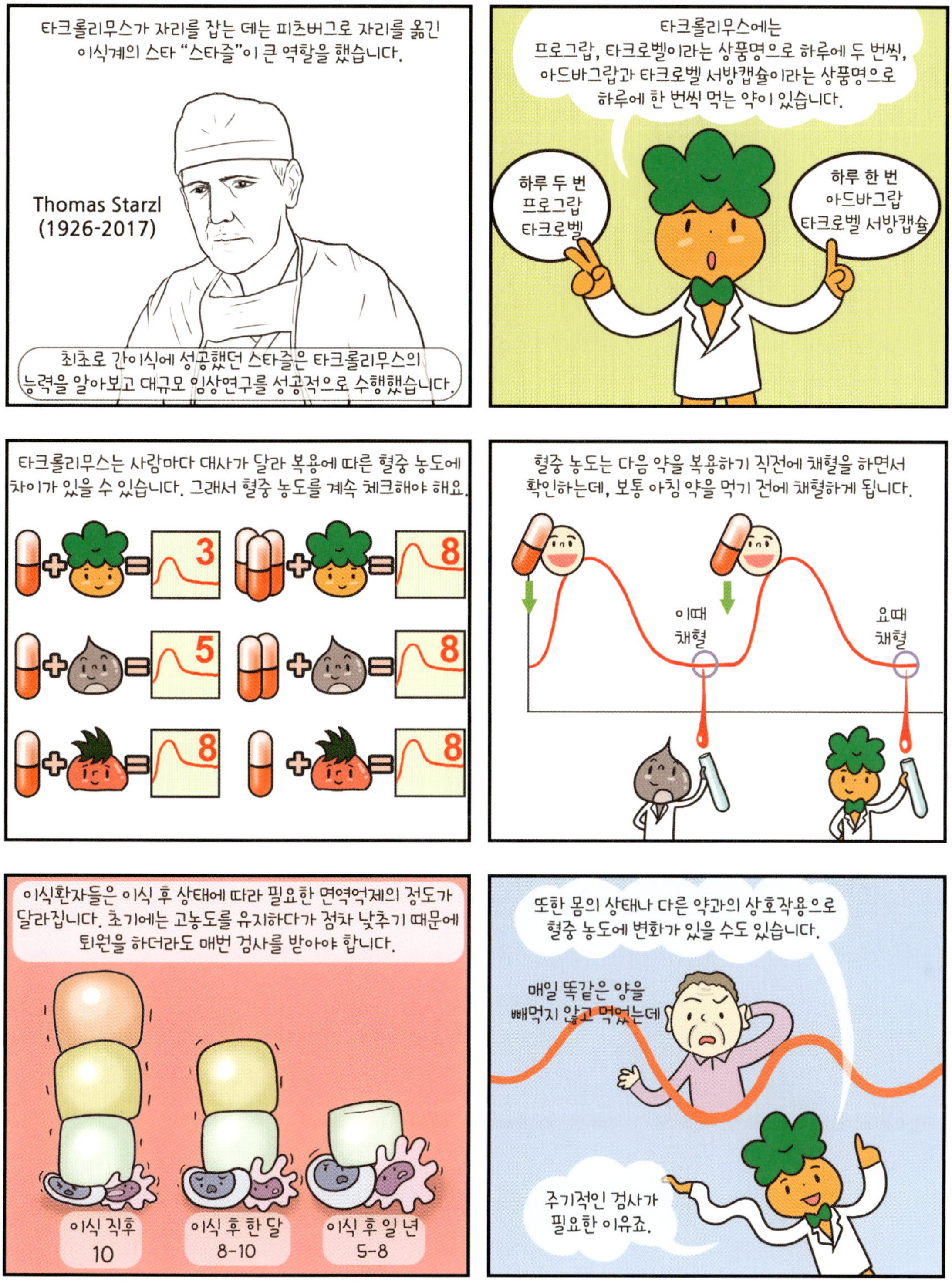

타크롤리무스가 자리를 잡는 데는 피츠버그로 자리를 옮긴 이식계의 스타 "스타즐"이 큰 역할을 했습니다.
Thomas Starzl (1926-2017)
최초로 간이식에 성공했던 스타즐은 타크롤리무스의 능력을 알아보고 대규모 임상연구를 성공적으로 수행했습니다.
타크롤리무스에는 프로그랍, 타크로벨이라는 상품명으로 하루에 두 번씩, 아드바그랍과 타크로벨 서방캡슐이라는 상품명으로 하루에 한 번씩 먹는 약이 있습니다.
하루 두 번 프로그랍 타크로벨
하루 한 번 아드바그랍 타크로벨 서방캡슐
타크롤리무스는 사람마다 대사가 달라 복용에 따른 혈중 농도에 차이가 있을 수 있습니다. 그래서 혈중 농도를 계속 체크해야 해요.
3
8
5
8
8
8
혈중 농도는 다음 약을 복용하기 직전에 채혈을 하면서 확인하는데, 보통 아침 약을 먹기 전에 채혈하게 됩니다.
이때 채혈
요때 채혈
이식환자들은 이식 후 상태에 따라 필요한 면역억제의 정도가 달라집니다. 초기에는 고농도를 유지하다가 점차 낮추기 때문에 퇴원을 하더라도 매번 검사를 받아야 합니다.
이식 직후 10
이식 후 한 달 8-10
이식 후 일 년 5-8
또한 몸의 상태나 다른 약과의 상호작용으로 혈중 농도에 변화가 있을 수도 있습니다.
매일 똑같은 양을 빼먹지 않고 먹었는데
주기적인 검사가 필요한 이유죠.

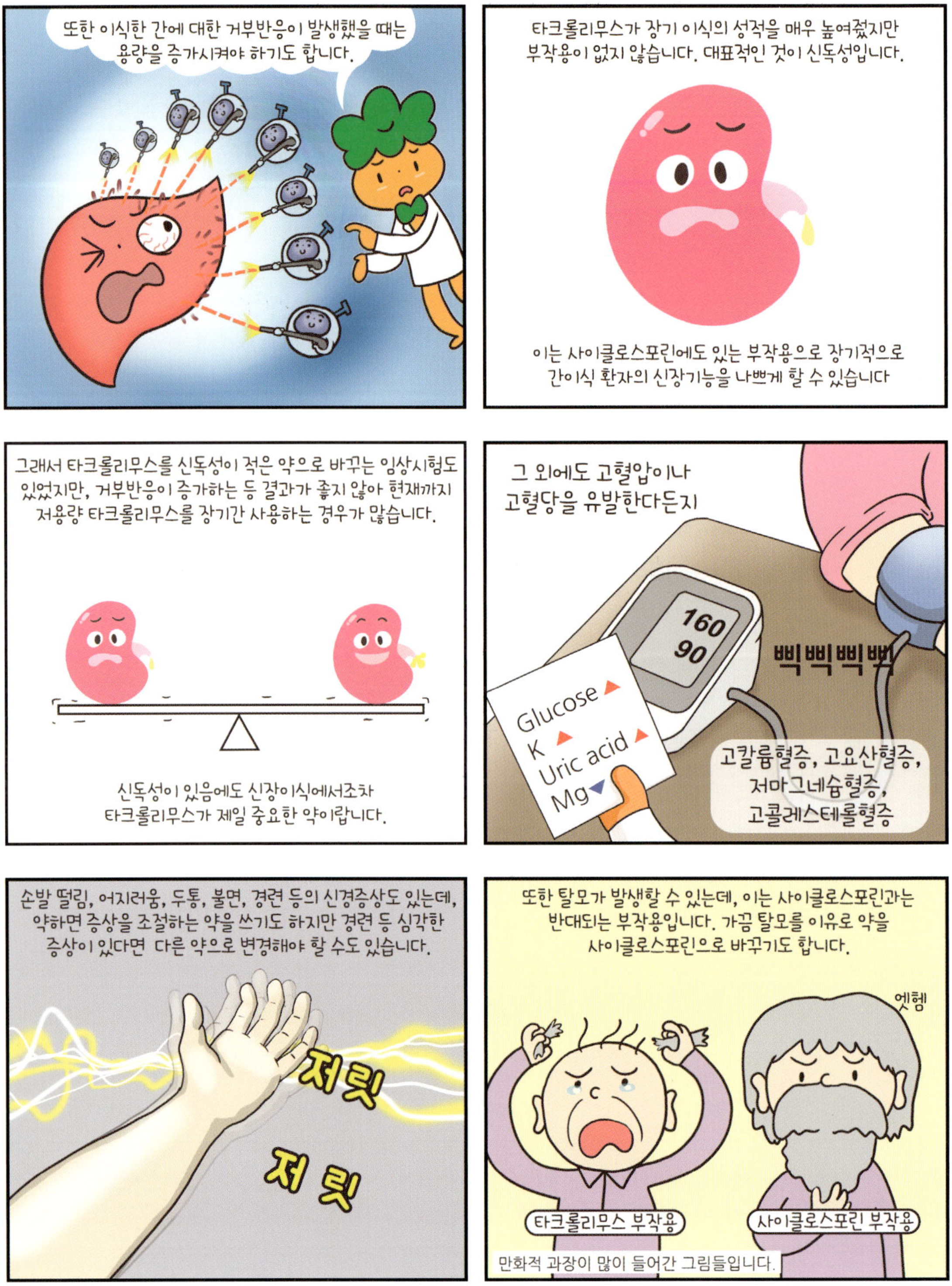
또한 이식한 간에 대한 거부반응이 발생했을 때는 용량을 증가시켜야 하기도 합니다.
타크롤리무스가 장기 이식의 성적을 매우 높여줬지만 부작용이 없지 않습니다. 대표적인 것이 신독성입니다.
이는 사이클로스포린에도 있는 부작용으로 장기적으로 간이식 환자의 신장기능을 나쁘게 할 수 있습니다
그래서 타크롤리무스를 신독성이 적은 약으로 바꾸는 임상시험도 있었지만, 거부반응이 증가하는 등 결과가 좋지 않아 현재까지 저용량 타크롤리무스를 장기간 사용하는 경우가 많습니다.
신독성이 있음에도 신장이식에서조차 타크롤리무스가 제일 중요한 약이랍니다.
그 외에도 고혈압이나 고혈당을 유발한다든지
160
90
삑삑삑삑
Glucose ▲
K ▲
Uric acid ▲
Mg ▼
고칼륨혈증, 고요산혈증, 저마그네슘혈증, 고콜레스테롤혈증
손발 떨림, 어지러움, 두통, 불면, 경련 등의 신경증상도 있는데, 약하면 증상을 조절하는 약을 쓰기도 하지만 경련 등 심각한 증상이 있다면 다른 약으로 변경해야 할 수도 있습니다.
저릿
저릿
또한 탈모가 발생할 수 있는데, 이는 사이클로스포린과는 반대되는 부작용입니다. 가끔 탈모를 이유로 약을 사이클로스포린으로 바꾸기도 합니다.
엣헴
타크롤리무스 부작용
사이클로스포린 부작용
만화적 과장이 많이 들어간 그림들입니다.

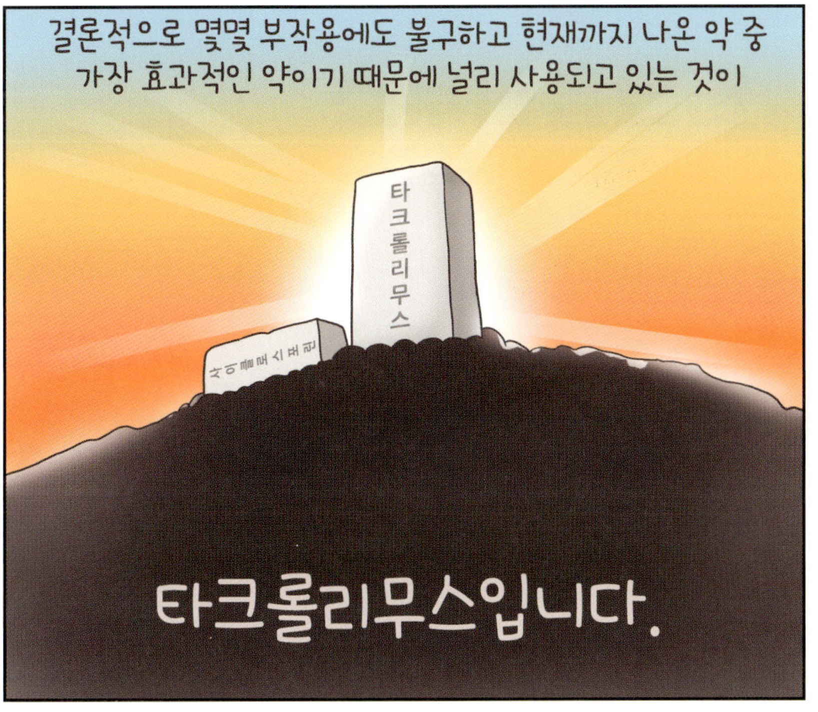
결론적으로 몇몇 부작용에도 불구하고 현재까지 나온 약 중
가장 효과적인 약이기 때문에 널리 사용되고 있는 것이
타크롤리무스
타크롤리무스입니다.

episode 02

타크롤리무스

타크롤리무스는 현재까지 사용되고 있는 면역억제제 중 가장 강력한 효과를 보여주는 약입니다. 따라서 현재까지 장기이식에서 가장 많이 사용되고 있는 중요한 약이지요. 하지만, 이 약이 좋은 효과만 내는 것은 아닙니다. 효과가 좋은 만큼 나름의 독성이 있기 때문에 단일 약제로 고용량 투여하기보다는 다른 약들과 병합하여 사용하는 것이 일반적인 사용 방식입니다.

타크롤리무스는 기존에 많이 사용되던 사이클로스포린과 같은 계열의 약이지만 그 효과가 더 좋아서 실제 이식 생존율을 의미있게 향상시키는 데 크게 일조하였습니다. 따라서 사이클로스포린이 워낙 좋은 약임에도 불구하고 타크롤리무스의 등장으로 장기이식에서의 사용은 급격히 줄어들게 되었습니다.

타크롤리무스는 주사약도 있지만 주로 먹는 경구용 약제로 매일 하루 두 번 또는 한 번 복용하는 방식의 유지요법으로 사용됩니다. 사람들마다 동일 용량을 복용했을 때 혈중 농도가 다르고 같은 사람이어도 항상 같은 용량으로 같은 효과가 나타나는 것이 아니어서 일반적으로 혈중 농도를 모니터링하면서 용량을 조절하곤 합니다.

만화에서 소개하고 있듯이 타크롤리무스가 아무리 좋은 약이라고 하더라도 우리가 주의해야 하는 부작용들이 있을 수 있습니다. 이식받은 환자분들 입장에서는 이런 부작용들의 존재감이 더 클 수밖에 없는 것이 약 덕분에 간은 건강하게 있더라도 약의 부작용에 따라 고생을 하는 부분들이 생길 수 있기 때문입니다. 대표적인 부작용은 신독성입니다. 신장에 안 좋은 영향을 끼칠 수 있고 이는 보통 신장이 이미 안좋아진 경우가 많은 간이식 환자들에게 상당한 골칫거리가 될 수 있습니다. 이에 따라 환자의 신장 상태를 계속 모니터링하면서 처방하는 약물의 농도를 조절하곤 합니다. 신독성 등의 부작용을 경감시키고자 타크롤리무스를 감량하고 다른 약제와 병합해서 약을 복용하는 방식을 쓰게 되며, 이식 초반에는 고용량을 사용하다가 차츰 감량하는 전략을 사용하곤 합니다. 하지만 타크롤리무스가 워낙 효과적으로 면역억제를 하다보니 부작용만 생각하고 낮게 사용하면 거부반응이 올 수가 있으며 특히 최근에는 이식 후 오랜 기간이 지난 사람들에서간수치는 낮아도 섬유화가 조용히 진행되는 경우들이 있다는 연구들도 나오고 있어서(저 또한 이에 대한 논문을 Scientific reports에 투고했습니다) 약을 줄이는 것이 마냥 좋다고 보기도 어렵습니다.

- Episode -

03 사이클로스포린

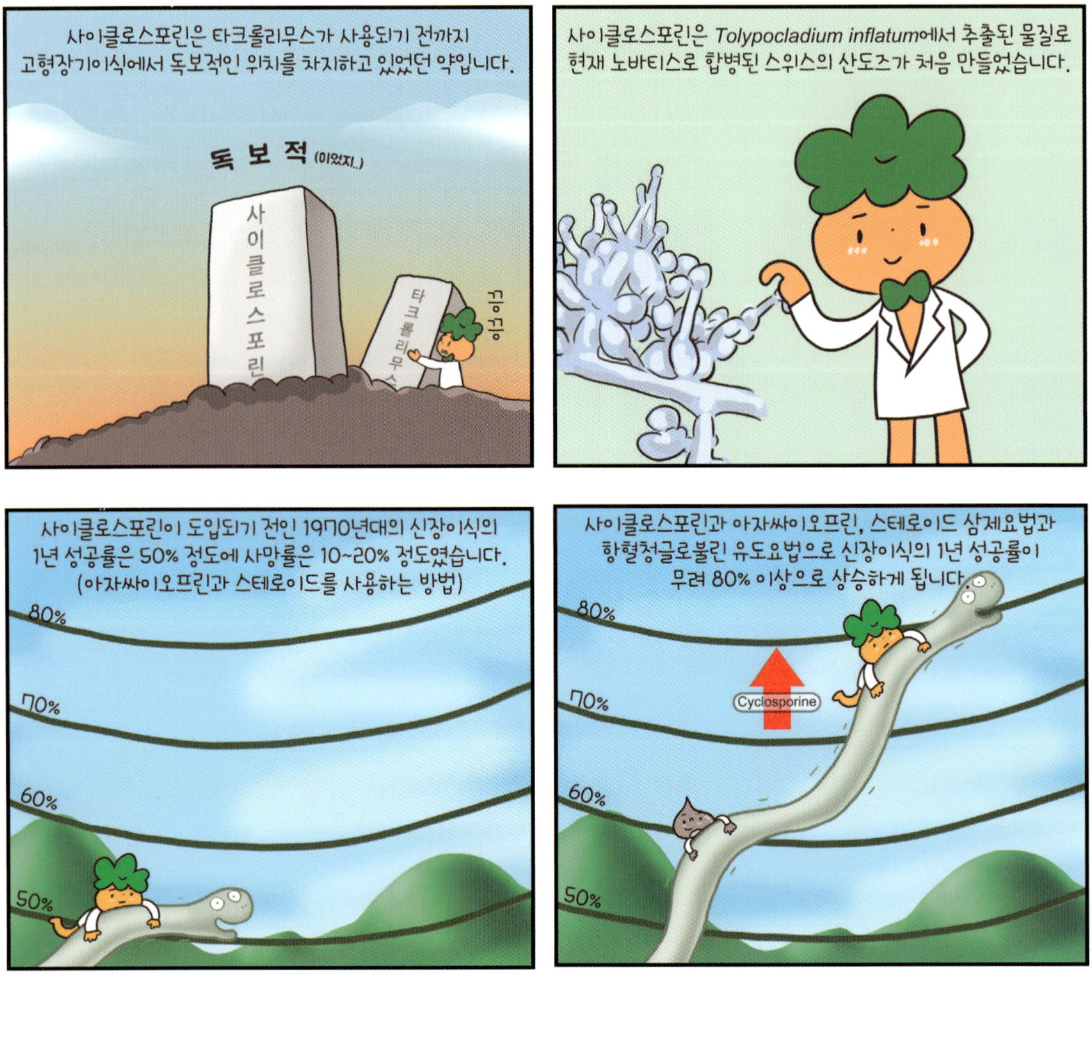

사이클로스포린은 타크롤리무스가 사용되기 전까지
고형장기이식에서 독보적인 위치를 차지하고 있었던 약입니다.
독 보 적 (이었지..)
사이클로스포린
타크롤리무스
끙끙
사이클로스포린은 *Tolypocladium inflatum*에서 추출된 물질로
현재 노바티스로 합병된 스위스의 산도즈가 처음 만들었습니다.
사이클로스포린이 도입되기 전인 1970년대의 신장이식의
1년 성공률은 50% 정도에 사망률은 10~20% 정도였습니다.
(아자싸이오프린과 스테로이드를 사용하는 방법)
80%
70%
60%
50%
사이클로스포린과 아자싸이오프린, 스테로이드 삼제요법과
항혈청글로불린 유도요법으로 신장이식의 1년 성공률이
무려 80% 이상으로 상승하게 됩니다.
80%
70%
Cyclosporine
60%
50%

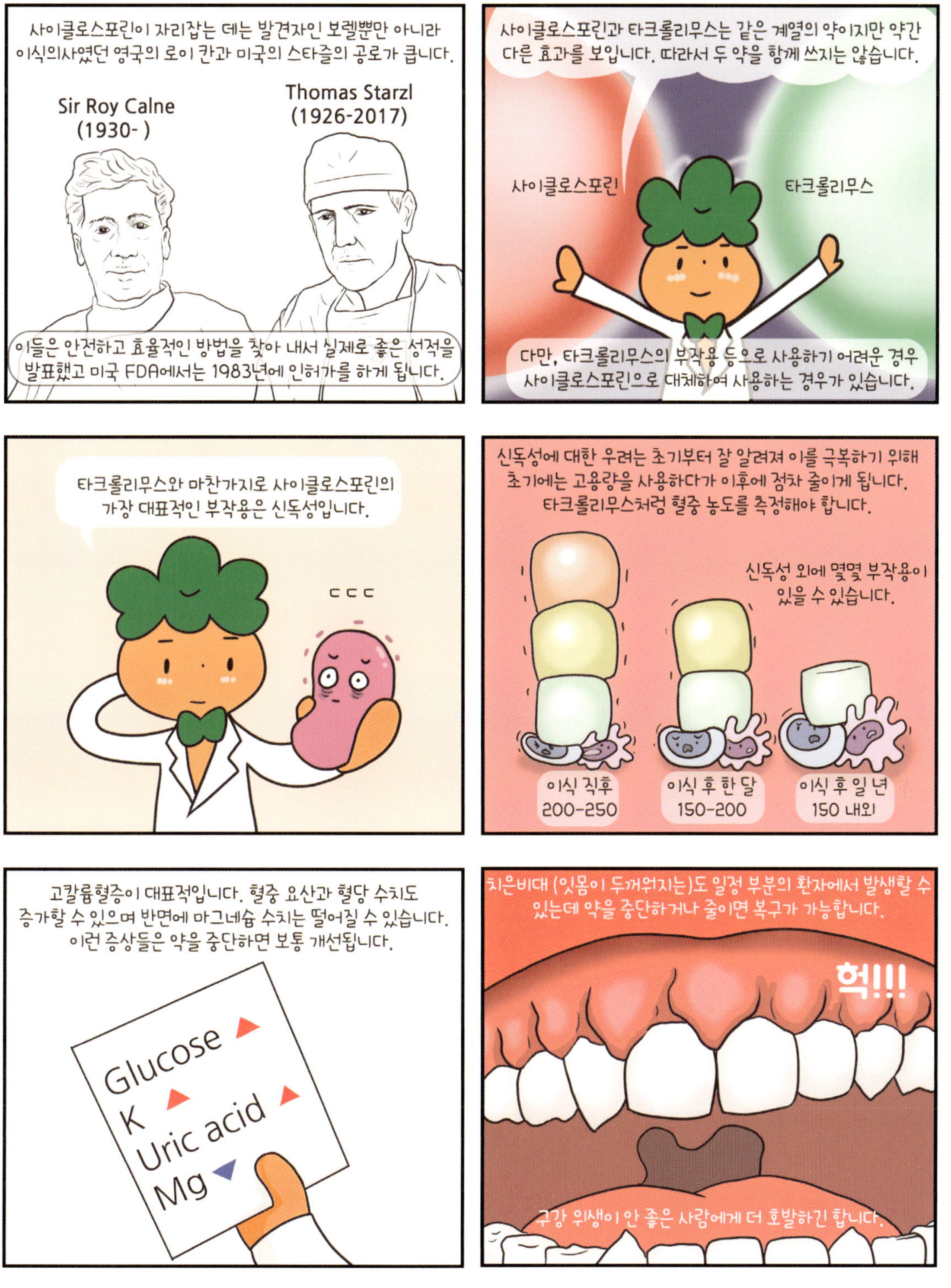
사이클로스포린이 자리잡는 데는 발견자인 보렐뿐만 아니라 이식의사였던 영국의 로이 칸과 미국의 스타즐의 공로가 큽니다.
Sir Roy Calne (1930-)
Thomas Starzl (1926-2017)
이들은 안전하고 효율적인 방법을 찾아 내서 실제로 좋은 성적을 발표했고 미국 FDA에서는 1983년에 인허가를 하게 됩니다.
사이클로스포린과 타크롤리무스는 같은 계열의 약이지만 약간 다른 효과를 보입니다. 따라서 두 약을 함께 쓰지는 않습니다.
사이클로스포린
타크롤리무스
다만, 타크롤리무스의 부작용 등으로 사용하기 어려운 경우 사이클로스포린으로 대체하여 사용하는 경우가 있습니다.
타크롤리무스와 마찬가지로 사이클로스포린의 가장 대표적인 부작용은 신독성입니다.
ㄷㄷㄷ
신독성에 대한 우려는 초기부터 잘 알려져 이를 극복하기 위해 초기에는 고용량을 사용하다가 이후에 점차 줄이게 됩니다. 타크롤리무스처럼 혈중 농도를 측정해야 합니다.
신독성 외에 몇몇 부작용이 있을 수 있습니다.
이식 직후 200-250
이식 후 한 달 150-200
이식 후 일 년 150 내외
고칼륨혈증이 대표적입니다. 혈중 요산과 혈당 수치도 증가할 수 있으며 반면에 마그네슘 수치는 떨어질 수 있습니다. 이런 증상들은 약을 중단하면 보통 개선됩니다.
Glucose ▲
K ▲
Uric acid ▲
Mg ▼
치은비대(잇몸이 두꺼워지는)도 일정 부분의 환자에서 발생할 수 있는데 약을 중단하거나 줄이면 복구가 가능합니다.
헉!!!
구강 위생이 안 좋은 사람에게 더 호발하긴 합니다.

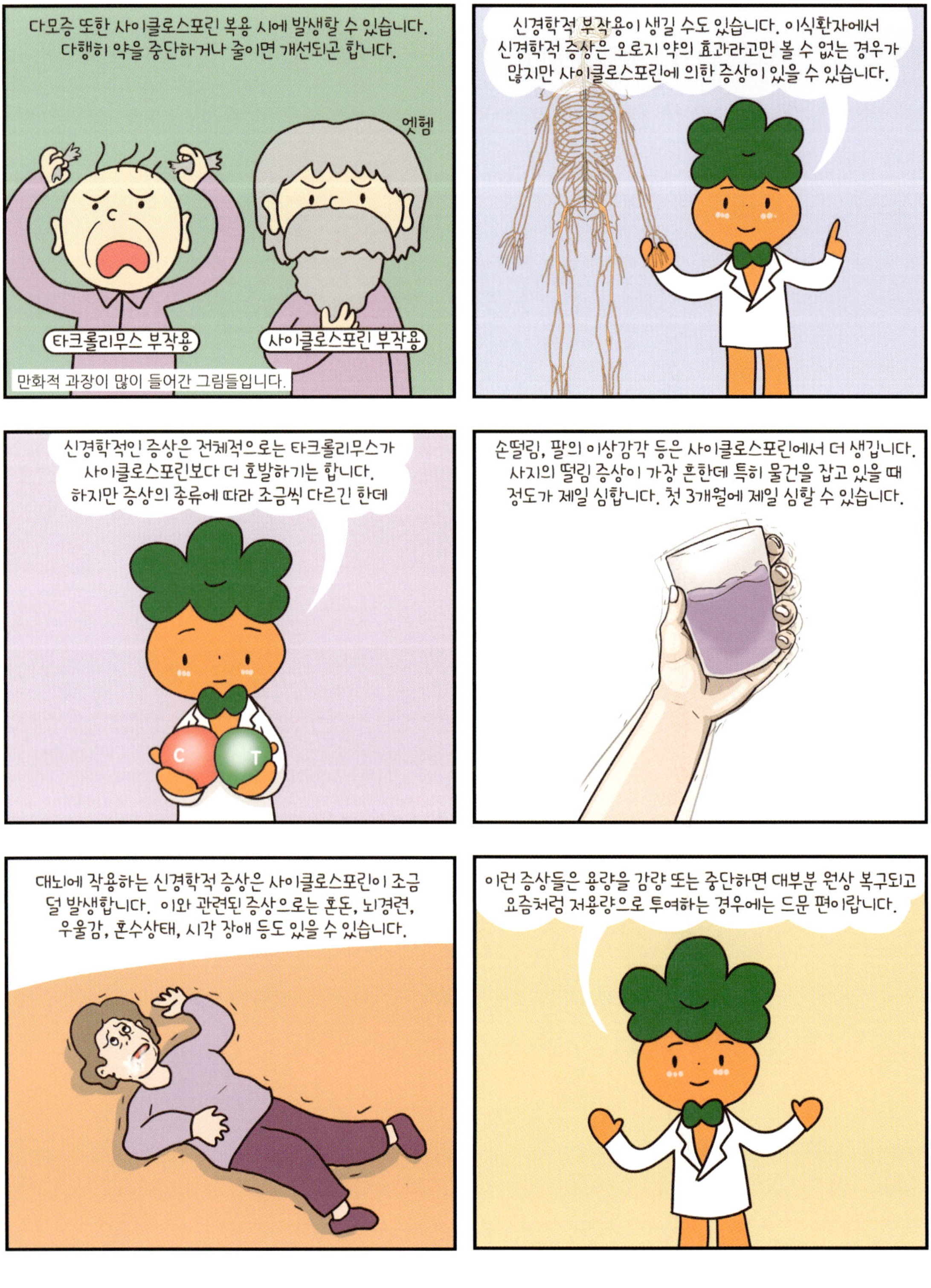
다모증 또한 사이클로스포린 복용 시에 발생할 수 있습니다.
다행히 약을 중단하거나 줄이면 개선되곤 합니다.
엣헴
타크롤리무스 부작용
사이클로스포린 부작용
만화적 과장이 많이 들어간 그림들입니다.
신경학적 부작용이 생길 수도 있습니다. 이식환자에서 신경학적 증상은 오로지 약의 효과라고만 볼 수 없는 경우가 많지만 사이클로스포린에 의한 증상이 있을 수 있습니다.
신경학적인 증상은 전체적으로는 타크롤리무스가 사이클로스포린보다 더 호발하기는 합니다. 하지만 증상의 종류에 따라 조금씩 다르긴 한데
C
T
손떨림, 팔의 이상감각 등은 사이클로스포린에서 더 생깁니다. 사지의 떨림 증상이 가장 흔한데 특히 물건을 잡고 있을 때 정도가 제일 심합니다. 첫 3개월에 제일 심할 수 있습니다.
대뇌에 작용하는 신경학적 증상은 사이클로스포린이 조금 덜 발생합니다. 이와 관련된 증상으로는 혼돈, 뇌경련, 우울감, 혼수상태, 시각 장애 등도 있을 수 있습니다.
이런 증상들은 용량을 감량 또는 중단하면 대부분 원상 복구되고 요즘처럼 저용량으로 투여하는 경우에는 드문 편이랍니다.

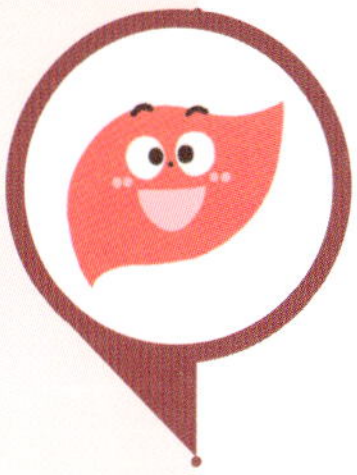

episode 03

사이클로스포린

사이클로스포린은 타크롤리무스와 같은 계열의 약이라고 생각하면 됩니다. 장기이식에서 타크롤리무스보다 먼저 도입이 되었고 실제로 이식 생존율을 극적으로 향상시켜준 매우 고마운 약입니다. 물론 사이클로스포린은 장기이식 외에도 다른 곳에서 많이 사용되고는 있지만 타크롤리무스의 등장으로 장기이식에서는 사용량이 급감하게 되었습니다. 실제로 간이식 환자를 대상으로 최근에 사이클로스포린을 사용하는 경우는 타크롤리무스의 사용에 따른 부작용이 심한 경우 등으로 제한되는 경우가 많습니다. 물론 사이클로스포린이 타크롤리무스와 같은 계열의 약이기 때문에 비슷한 부작용을 지니고 있지만 다른 효과를 내기도 하고 약의 교체로도 임상 경과의 호전이 되는 경우도 많습니다. 하지만 중요한 점은 타크롤리무스는 사이클로스포린이든 둘 중의 한 가지 약은 거의 항상 써주는 경우가 대부분이라는 점입니다. 유지요법으로 복용하는 약 중 어쨌든, 타크롤리무스나 사이클로스포린 같은 칼시뉴린 억제제의 존재감은 무시할 수가 없습니다.

- Episode -

04 마이코페놀레이트 모페틸

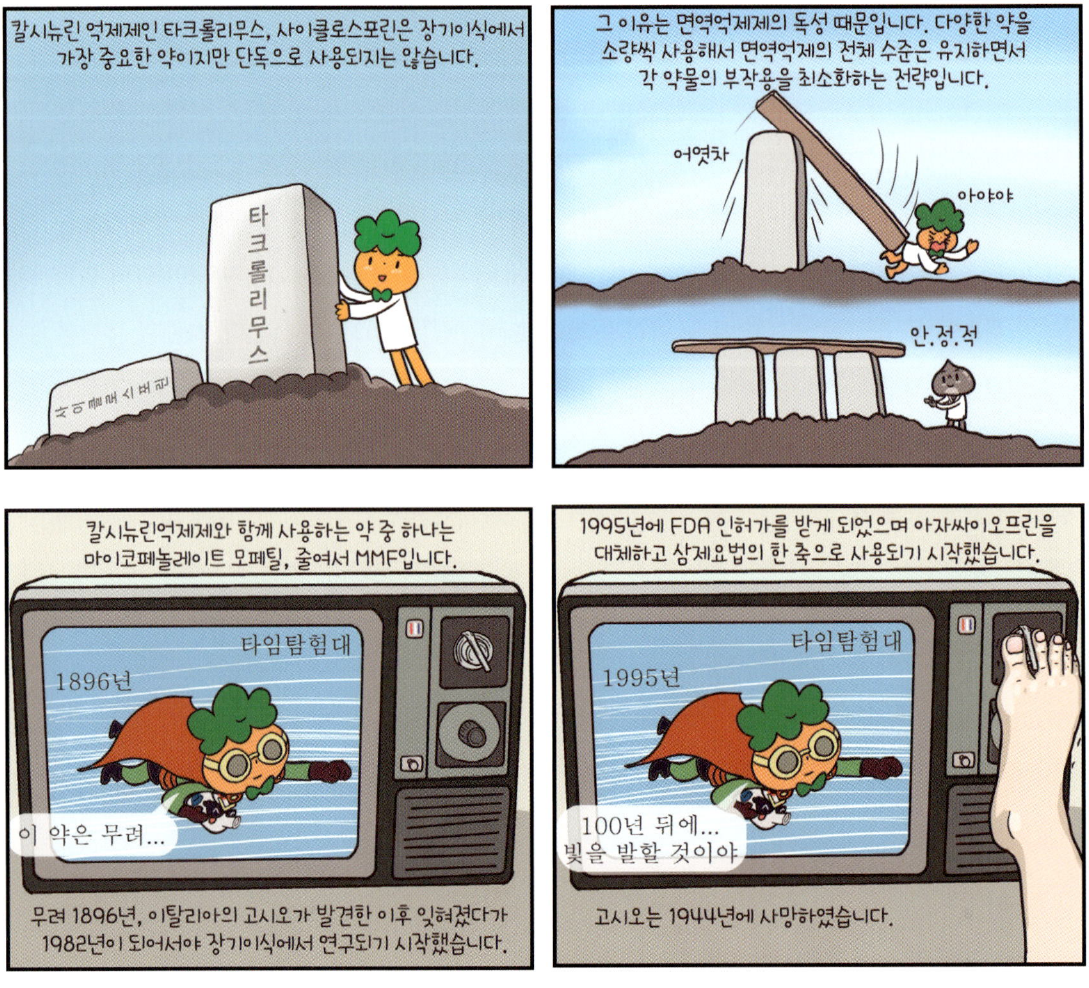

칼시뉴린 억제제인 타크롤리무스, 사이클로스포린은 장기이식에서 가장 중요한 약이지만 단독으로 사용되지는 않습니다.
타크롤리무스
사이클로스포린
그 이유는 면역억제제의 독성 때문입니다. 다양한 약을 소량씩 사용해서 면역억제의 전체 수준은 유지하면서 각 약물의 부작용을 최소화하는 전략입니다.
어엿차
아야야
안.정.적
칼시뉴린억제제와 함께 사용하는 약 중 하나는 마이코페놀레이트 모페틸, 줄여서 MMF입니다.
타임탐험대
1896년
이 약은 무려...
무려 1896년, 이탈리아의 고시오가 발견한 이후 잊혀졌다가 1982년이 되어서야 장기이식에서 연구되기 시작했습니다.
1995년에 FDA 인허가를 받게 되었으며 아자싸이오프린을 대체하고 삼제요법의 한 축으로 사용되기 시작했습니다.
타임탐험대
1995년
100년 뒤에...
빛을 발할 것이야
고시오는 1944년에 사망하였습니다.

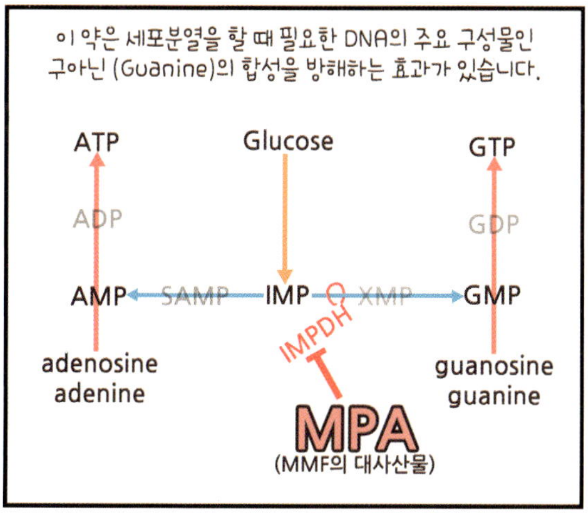
이 약은 세포분열을 할 때 필요한 DNA의 주요 구성물인
구아닌 (Guanine)의 합성을 방해하는 효과가 있습니다.
ATP
Glucose
GTP
ADP
GDP
AMP
SAMP
IMP
XMP
GMP
IMPDH
adenosine
adenine
guanosine
guanine
MPA
(MMF의 대사산물)

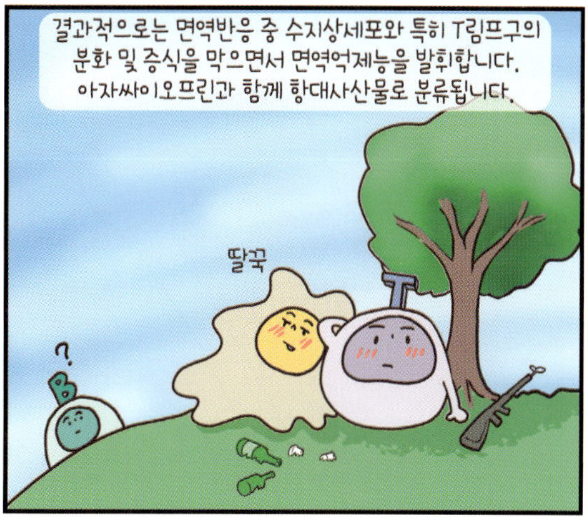
결과적으로는 면역반응 중 수지상세포와 특히 T림프구의
분화 및 증식을 막으면서 면역억제능을 발휘합니다.
아자싸이오프린과 함께 항대사산물로 분류됩니다.
딸꾹
?

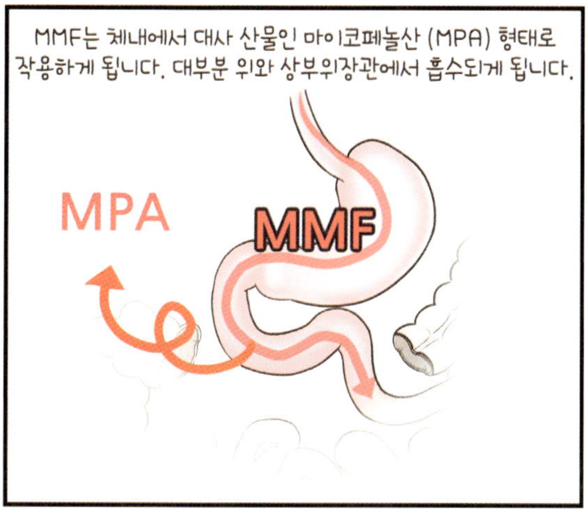
MMF는 체내에서 대사 산물인 마이코페놀산 (MPA) 형태로
작용하게 됩니다. 대부분 위와 상부위장관에서 흡수되게 됩니다.
MPA
MMF

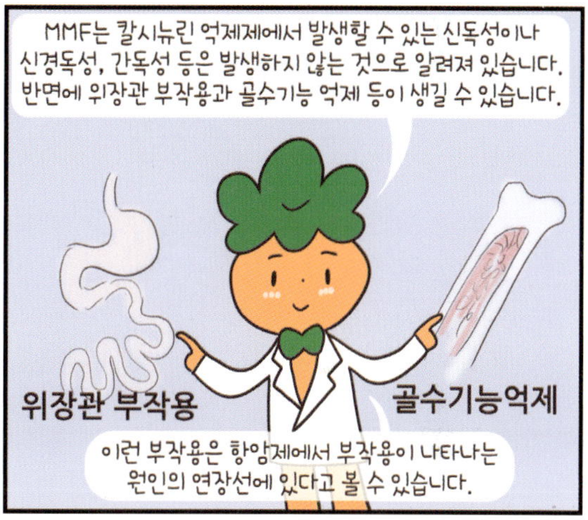
MMF는 칼시뉴린 억제제에서 발생할 수 있는 신독성이나
신경독성, 간독성 등은 발생하지 않는 것으로 알려져 있습니다.
반면에 위장관 부작용과 골수기능 억제 등이 생길 수 있습니다.
위장관 부작용
골수기능억제
이런 부작용은 항암제에서 부작용이 나타나는
원인의 연장선에 있다고 볼 수 있습니다.

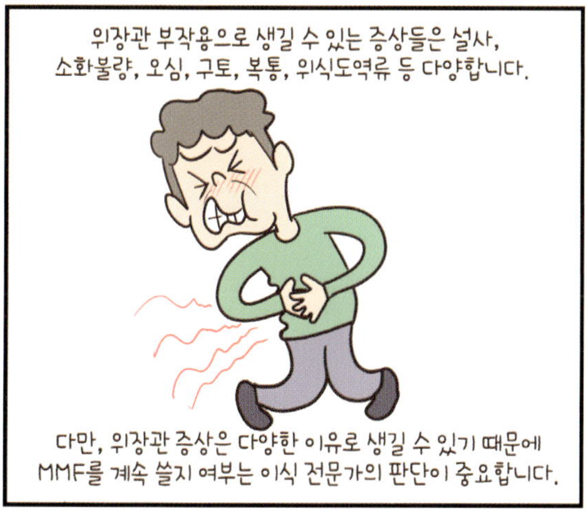
위장관 부작용으로 생길 수 있는 증상들은 설사,
소화불량, 오심, 구토, 복통, 위식도역류 등 다양합니다.
다만, 위장관 증상은 다양한 이유로 생길 수 있기 때문에
MMF를 계속 쓸지 여부는 이식 전문가의 판단이 중요합니다.

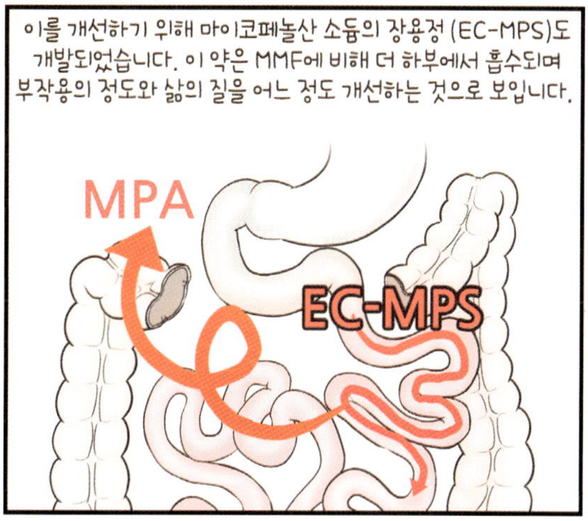
이를 개선하기 위해 마이코페놀산 소듐의 장용정 (EC-MPS)도
개발되었습니다. 이 약은 MMF에 비해 더 하부에서 흡수되며
부작용의 정도와 삶의 질을 어느 정도 개선하는 것으로 보입니다.
MPA
EC-MPS

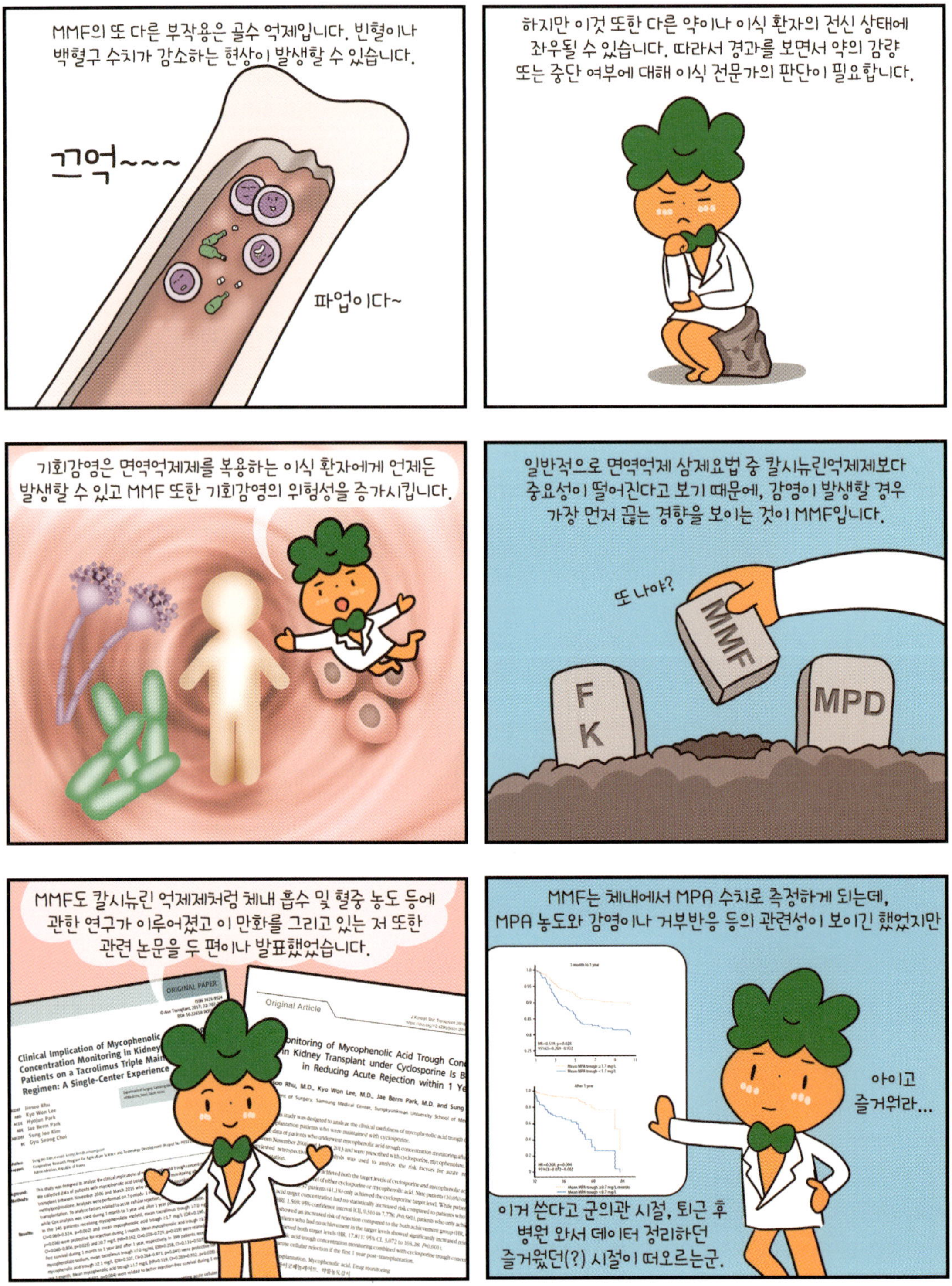
MMF의 또 다른 부작용은 골수 억제입니다. 빈혈이나 백혈구 수치가 감소하는 현상이 발생할 수 있습니다.
끄억~~~
파업이다~
하지만 이것 또한 다른 약이나 이식 환자의 전신 상태에 좌우될 수 있습니다. 따라서 경과를 보면서 약의 감량 또는 중단 여부에 대해 이식 전문가의 판단이 필요합니다.
기회감염은 면역억제제를 복용하는 이식 환자에게 언제든 발생할 수 있고 MMF 또한 기회감염의 위험성을 증가시킵니다.
일반적으로 면역억제 삼제요법 중 칼시뉴린억제제보다 중요성이 떨어진다고 보기 때문에, 감염이 발생할 경우 가장 먼저 끊는 경향을 보이는 것이 MMF입니다.
또 나야?
MMF
F K
MPD
MMF도 칼시뉴린 억제제처럼 체내 흡수 및 혈중 농도 등에 관한 연구가 이루어졌고 이 만화를 그리고 있는 저 또한 관련 논문을 두 편이나 발표했었습니다.
ORIGINAL PAPER
Original Article
MMF는 체내에서 MPA 수치로 측정하게 되는데, MPA 농도와 감염이나 거부반응 등의 관련성이 보이긴 했었지만
아이고 즐거워라...
이거 쓴다고 군의관 시절, 퇴근 후 병원 와서 데이터 정리하던 즐거웠던(?) 시절이 떠오르는군.

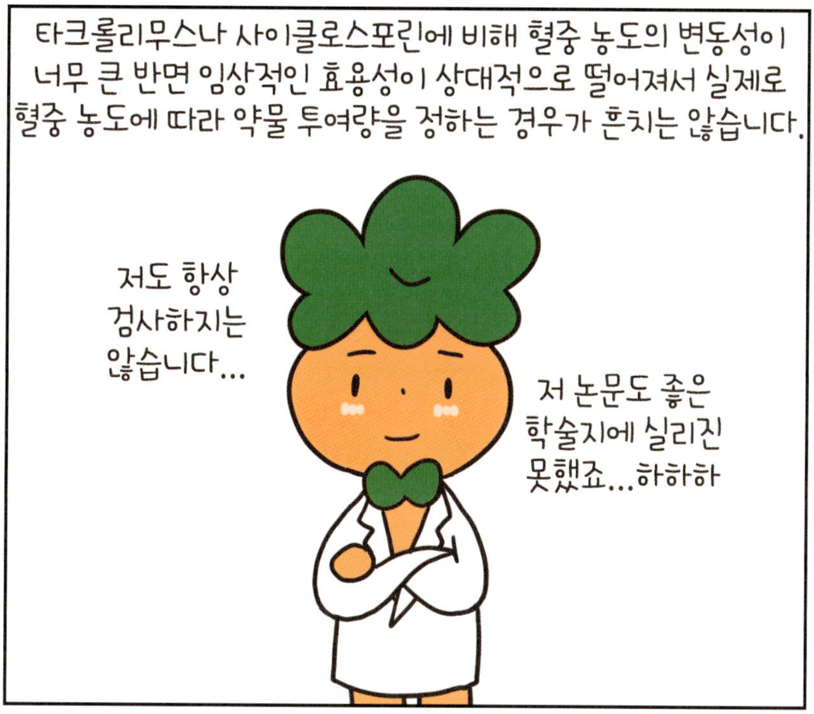
타크롤리무스나 사이클로스포린에 비해 혈중 농도의 변동성이
너무 큰 반면 임상적인 효용성이 상대적으로 떨어져서 실제로
혈중 농도에 따라 약물 투여량을 정하는 경우가 흔치는 않습니다.
저도 항상
검사하지는
않습니다...
저 논문도 좋은
학술지에 실리진
못했죠...하하하

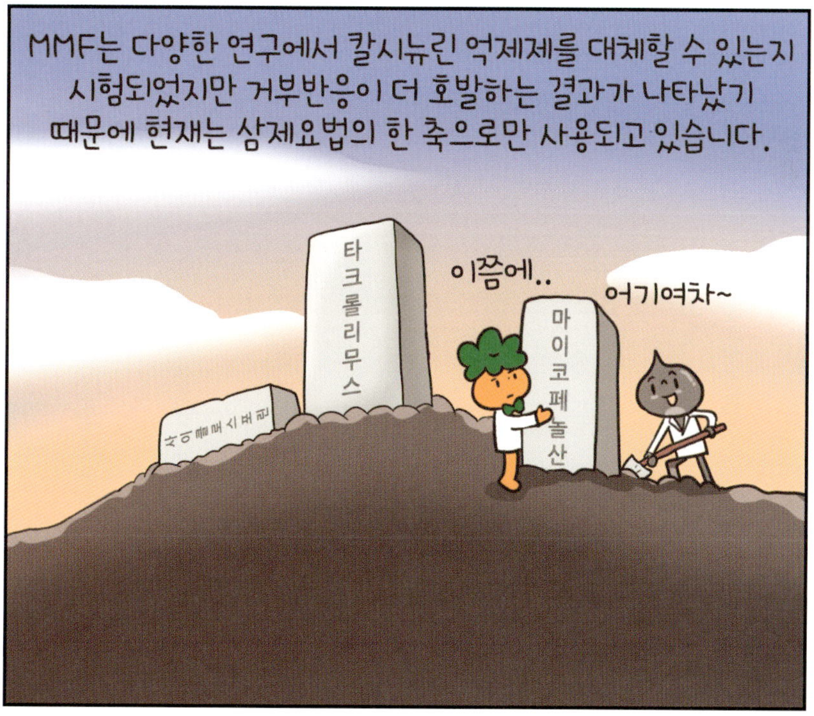
MMF는 다양한 연구에서 칼시뉴린 억제제를 대체할 수 있는지
시험되었지만 거부반응이 더 호발하는 결과가 나타났기
때문에 현재는 삼제요법의 한 축으로만 사용되고 있습니다.
타크롤리무스
이쯤에..
마이코페놀산
어기여차~

episode 04

마이코페놀레이트 모페틸

마이코페놀레이트 모페틸은 유지요법의 한 축으로 애용되는 약입니다. 저는 이식외과 수련을 처음 시작하는 시점에 신장이식 환자에서 마이코페놀레이트 모페틸의 사용과 관련된 논문을 두 편 쓰게 되면서 이 약에 대해서 생각보다 깊이 공부를 하게 됐는데, 실제 임상에서는 칼시뉴린 억제제의 오른팔이랄까, side kick같이 활용되는 점이 없잖아 있습니다. 마리오 옆에 루이지, 배트맨 옆에 로빈 같은 느낌?

이 약 같은 경우 면역억제능이 확인된 뒤에 칼시뉴린 억제제와의 비교 연구가 이루어지긴 했지만 칼시뉴린 억제제를 대체할 정도는 아니라는 결론은 얻기에 이르렀습니다. 하지만 그럼에도 불구하고 칼시뉴린 억제제만 쓰기에는 독성이 있다보니 함께 사용할 약으로 이만한 약이 없던 것이지요.

과거에는 이와 비슷한 약으로 6-MP (머캅토퓨린)나 아자싸이오프린(azathioprine) 등이 사용되었습니다. 흑백사진 찍히던 시절이죠. 궁극적으로 마이코페놀레이트 모페틸로 대체되었습니다. 물론, 환자가 감염의 증거가 있거나 혈구감소증 등의 부작용이 있을 때, 마이코페놀레이트를 중단하는 방식으로 약물을 조정하는 경우가 많습니다. 또한, 여성 환자에서 임신을 계획중인 경우에도 마이코페놀레이트 모페틸 대신에 아자싸이오프린을 사용하는 경우가 있습니다.

- Episode -

05

스테로이드

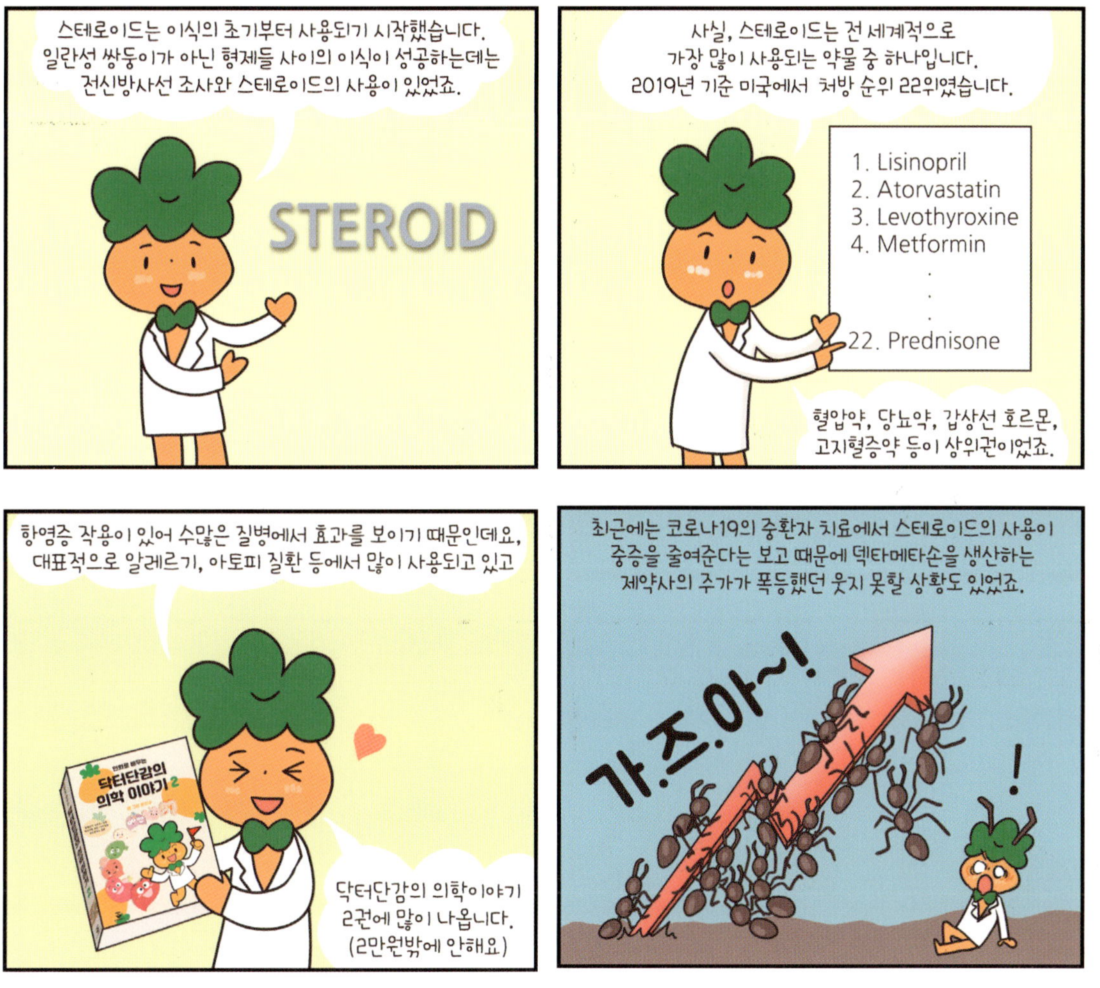

스테로이드는 이식의 초기부터 사용되기 시작했습니다.
일란성 쌍둥이가 아닌 형제들 사이의 이식이 성공하는데는
전신방사선 조사와 스테로이드의 사용이 있었죠.
STEROID
사실, 스테로이드는 전 세계적으로
가장 많이 사용되는 약물 중 하나입니다.
2019년 기준 미국에서 처방 순위 22위였습니다.
1. Lisinopril
2. Atorvastatin
3. Levothyroxine
4. Metformin
22. Prednisone
혈압약, 당뇨약, 갑상선 호르몬,
고지혈증약 등이 상위권이었죠.
항염증 작용이 있어 수많은 질병에서 효과를 보이기 때문인데요,
대표적으로 알레르기, 아토피 질환 등에서 많이 사용되고 있고
닥터단감의 의학 이야기 2
닥터단감의 의학이야기
2권에 많이 나옵니다.
(2만원밖에 안해요)
최근에는 코로나19의 중환자 치료에서 스테로이드의 사용이
중증을 줄여준다는 보고 때문에 덱타메타손을 생산하는
제약사의 주가가 폭등했던 웃지 못할 상황도 있었죠.
가.즈.아~!
!

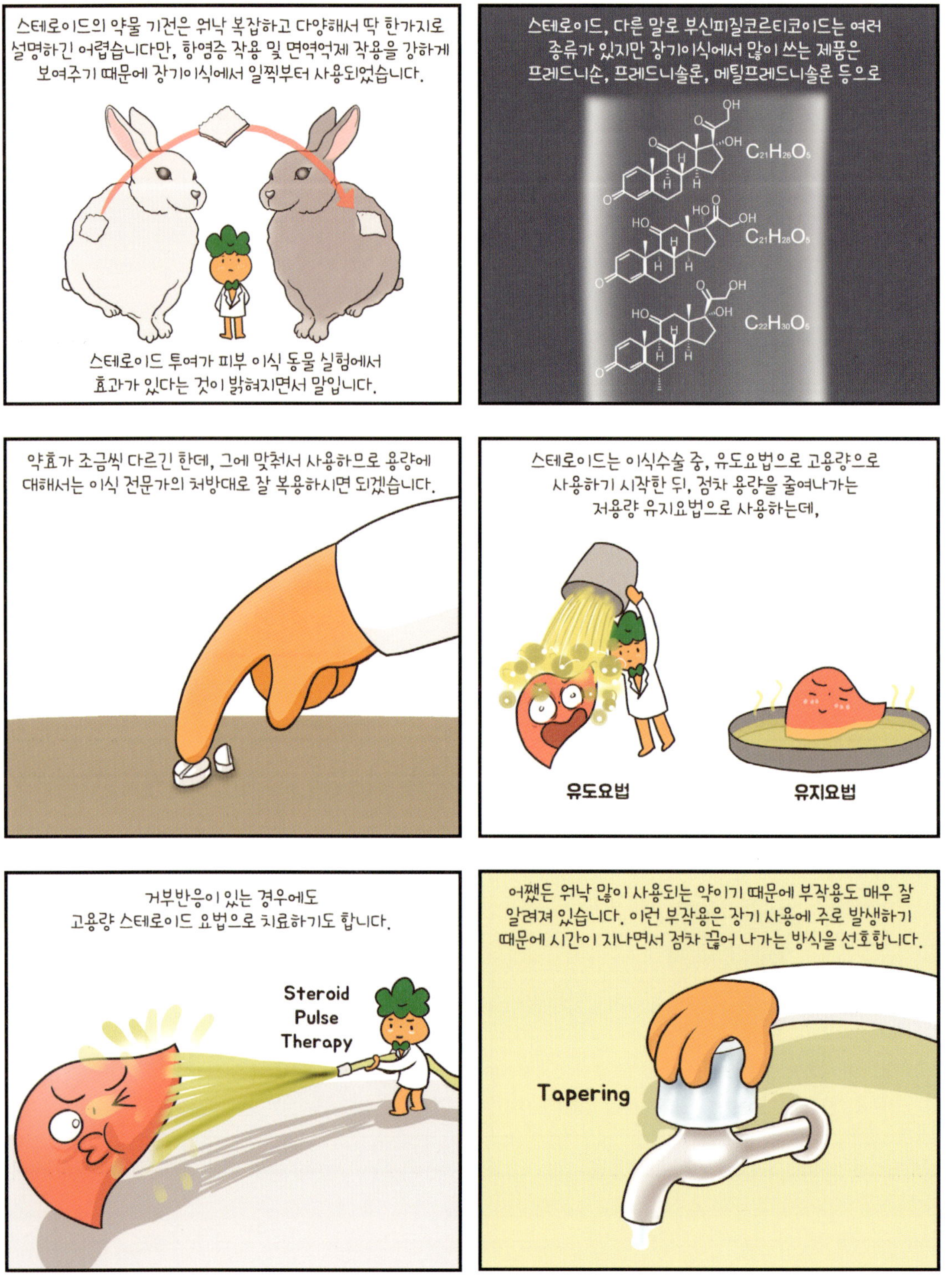
스테로이드의 약물 기전은 워낙 복잡하고 다양해서 딱 한가지로 설명하긴 어렵습니다만, 항염증 작용 및 면역억제 작용을 강하게 보여주기 때문에 장기이식에서 일찍부터 사용되었습니다.
스테로이드 투여가 피부 이식 동물 실험에서 효과가 있다는 것이 밝혀지면서 말입니다.
스테로이드, 다른 말로 부신피질코르티코이드는 여러 종류가 있지만 장기이식에서 많이 쓰는 제품은 프레드니손, 프레드니솔론, 메틸프레드니솔론 등으로
$C_{21}H_{26}O_5$
$C_{21}H_{28}O_5$
$C_{22}H_{30}O_5$
약효가 조금씩 다르긴 한데, 그에 맞춰서 사용하므로 용량에 대해서는 이식 전문가의 처방대로 잘 복용하시면 되겠습니다.
스테로이드는 이식수술 중, 유도요법으로 고용량으로 사용하기 시작한 뒤, 점차 용량을 줄여나가는 저용량 유지요법으로 사용하는데,
유도요법
유지요법
거부반응이 있는 경우에도 고용량 스테로이드 요법으로 치료하기도 합니다.
Steroid Pulse Therapy
어쨌든 워낙 많이 사용되는 약이기 때문에 부작용도 매우 잘 알려져 있습니다. 이런 부작용은 장기 사용에 주로 발생하기 때문에 시간이 지나면서 점차 끊어 나가는 방식을 선호합니다.
Tapering

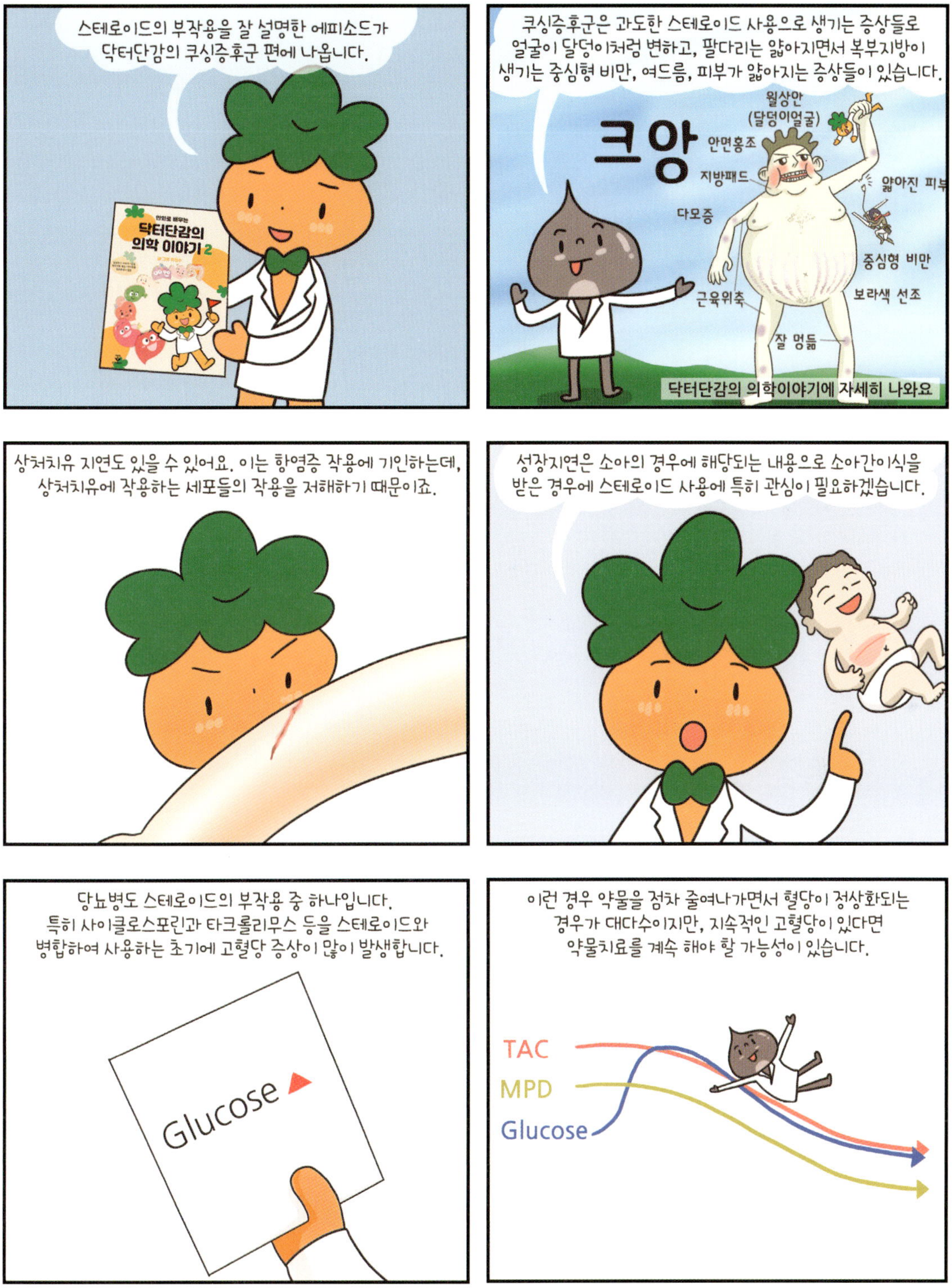
스테로이드의 부작용을 잘 설명한 에피소드가
닥터단감의 쿠싱증후군 편에 나옵니다.
만화로 배우는
닥터단감의 의학 이야기 2
쿠싱증후군은 과도한 스테로이드 사용으로 생기는 증상들로
얼굴이 달덩이처럼 변하고, 팔다리는 얇아지면서 복부지방이
생기는 중심형 비만, 여드름, 피부가 얇아지는 증상들이 있습니다.
크앙
월상안
(달덩이얼굴)
안면홍조
지방패드
얇아진 피부
다모증
중심형 비만
근육위축
보라색 선조
잘 멍듦
닥터단감의 의학이야기에 자세히 나와요
상처치유 지연도 있을 수 있어요. 이는 항염증 작용에 기인하는데,
상처치유에 작용하는 세포들의 작용을 저해하기 때문이죠.
성장지연은 소아의 경우에 해당되는 내용으로 소아간이식을
받은 경우에 스테로이드 사용에 특히 관심이 필요하겠습니다.
당뇨병도 스테로이드의 부작용 중 하나입니다.
특히 사이클로스포린과 타크롤리무스 등을 스테로이드와
병합하여 사용하는 초기에 고혈당 증상이 많이 발생합니다.
Glucose
이런 경우 약물을 점차 줄여나가면서 혈당이 정상화되는
경우가 대다수이지만, 지속적인 고혈당이 있다면
약물치료를 계속 해야 할 가능성이 있습니다.
TAC
MPD
Glucose

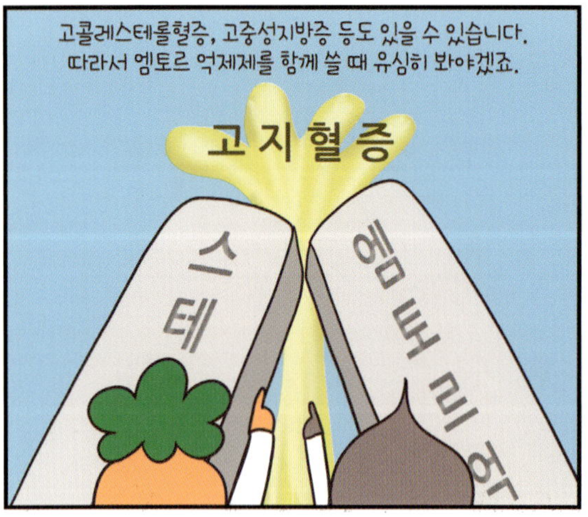
고콜레스테롤혈증, 고중성지방증 등도 있을 수 있습니다.
따라서 엠토르 억제제를 함께 쓸 때 유심히 봐야겠죠.
고지혈증
스테
엠토르억

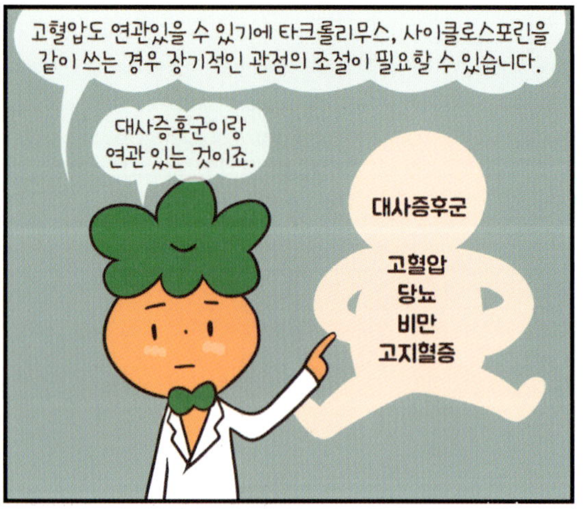
고혈압도 연관있을 수 있기에 타크롤리무스, 사이클로스포린을
같이 쓰는 경우 장기적인 관점의 조절이 필요할 수 있습니다.
대사증후군이랑
연관 있는 것이죠.
대사증후군
고혈압
당뇨
비만
고지혈증

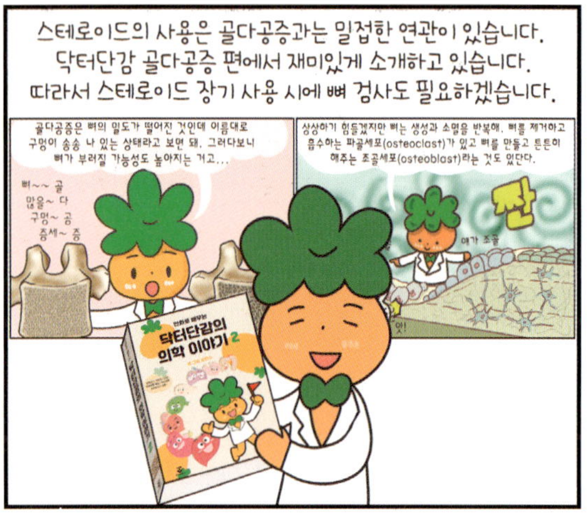
스테로이드의 사용은 골다공증과는 밀접한 연관이 있습니다.
닥터단감 골다공증 편에서 재미있게 소개하고 있습니다.
따라서 스테로이드 장기 사용 시에 뼈 검사도 필요하겠습니다.
골다공증은 뼈의 밀도가 떨어진 것인데 이름대로
구멍이 송송 나 있는 상태라고 보면 돼. 그러다보니
뼈가 부러질 가능성도 높아지는 거고...
뼈~~ 골
많을~ 다
구멍~ 공
증세~ 증
상상하기 힘들겠지만 뼈는 생성과 소멸을 반복해. 뼈를 제거하고
흡수하는 파골세포(osteoclast)가 있고 뼈를 만들고 튼튼히
해주는 조골세포(osteoblast)라는 것도 있단다.
짠
얘가 조골
앗!
닥터단감의
의학 이야기 2

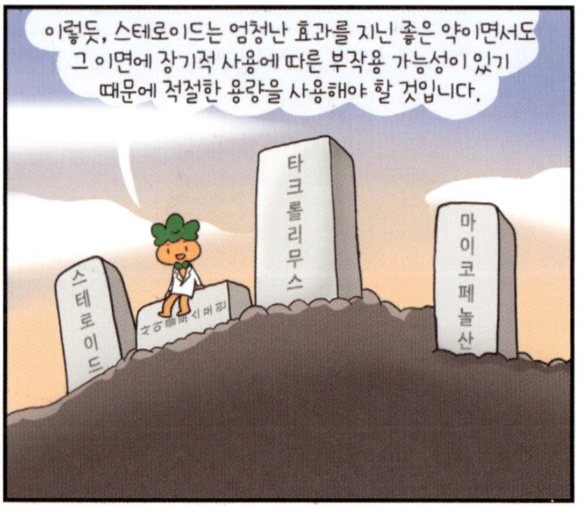
이렇듯, 스테로이드는 엄청난 효과를 지닌 좋은 약이면서도
그 이면에 장기적 사용에 따른 부작용 가능성이 있기
때문에 적절한 용량을 사용해야 할 것입니다.
타크롤리무스
마이코페놀산
스테로이드

episode 05

스테로이드

스테로이드는 정말 많이 사용되는 약 중 하나입니다. 항염증 반응을 광범위하게 일으킬 수 있어서 각종 염증 질환에서 사용되고 있습니다. 그만큼 좋은 약이라고 볼 수 있죠. 하지만 스테로이드는 그만의 부작용을 가지고 있습니다. 쿠싱증후군이 대표적인데 '닥터단감의 의학이야기'에서 소개한 적이 있습니다. 어쨌든, 스테로이드를 과량 또는 장기간 사용하는 것은 그만한 대가를 치뤄야하는 경우가 있기 때문에 보통 천천히 감량해서 끊는 전략을 사용하곤 합니다. 하지만, 모든 환자에서 이런 전략이 성공적인 것은 아닙니다. 거부반응이 생기는 경우에 스테로이드를 강력하게 사용하는 경우가 많습니다. 물론 다른 약들을 높여서 조절하는 경우도 있지만 스테로이드가 효과가 워낙 확실한 편입니다. 하지만, 스테로이드는 부작용 때문에 대부분의 의사들이 사용에 있어서 주의를 하는 편이고 저 또한 최대한 줄여나가서 끊는 방향으로 접근하는 편입니다.

- Episode -

06 엠토르억제제

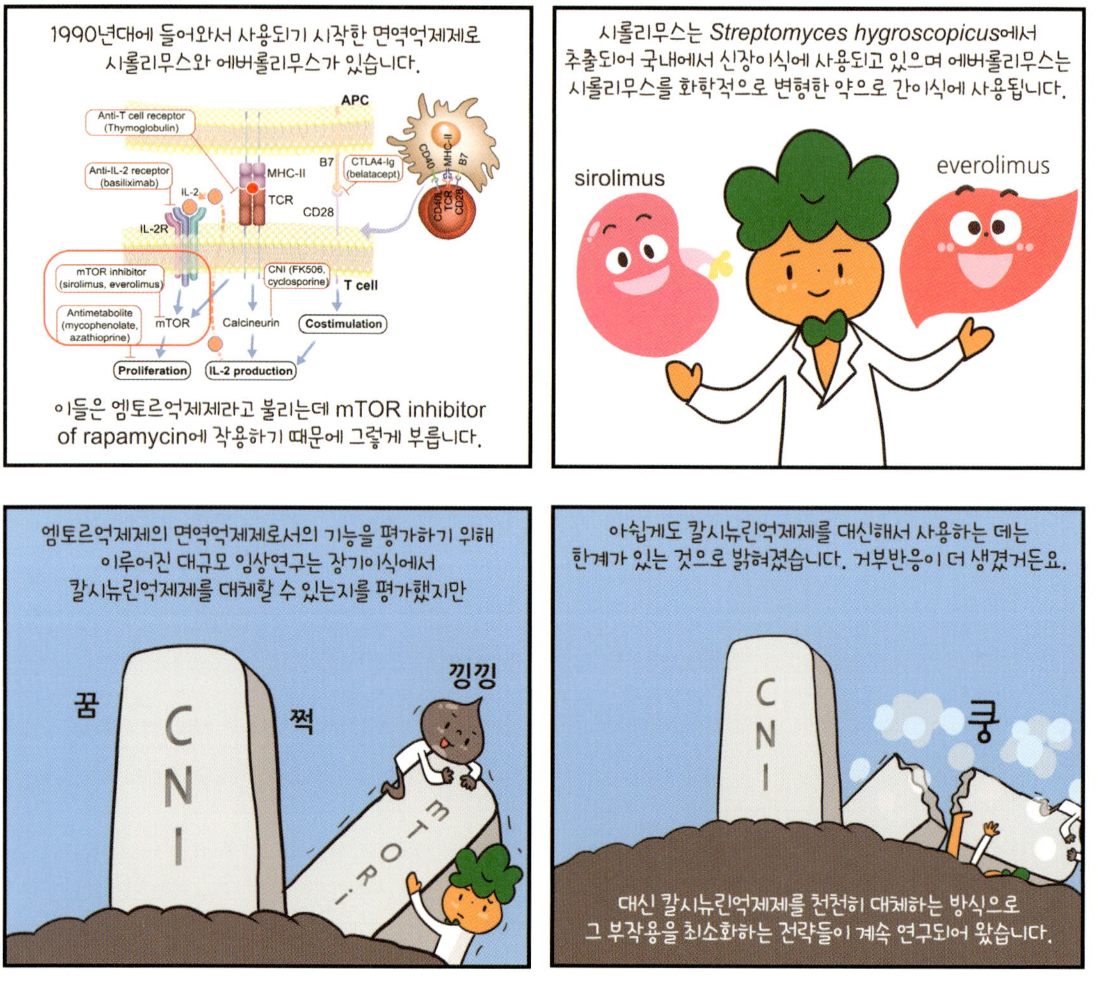

1990년대에 들어와서 사용되기 시작한 면역억제제로
시롤리무스와 에버롤리무스가 있습니다.
APC
Anti-T cell receptor (Thymoglobulin)
Anti-IL-2 receptor (basiliximab)
IL-2
IL-2R
MHC-II
TCR
B7
CTLA4-Ig (belatacept)
CD28
CD40
CD40L
mTOR inhibitor (sirolimus, everolimus)
Antimetabolite (mycophenolate, azathioprine)
CNI (FK506, cyclosporine)
T cell
mTOR
Calcineurin
Costimulation
Proliferation
IL-2 production
이들은 엠토르억제제라고 불리는데 mTOR inhibitor
of rapamycin에 작용하기 때문에 그렇게 부릅니다.
시롤리무스는 Streptomyces hygroscopicus에서
추출되어 국내에서 신장이식에 사용되고 있으며 에버롤리무스는
시롤리무스를 화학적으로 변형한 약으로 간이식에 사용됩니다.
sirolimus
everolimus
엠토르억제제의 면역억제제로서의 기능을 평가하기 위해
이루어진 대규모 임상연구는 장기이식에서
칼시뉴린억제제를 대체할 수 있는지를 평가했지만
낑낑
꿈
쩍
CNI
mTORi
아쉽게도 칼시뉴린억제제를 대신해서 사용하는 데는
한계가 있는 것으로 밝혀졌습니다. 거부반응이 더 생겼거든요.
CNI
쿵
대신 칼시뉴린억제제를 천천히 대체하는 방식으로
그 부작용을 최소화하는 전략들이 계속 연구되어 왔습니다.

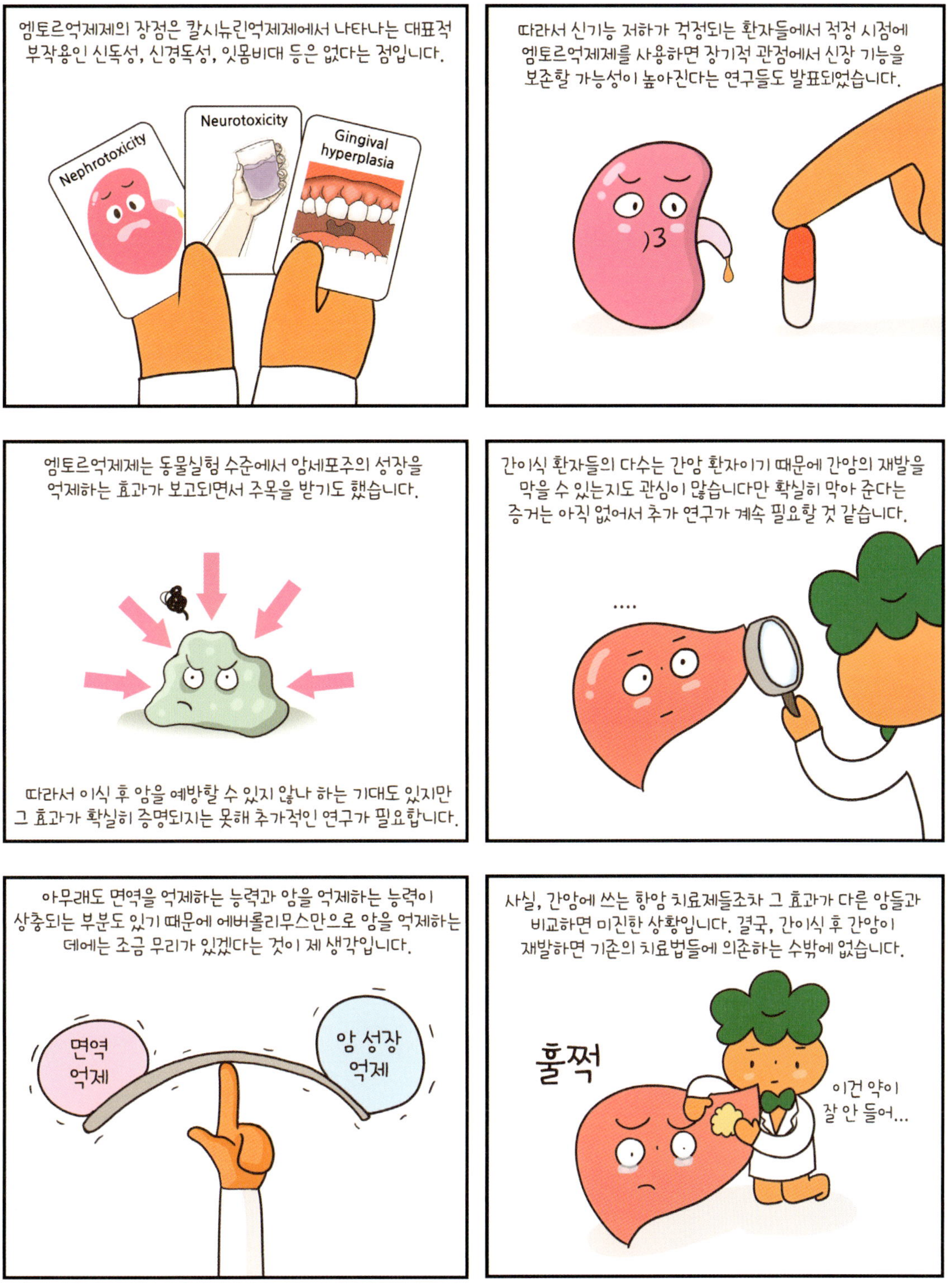
엠토르억제제의 장점은 칼시뉴린억제제에서 나타나는 대표적
부작용인 신독성, 신경독성, 잇몸비대 등은 없다는 점입니다.
Nephrotoxicity
Neurotoxicity
Gingival hyperplasia
따라서 신기능 저하가 걱정되는 환자들에서 적정 시점에
엠토르억제제를 사용하면 장기적 관점에서 신장 기능을
보존할 가능성이 높아진다는 연구들도 발표되었습니다.
엠토르억제제는 동물실험 수준에서 암세포주의 성장을
억제하는 효과가 보고되면서 주목을 받기도 했습니다.
따라서 이식 후 암을 예방할 수 있지 않나 하는 기대도 있지만
그 효과가 확실히 증명되지는 못해 추가적인 연구가 필요합니다.
간이식 환자들의 다수는 간암 환자이기 때문에 간암의 재발을
막을 수 있는지도 관심이 많습니다만 확실히 막아 준다는
증거는 아직 없어서 추가 연구가 계속 필요할 것 같습니다.
....
아무래도 면역을 억제하는 능력과 암을 억제하는 능력이
상충되는 부분도 있기 때문에 에버롤리무스만으로 암을 억제하는
데에는 조금 무리가 있겠다는 것이 제 생각입니다.
면역 억제
암 성장 억제
사실, 간암에 쓰는 항암 치료제들조차 그 효과가 다른 암들과
비교하면 미진한 상황입니다. 결국, 간이식 후 간암이
재발하면 기존의 치료법들에 의존하는 수밖에 없습니다.
훌쩍
이건 약이
잘 안 들어...

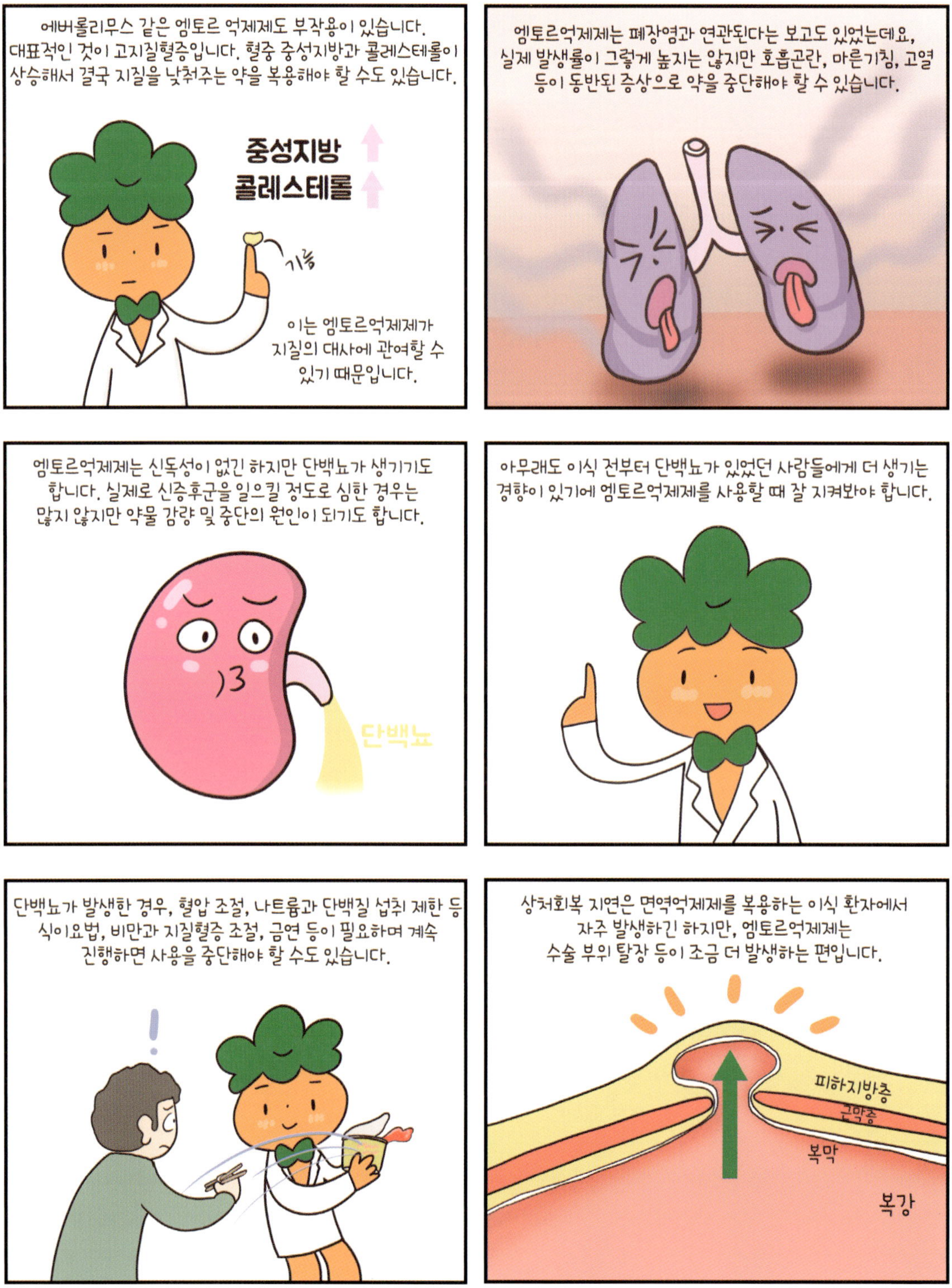
에버롤리무스 같은 엠토르 억제제도 부작용이 있습니다.
대표적인 것이 고지질혈증입니다. 혈중 중성지방과 콜레스테롤이
상승해서 결국 지질을 낮춰주는 약을 복용해야 할 수도 있습니다.
중성지방
콜레스테롤
기름
이는 엠토르억제제가
지질의 대사에 관여할 수
있기 때문입니다.
엠토르억제제는 폐장염과 연관된다는 보고도 있었는데요,
실제 발생률이 그렇게 높지는 않지만 호흡곤란, 마른기침, 고열
등이 동반된 증상으로 약을 중단해야 할 수 있습니다.
엠토르억제제는 신독성이 없긴 하지만 단백뇨가 생기기도
합니다. 실제로 신증후군을 일으킬 정도로 심한 경우는
많지 않지만 약물 감량 및 중단의 원인이 되기도 합니다.
단백뇨
아무래도 이식 전부터 단백뇨가 있었던 사람들에게 더 생기는
경향이 있기에 엠토르억제제를 사용할 때 잘 지켜봐야 합니다.
단백뇨가 발생한 경우, 혈압 조절, 나트륨과 단백질 섭취 제한 등
식이요법, 비만과 지질혈증 조절, 금연 등이 필요하며 계속
진행하면 사용을 중단해야 할 수도 있습니다.
!
상처회복 지연은 면역억제제를 복용하는 이식 환자에서
자주 발생하긴 하지만, 엠토르억제제는
수술 부위 탈장 등이 조금 더 발생하는 편입니다.
피하지방층
근막층
복막
복강

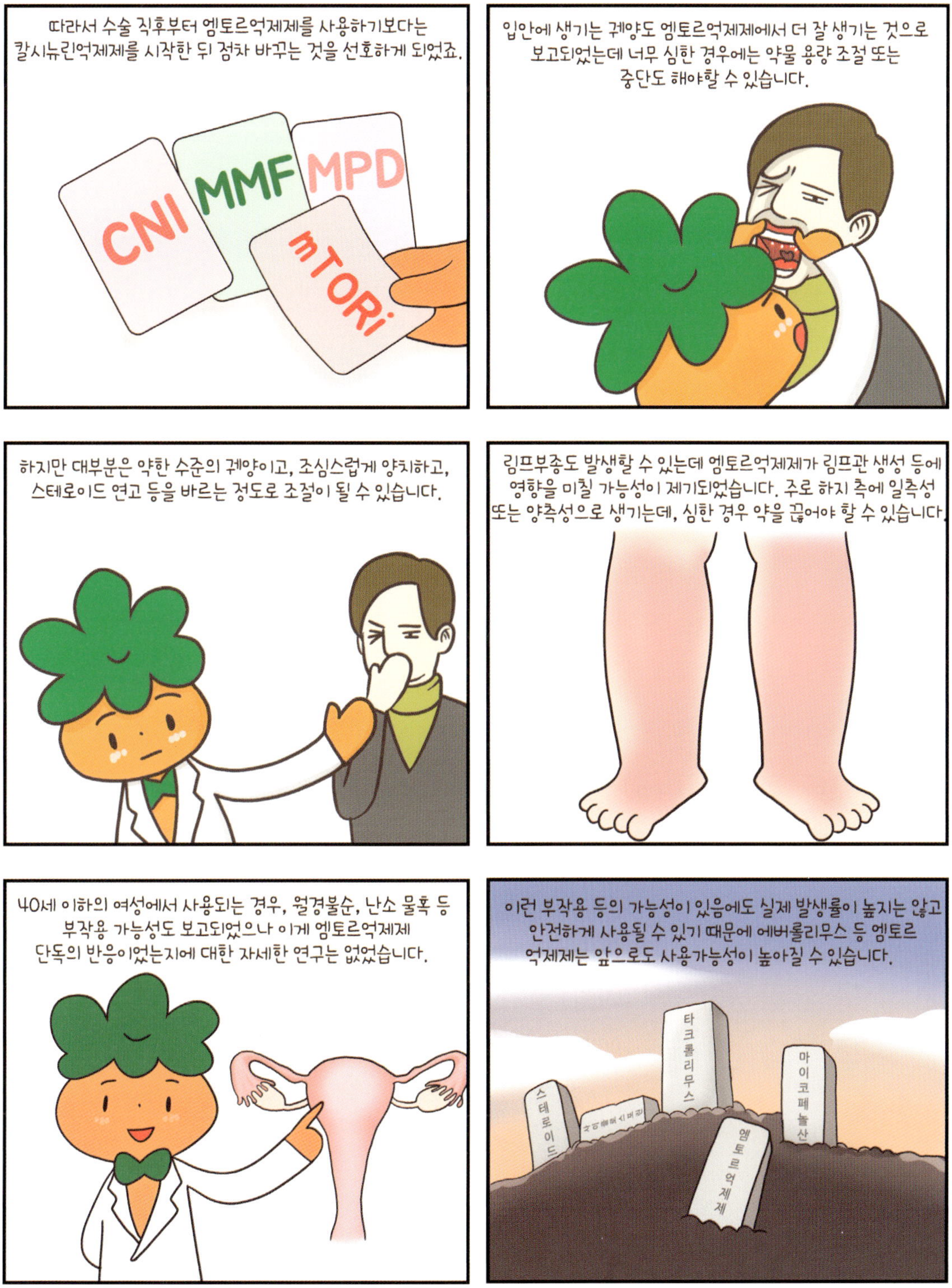
따라서 수술 직후부터 엠토르억제제를 사용하기보다는
칼시뉴린억제제를 시작한 뒤 점차 바꾸는 것을 선호하게 되었죠.
CNI
MMF
MPD
mTORi
입안에 생기는 궤양도 엠토르억제제에서 더 잘 생기는 것으로
보고되었는데 너무 심한 경우에는 약물 용량 조절 또는
중단도 해야할 수 있습니다.
하지만 대부분은 약한 수준의 궤양이고, 조심스럽게 양치하고,
스테로이드 연고 등을 바르는 정도로 조절이 될 수 있습니다.
림프부종도 발생할 수 있는데 엠토르억제제가 림프관 생성 등에
영향을 미칠 가능성이 제기되었습니다. 주로 하지 측에 일측성
또는 양측성으로 생기는데, 심한 경우 약을 끊어야 할 수 있습니다.
40세 이하의 여성에서 사용되는 경우, 월경불순, 난소 물혹 등
부작용 가능성도 보고되었으나 이게 엠토르억제제
단독의 반응이었는지에 대한 자세한 연구는 없었습니다.
이런 부작용 등의 가능성이 있음에도 실제 발생률이 높지는 않고
안전하게 사용될 수 있기 때문에 에버롤리무스 등 엠토르
억제제는 앞으로도 사용가능성이 높아질 수 있습니다.
타크롤리무스
마이코페놀산
스테로이드
엠토르억제제

episode 06

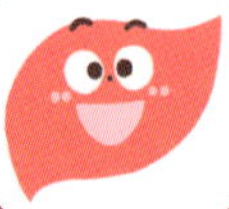

엠토르억제제

엠토르억제제는 비교적 최근에 각광을 받고 있는 약입니다. 간이식에서는 에버롤리무스(everolimus)가 사용되고 있죠. 이 약의 장점으로 주목받고 있는 부분은 첫째는 신독성의 문제가 없다는 점이고, 둘째는 항종양 효과에 대한 기대 때문입니다. 칼시뉴린 억제제는 신장에서 해로울 수 있다는 단점이 있습니다. 많은 연구에서 엠토르억제제를 병용한 경우 칼시뉴린 억제제의 용량을 줄일 수 있었고 신장을 보호할 수 있었다고 보고하고 있습니다. 상당히 매력적인 부분이죠. 항종양효과는 사실 그 인과관계가 확실히 강력하게 나온 연구는 별로 없긴 합니다. 하지만 칼시뉴린 억제제가 이식 이후의 암 발생과 어느 정도 연관성이 있다고 보고되고 있는 만큼 엠토르억제제를 사용함으로써 그런 부분에 대한 부분을 줄일 수 있다는 기대도 있습니다.

하지만 엠토르억제제는 그 나름의 단점을 가지고 있습니다. 수술 직후에 바로 쓰기에는 간동맥폐색이나 상처 벌어짐 장기적으로는 탈장 등의 문제 등이 보고되어서 사용되지 않는 편입니다. 특히 수술 부위가 다 붙은 뒤에 나중에 해당 부위에 탈장이 생기는 경우가 꽤 많이 있는 편이라서 사용에 주의가 요구됩니다. 그 외에도 고지혈증 등은 꽤 자주 오는 편이고 신독성은 없다고 하지만 단백뇨 등의 발생으로 신장에 부담을 줄 수도 있기 때문에 이에 대한 면밀한 관찰이 필요합니다. 무엇보다 엠토르억제제는 칼시뉴린억제제에 비해서 면역억제 기능이 조금 떨어지는 편입니다. 따라서 칼시뉴린억제제를 완전히 대체하는데 한계가 있고 보조적인 목적으로 앞으로도 활용이 많이 될 것으로 보입니다.

PART 04

간이식과 감염

- Episode -

01

세균감염

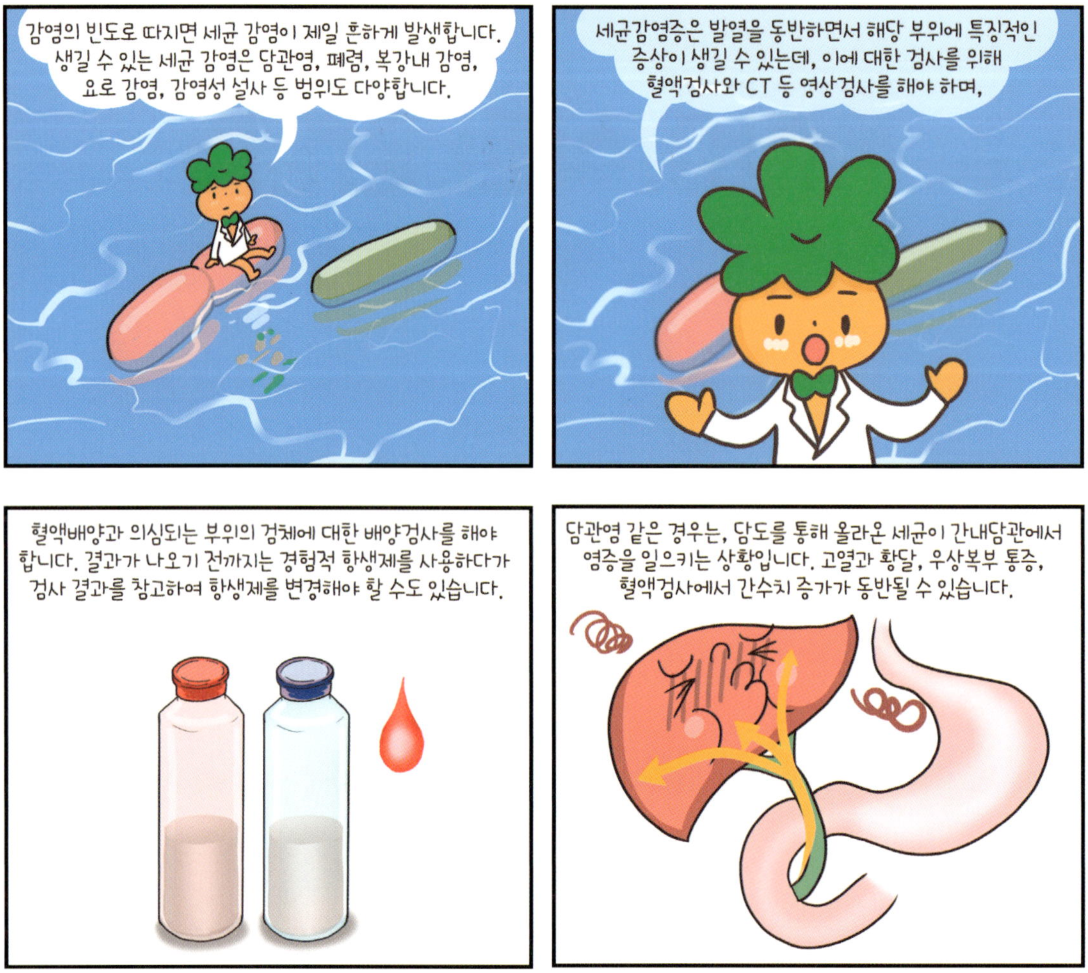

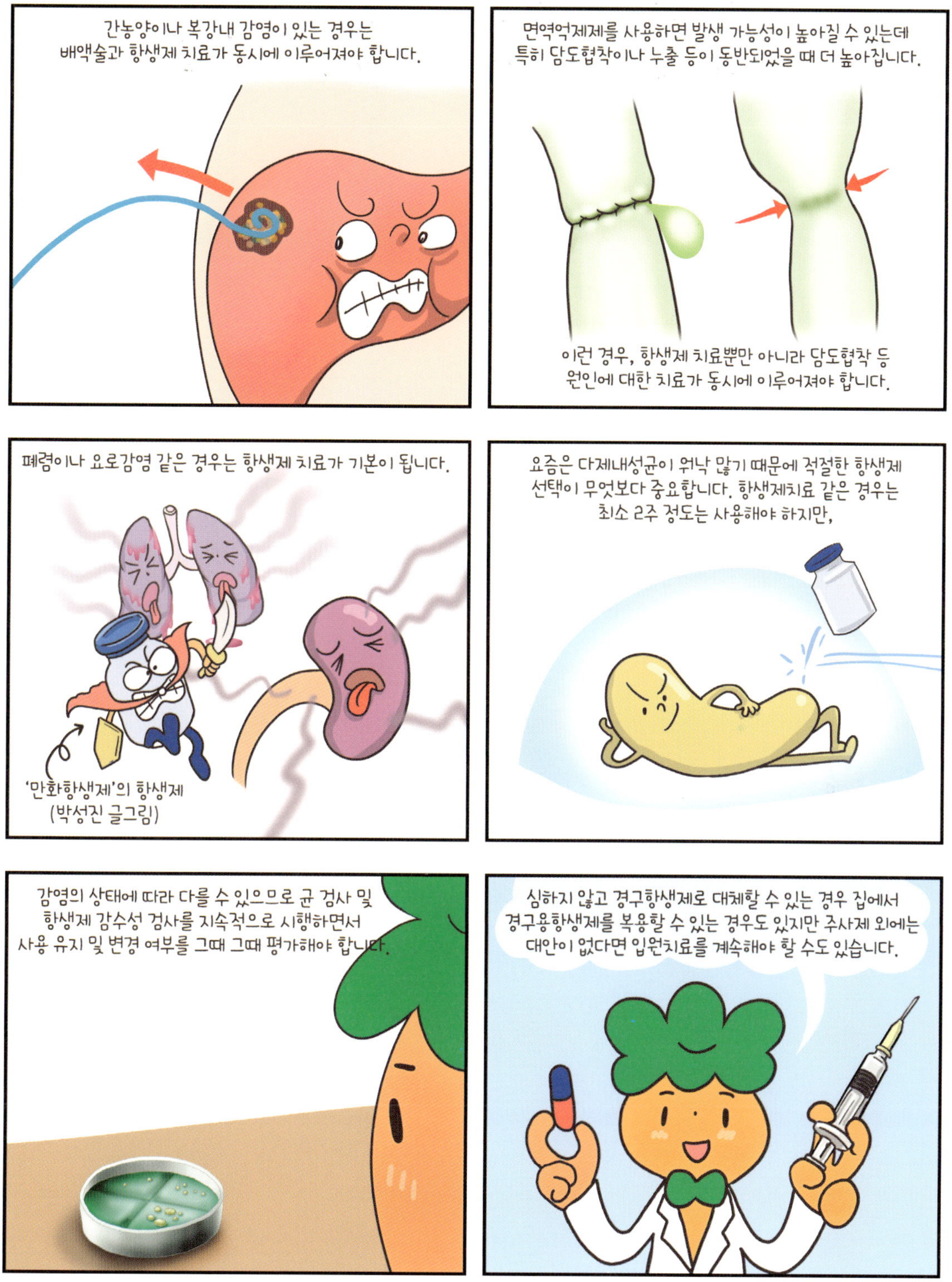
간농양이나 복강내 감염이 있는 경우는
배액술과 항생제 치료가 동시에 이루어져야 합니다.
면역억제제를 사용하면 발생 가능성이 높아질 수 있는데
특히 담도협착이나 누출 등이 동반되었을 때 더 높아집니다.
이런 경우, 항생제 치료뿐만 아니라 담도협착 등
원인에 대한 치료가 동시에 이루어져야 합니다.
폐렴이나 요로감염 같은 경우는 항생제 치료가 기본이 됩니다.
'만화항생제'의 항생제
(박성진 글그림)
요즘은 다제내성균이 워낙 많기 때문에 적절한 항생제
선택이 무엇보다 중요합니다. 항생제치료 같은 경우는
최소 2주 정도는 사용해야 하지만,
감염의 상태에 따라 다를 수 있으므로 균 검사 및
항생제 감수성 검사를 지속적으로 시행하면서
사용 유지 및 변경 여부를 그때 그때 평가해야 합니다.
심하지 않고 경구항생제로 대체할 수 있는 경우 집에서
경구용항생제를 복용할 수 있는 경우도 있지만 주사제 외에는
대안이 없다면 입원치료를 계속해야 할 수도 있습니다.

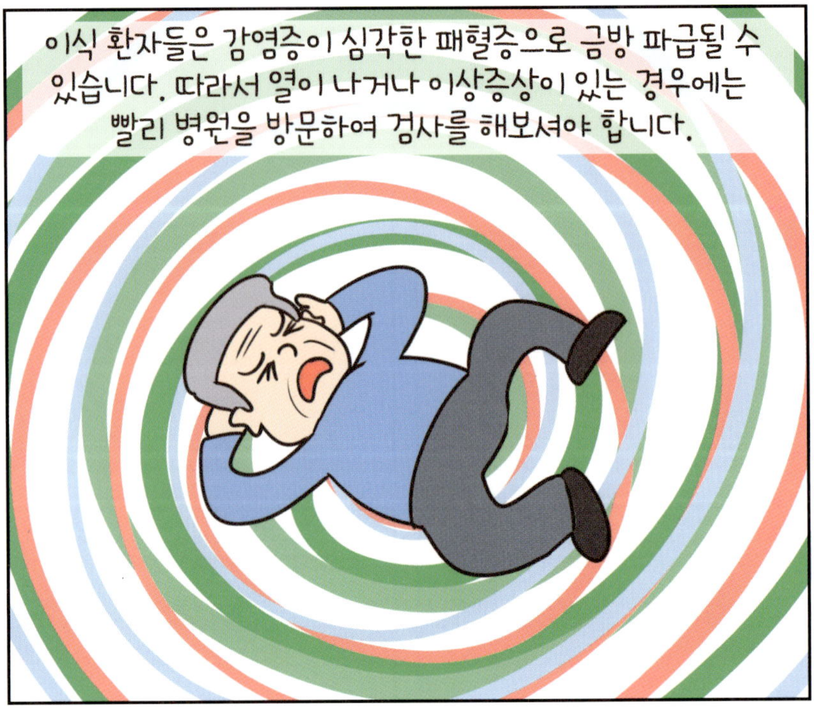
이식 환자들은 감염증이 심각한 패혈증으로 금방 파급될 수
있습니다. 따라서 열이 나거나 이상증상이 있는 경우에는
빨리 병원을 방문하여 검사를 해보셔야 합니다.

- Episode -

02 바이러스감염

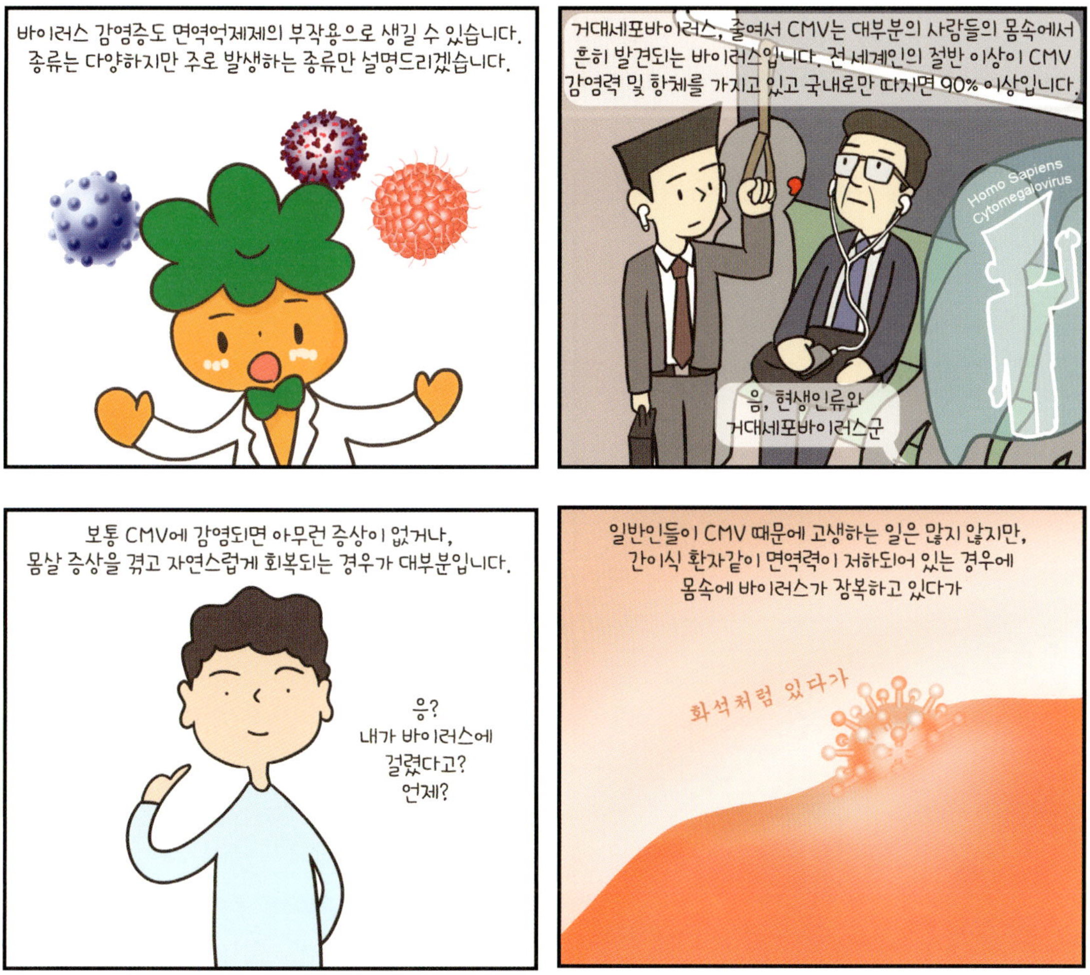
바이러스 감염증도 면역억제제의 부작용으로 생길 수 있습니다. 종류는 다양하지만 주로 발생하는 종류만 설명드리겠습니다.
거대세포바이러스, 줄여서 CMV는 대부분의 사람들의 몸속에서 흔히 발견되는 바이러스입니다. 전 세계인의 절반 이상이 CMV 감염력 및 항체를 가지고 있고 국내로만 따지면 90% 이상입니다.
Homo Sapiens Cytomegalovirus
음, 현생인류와 거대세포바이러스군
보통 CMV에 감염되면 아무런 증상이 없거나, 몸살 증상을 겪고 자연스럽게 회복되는 경우가 대부분입니다.
응? 내가 바이러스에 걸렸다고? 언제?
일반인들이 CMV 때문에 고생하는 일은 많지 않지만, 간이식 환자같이 면역력이 저하되어 있는 경우에 몸속에 바이러스가 잠복하고 있다가
화석처럼 있다가

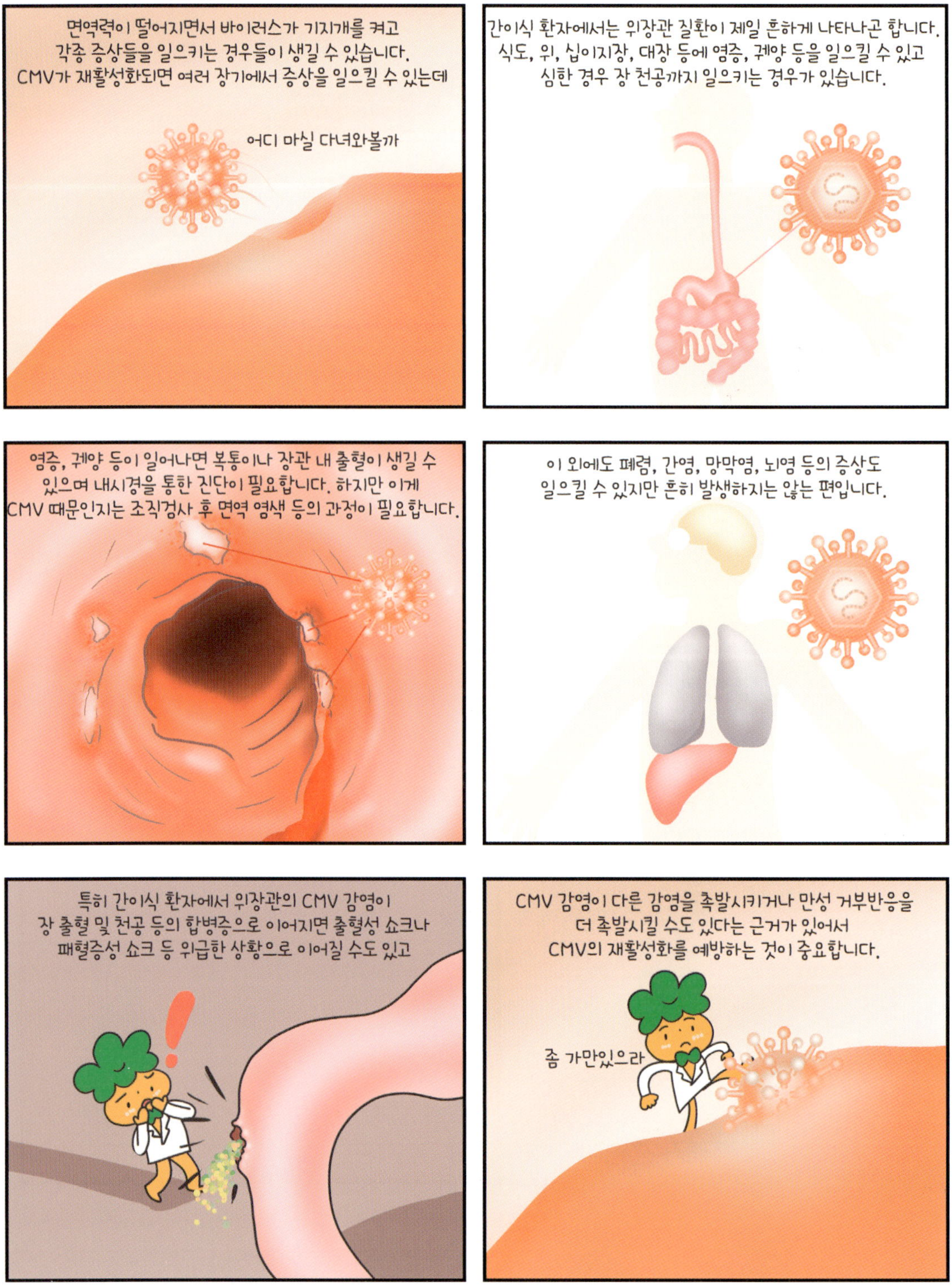
면역력이 떨어지면서 바이러스가 기지개를 켜고
각종 증상들을 일으키는 경우들이 생길 수 있습니다.
CMV가 재활성화되면 여러 장기에서 증상을 일으킬 수 있는데
어디 마실 다녀와볼까
간이식 환자에서는 위장관 질환이 제일 흔하게 나타나곤 합니다.
식도, 위, 십이지장, 대장 등에 염증, 궤양 등을 일으킬 수 있고
심한 경우 장 천공까지 일으키는 경우가 있습니다.
염증, 궤양 등이 일어나면 복통이나 장관 내 출혈이 생길 수
있으며 내시경을 통한 진단이 필요합니다. 하지만 이게
CMV 때문인지는 조직검사 후 면역 염색 등의 과정이 필요합니다.
이 외에도 폐렴, 간염, 망막염, 뇌염 등의 증상도
일으킬 수 있지만 흔히 발생하지는 않는 편입니다.
특히 간이식 환자에서 위장관의 CMV 감염이
장 출혈 및 천공 등의 합병증으로 이어지면 출혈성 쇼크나
패혈증성 쇼크 등 위급한 상황으로 이어질 수도 있고
CMV 감염이 다른 감염을 촉발시키거나 만성 거부반응을
더 촉발시킬 수도 있다는 근거가 있어서
CMV의 재활성화를 예방하는 것이 중요합니다.
좀 가만있으라

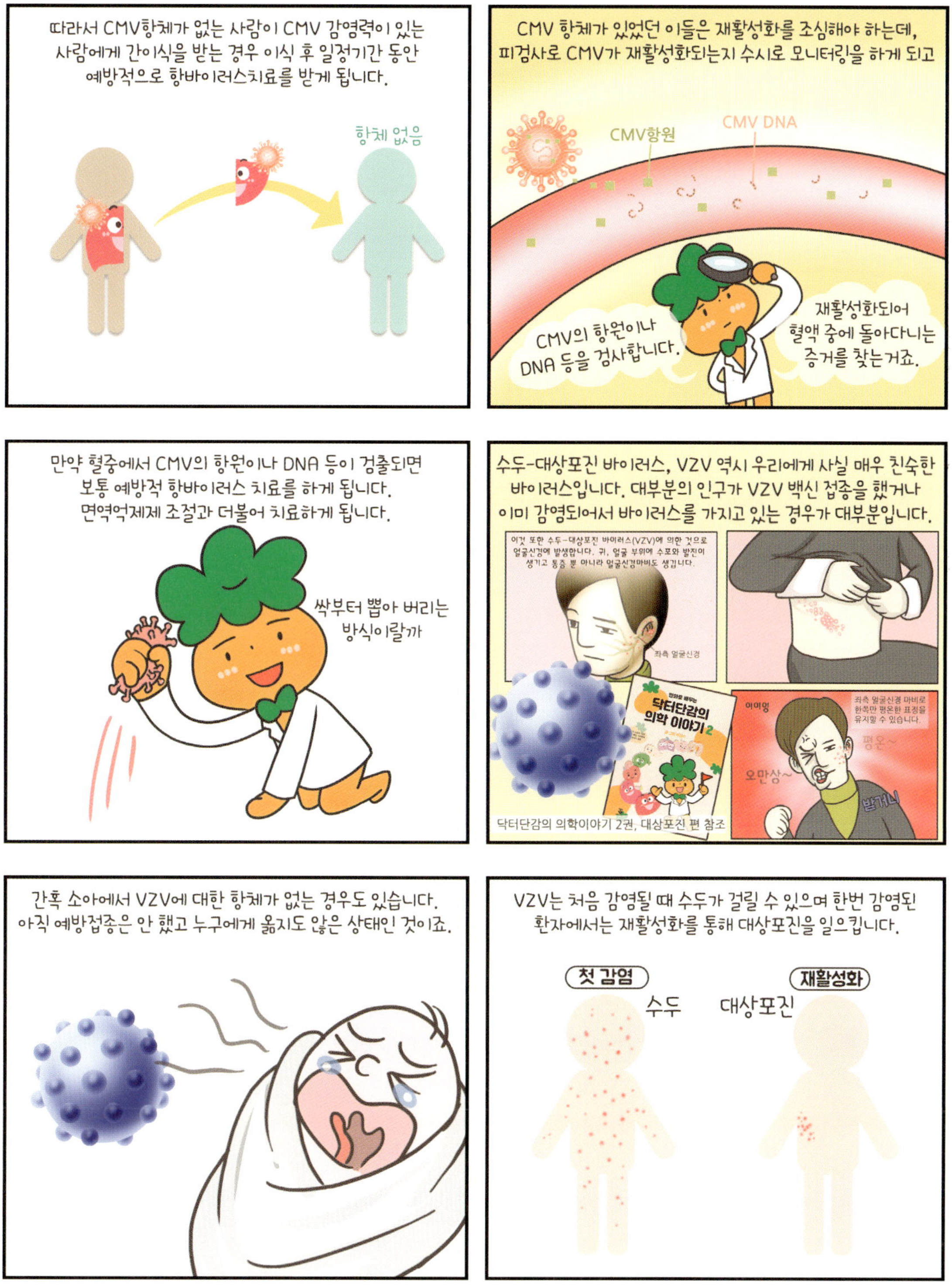
따라서 CMV항체가 없는 사람이 CMV 감염력이 있는 사람에게 간이식을 받는 경우 이식 후 일정기간 동안 예방적으로 항바이러스치료를 받게 됩니다.
항체 없음
CMV 항체가 있었던 이들은 재활성화를 조심해야 하는데, 피검사로 CMV가 재활성화되는지 수시로 모니터링을 하게 되고
CMV항원
CMV DNA
CMV의 항원이나 DNA 등을 검사합니다.
재활성화되어 혈액 중에 돌아다니는 증거를 찾는거죠.
만약 혈중에서 CMV의 항원이나 DNA 등이 검출되면 보통 예방적 항바이러스 치료를 하게 됩니다. 면역억제제 조절과 더불어 치료하게 됩니다.
싹부터 뽑아 버리는 방식이랄까
수두-대상포진 바이러스, VZV 역시 우리에게 사실 매우 친숙한 바이러스입니다. 대부분의 인구가 VZV 백신 접종을 했거나 이미 감염되어서 바이러스를 가지고 있는 경우가 대부분입니다.
이것 또한 수두-대상포진 바이러스(VZV)에 의한 것으로 얼굴신경에 발생합니다. 귀, 얼굴 부위에 수포와 발진이 생기고 통증 뿐 아니라 얼굴신경마비도 생깁니다.
좌측 얼굴신경
닥터단감의 의학 이야기 2
이이잉
좌측 얼굴신경 마비로 한쪽만 평온한 표정을 유지할 수 있습니다.
평온~
오만상~
발거니
닥터단감의 의학이야기 2권, 대상포진 편 참조
간혹 소아에서 VZV에 대한 항체가 없는 경우도 있습니다. 아직 예방접종은 안 했고 누구에게 옮지도 않은 상태인 것이죠.
VZV는 처음 감염될 때 수두가 걸릴 수 있으며 한번 감염된 환자에서는 재활성화를 통해 대상포진을 일으킵니다.
첫 감염
수두
대상포진
재활성화

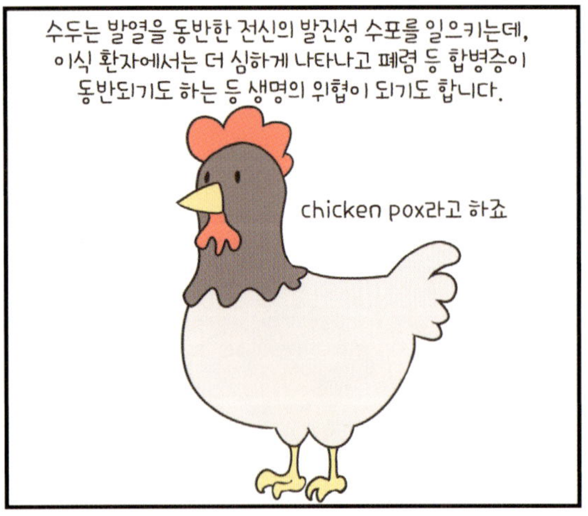
수두는 발열을 동반한 전신의 발진성 수포를 일으키는데,
이식 환자에서는 더 심하게 나타나고 폐렴 등 합병증이
동반되기도 하는 등 생명의 위협이 되기도 합니다.
chicken pox라고 하죠

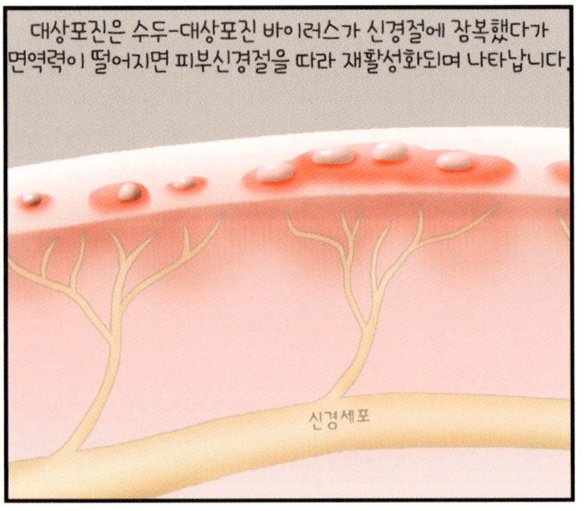
대상포진은 수두-대상포진 바이러스가 신경절에 잠복했다가
면역력이 떨어지면 피부신경절을 따라 재활성화되며 나타납니다.
신경세포

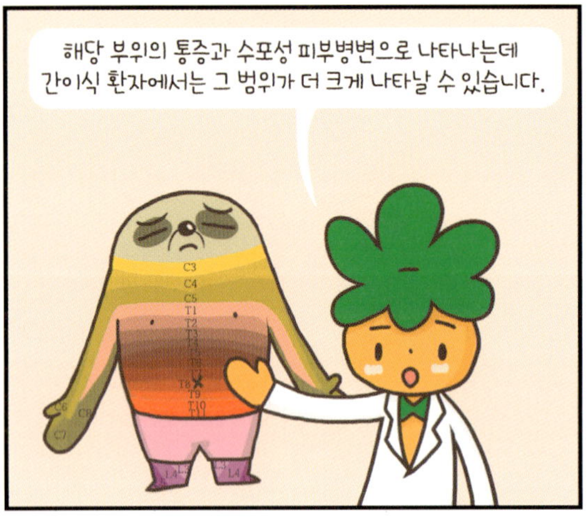
해당 부위의 통증과 수포성 피부병변으로 나타나는데
간이식 환자에서는 그 범위가 더 크게 나타날 수 있습니다.

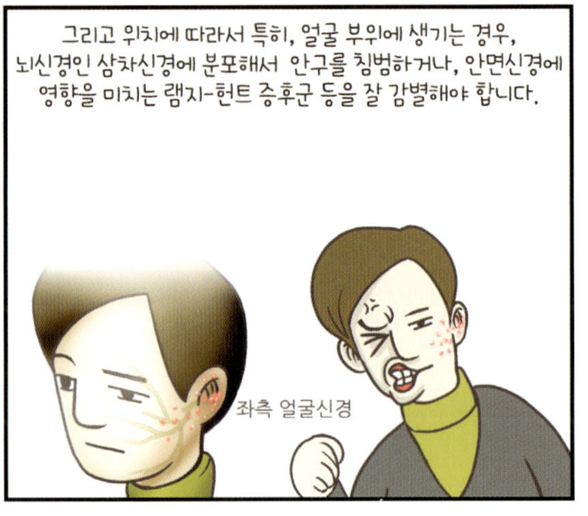
그리고 위치에 따라서 특히, 얼굴 부위에 생기는 경우,
뇌신경인 삼차신경에 분포해서 안구를 침범하거나, 안면신경에
영향을 미치는 램지-헌트 증후군 등을 잘 감별해야 합니다.
좌측 얼굴신경

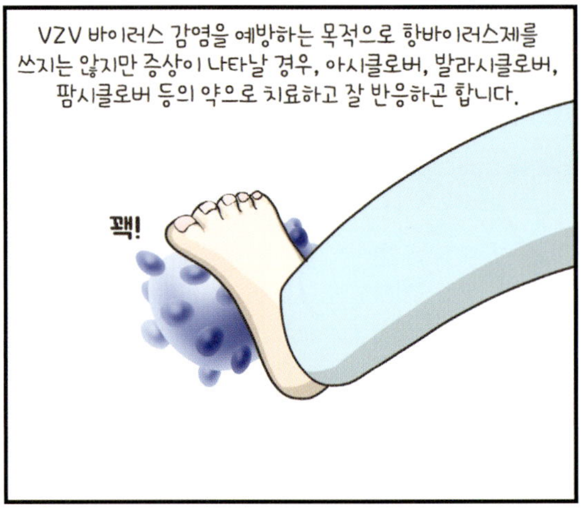
VZV 바이러스 감염을 예방하는 목적으로 항바이러스제를
쓰지는 않지만 증상이 나타날 경우, 아시클로버, 발라시클로버,
팜시클로버 등의 약으로 치료하고 잘 반응하곤 합니다.
꽥!

- Episode -

03

진균감염

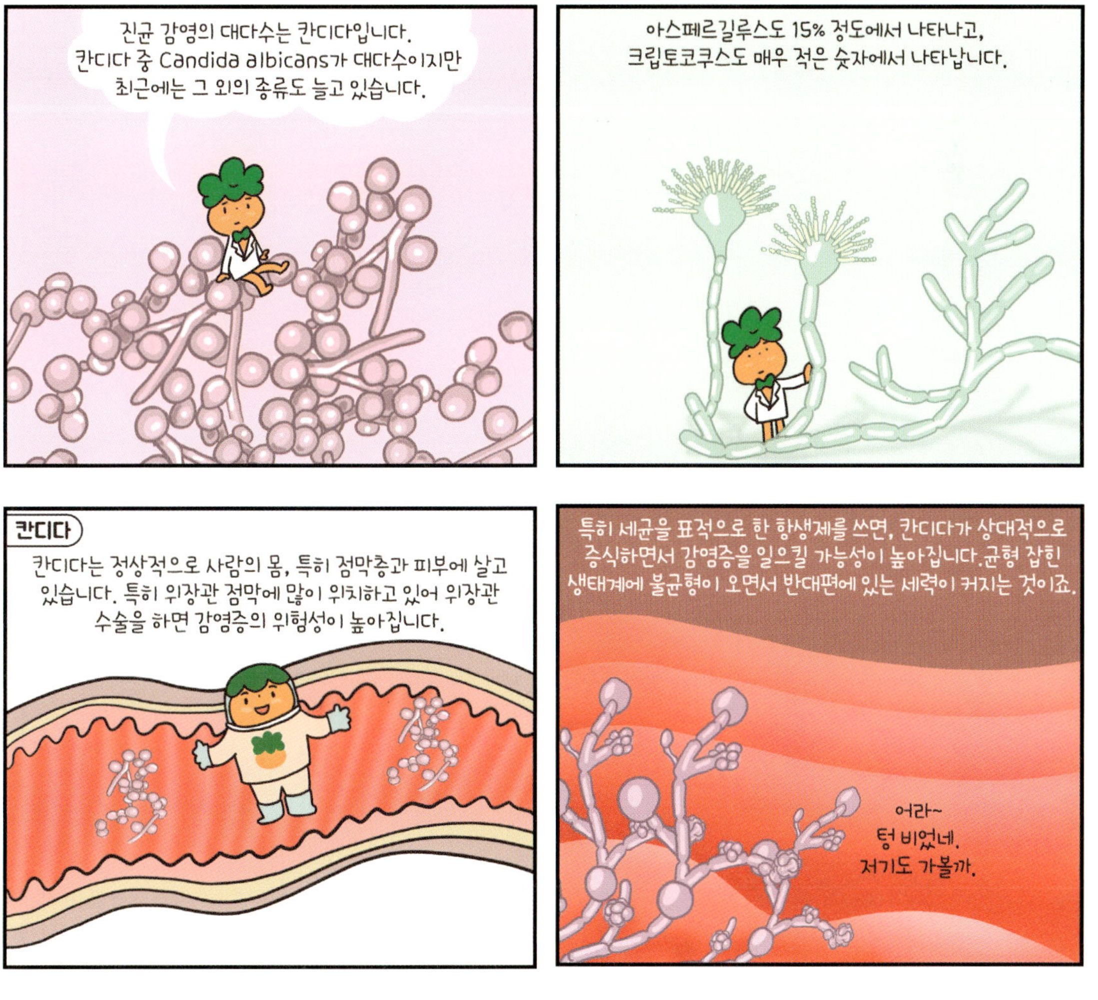
진균 감염의 대다수는 칸디다입니다.
칸디다 중 Candida albicans가 대다수이지만
최근에는 그 외의 종류도 늘고 있습니다.
아스페르길루스도 15% 정도에서 나타나고,
크립토코쿠스도 매우 적은 숫자에서 나타납니다.
칸디다
칸디다는 정상적으로 사람의 몸, 특히 점막층과 피부에 살고 있습니다. 특히 위장관 점막에 많이 위치하고 있어 위장관 수술을 하면 감염증의 위험성이 높아집니다.
특히 세균을 표적으로 한 항생제를 쓰면, 칸디다가 상대적으로 증식하면서 감염증을 일으킬 가능성이 높아집니다.균형 잡힌 생태계에 불균형이 오면서 반대편에 있는 세력이 커지는 것이죠.
어라~
텅 비었네.
저기도 가볼까.

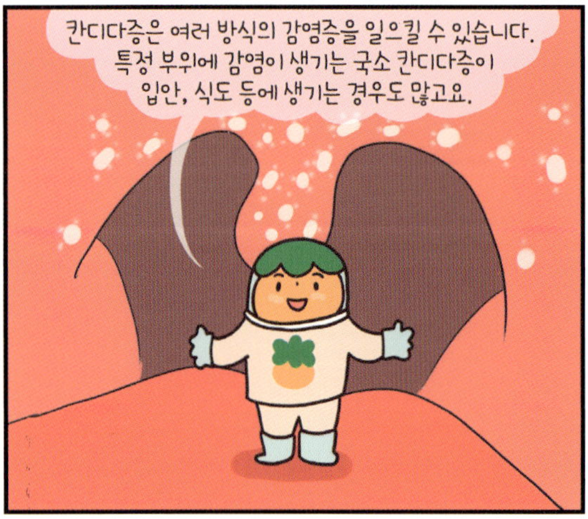
칸디다증은 여러 방식의 감염증을 일으킬 수 있습니다.
특정 부위에 감염이 생기는 국소 칸디다증이
입안, 식도 등에 생기는 경우도 많고요.

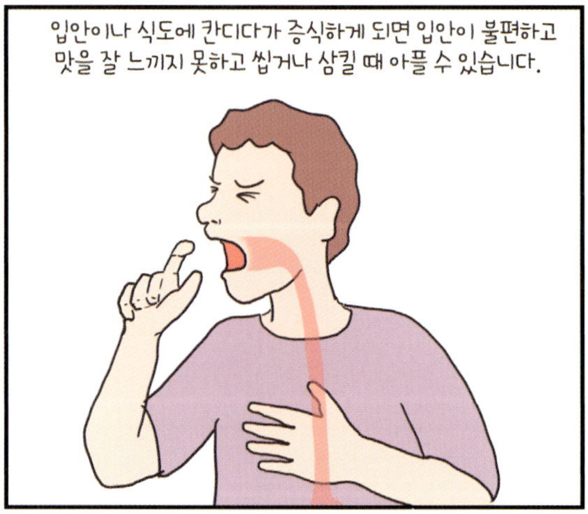
입안이나 식도에 칸디다가 증식하게 되면 입안이 불편하고
맛을 잘 느끼지 못하고 씹거나 삼킬 때 아플 수 있습니다.

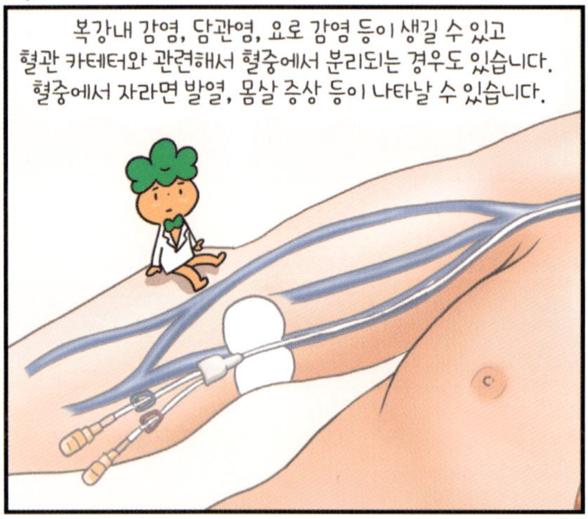
복강내 감염, 담관염, 요로 감염 등이 생길 수 있고
혈관 카테터와 관련해서 혈중에서 분리되는 경우도 있습니다.
혈중에서 자라면 발열, 몸살 증상 등이 나타날 수 있습니다.

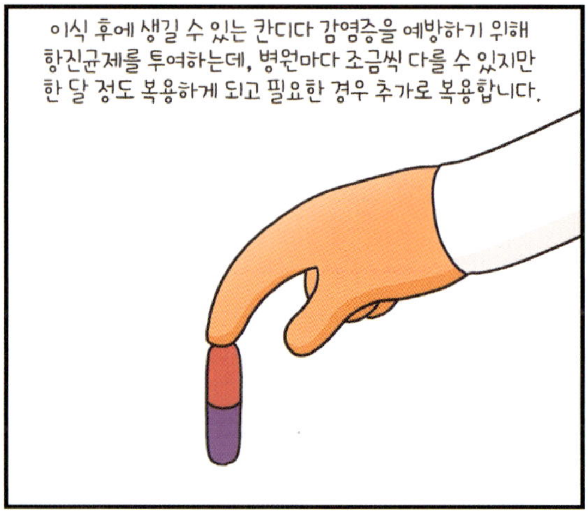
이식 후에 생길 수 있는 칸디다 감염증을 예방하기 위해
항진균제를 투여하는데, 병원마다 조금씩 다를 수 있지만
한 달 정도 복용하게 되고 필요한 경우 추가로 복용합니다.

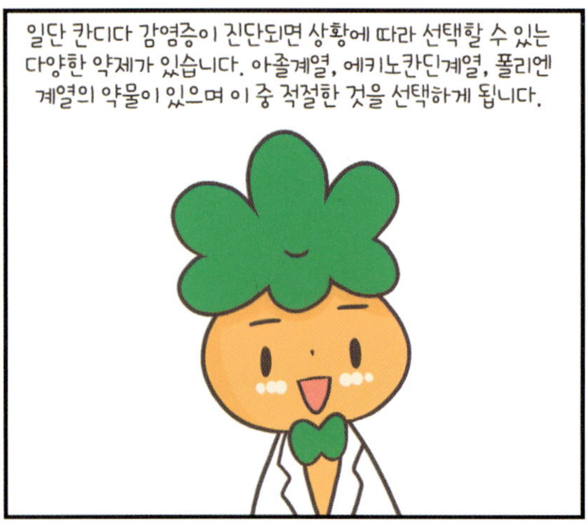
일단 칸디다 감염증이 진단되면 상황에 따라 선택할 수 있는
다양한 약제가 있습니다. 아졸계열, 에키노칸딘계열, 폴리엔
계열의 약물이 있으며 이 중 적절한 것을 선택하게 됩니다.

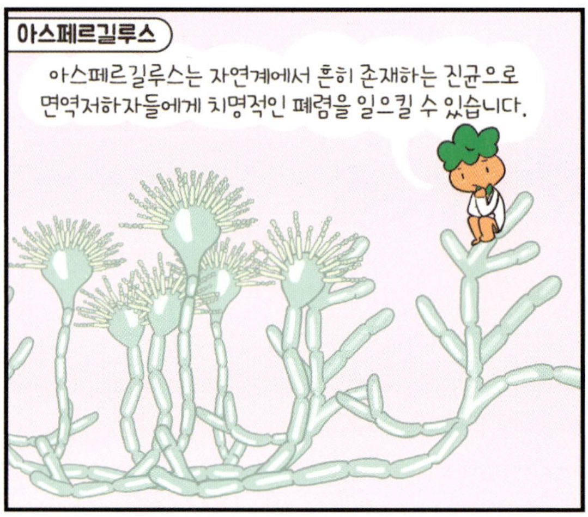
아스페르길루스
아스페르길루스는 자연계에서 흔히 존재하는 진균으로
면역저하자들에게 치명적인 폐렴을 일으킬 수 있습니다.

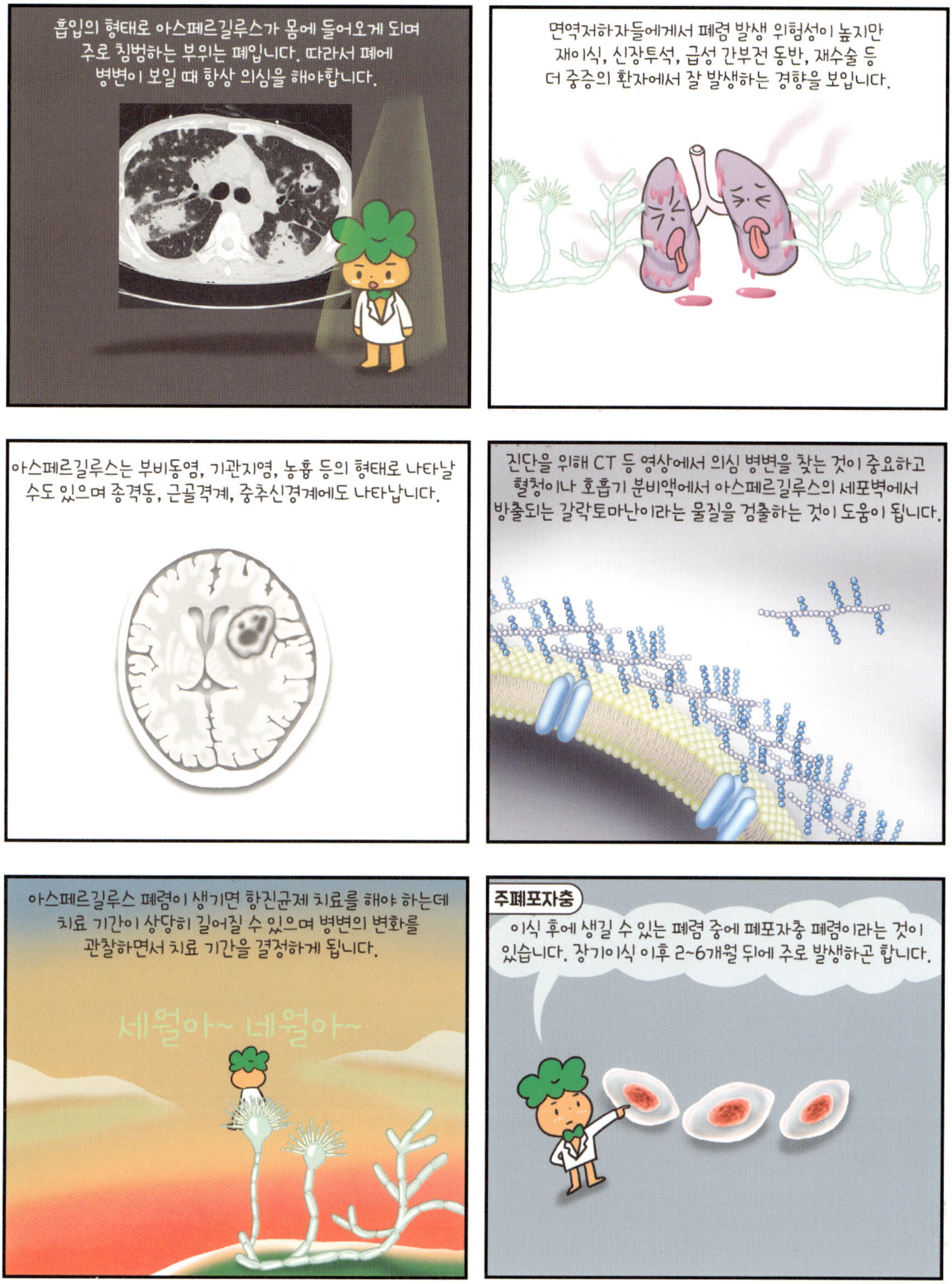
흡입의 형태로 아스페르길루스가 몸에 들어오게 되며
주로 침범하는 부위는 폐입니다. 따라서 폐에
병변이 보일 때 항상 의심을 해야합니다.
면역저하자들에게서 폐렴 발생 위험성이 높지만
재이식, 신장투석, 급성 간부전 동반, 재수술 등
더 중증의 환자에서 잘 발생하는 경향을 보입니다.
아스페르길루스는 부비동염, 기관지염, 농흉 등의 형태로 나타날
수도 있으며 종격동, 근골격계, 중추신경계에도 나타납니다.
진단을 위해 CT 등 영상에서 의심 병변을 찾는 것이 중요하고
혈청이나 호흡기 분비액에서 아스페르길루스의 세포벽에서
방출되는 갈락토마난이라는 물질을 검출하는 것이 도움이 됩니다.
아스페르길루스 폐렴이 생기면 항진균제 치료를 해야 하는데
치료 기간이 상당히 길어질 수 있으며 병변의 변화를
관찰하면서 치료 기간을 결정하게 됩니다.
세월아~ 네월아~
주폐포자충
이식 후에 생길 수 있는 폐렴 중에 폐포자충 폐렴이라는 것이
있습니다. 장기이식 이후 2~6개월 뒤에 주로 발생하곤 합니다.

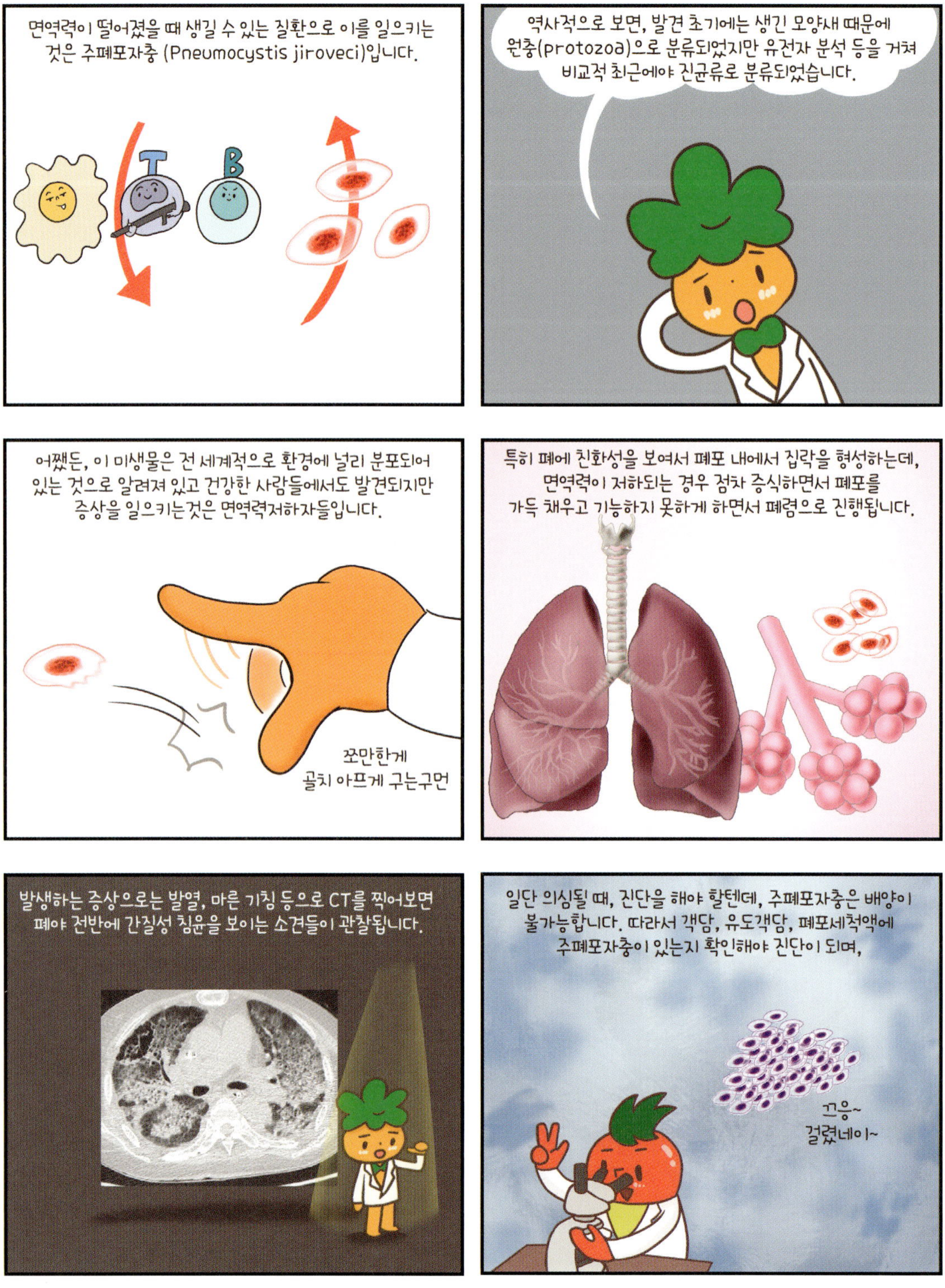
면역력이 떨어졌을 때 생길 수 있는 질환으로 이를 일으키는
것은 주폐포자충 (Pneumocystis jiroveci)입니다.
T
B
역사적으로 보면, 발견 초기에는 생긴 모양새 때문에
원충(protozoa)으로 분류되었지만 유전자 분석 등을 거쳐
비교적 최근에야 진균류로 분류되었습니다.
어쨌든, 이 미생물은 전 세계적으로 환경에 널리 분포되어
있는 것으로 알려져 있고 건강한 사람들에서도 발견되지만
증상을 일으키는것은 면역력저하자들입니다.
쪼만한게
골치 아프게 구는구먼
특히 폐에 친화성을 보여서 폐포 내에서 집락을 형성하는데,
면역력이 저하되는 경우 점차 증식하면서 폐포를
가득 채우고 기능하지 못하게 하면서 폐렴으로 진행됩니다.
발생하는 증상으로는 발열, 마른 기침 등으로 CT를 찍어보면
폐야 전반에 간질성 침윤을 보이는 소견들이 관찰됩니다.
일단 의심될 때, 진단을 해야 할텐데, 주폐포자충은 배양이
불가능합니다. 따라서 객담, 유도객담, 폐포세척액에
주폐포자충이 있는지 확인해야 진단이 되며,
끄응~
걸렸네이~

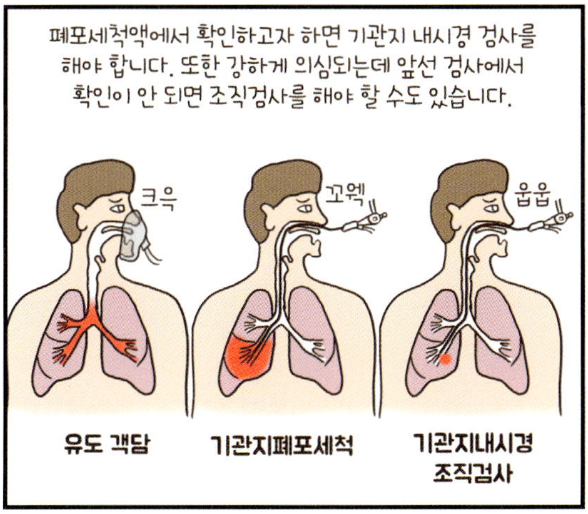
폐포세척액에서 확인하고자 하면 기관지 내시경 검사를
해야 합니다. 또한 강하게 의심되는데 앞선 검사에서
확인이 안 되면 조직검사를 해야 할 수도 있습니다.
크윽
고웩
읍읍
유도 객담
기관지폐포세척
기관지내시경
조직검사

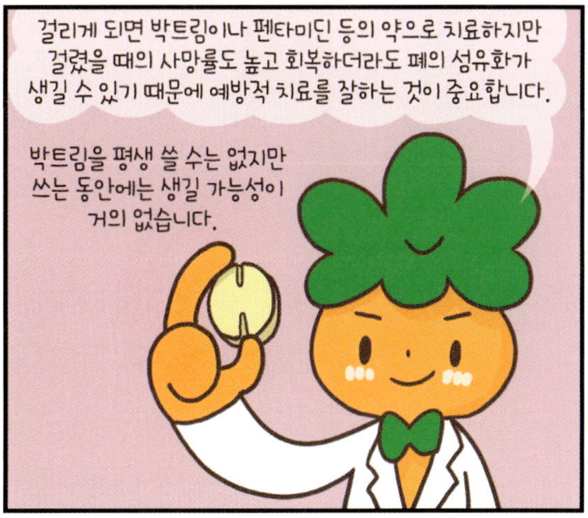
걸리게 되면 박트림이나 펜타미딘 등의 약으로 치료하지만
걸렸을 때의 사망률도 높고 회복하더라도 폐의 섬유화가
생길 수 있기 때문에 예방적 치료를 잘하는 것이 중요합니다.
박트림을 평생 쓸 수는 없지만
쓰는 동안에는 생길 가능성이
거의 없습니다.

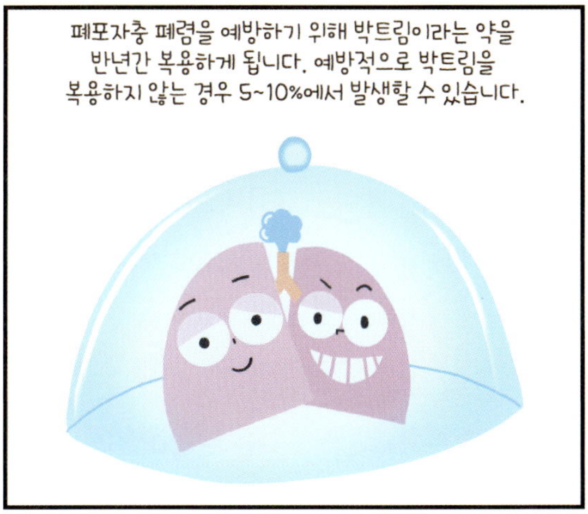
폐포자충 폐렴을 예방하기 위해 박트림이라는 약을
반년간 복용하게 됩니다. 예방적으로 박트림을
복용하지 않는 경우 5~10%에서 발생할 수 있습니다.

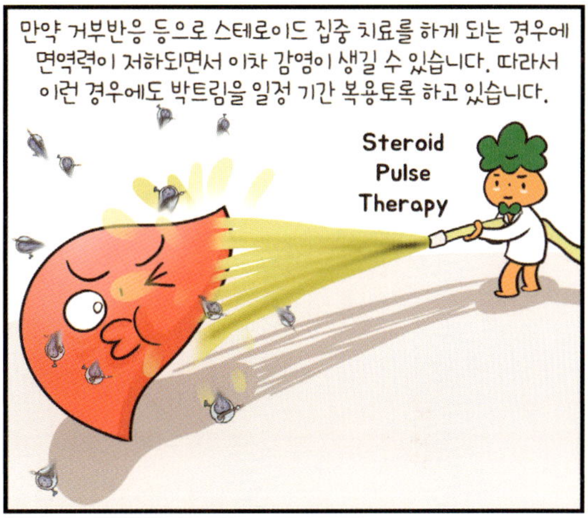
만약 거부반응 등으로 스테로이드 집중 치료를 하게 되는 경우에
면역력이 저하되면서 이차 감염이 생길 수 있습니다. 따라서
이런 경우에도 박트림을 일정 기간 복용토록 하고 있습니다.
Steroid
Pulse
Therapy

감염

장기이식 임상의사는 감염의 존재를 항시 잊지 않고 있어야 합니다. 성공적인 장기이식은 거부반응 없이 이식 장기가 건강하게 유지되는 것이 핵심입니다. 하지만 이 과정은 환자의 면역력을 억제하는 것을 통해 얻어지는 것이기 때문에 환자는 감염에 취약할 수밖에 없습니다. 가능하면 특별한 감염 문제도 거부반응도 없이 이식된 간이 건강하게 잘 유지되는 것이 좋겠지만 항상 모든 상황이 뜻대로만 풀리는 것이 아니지요.

사실 우리 주변에는 다양한 미생물이 항상 드글드글 둘러싸고 있습니다. 심지어 몸 속에도 바이러스나 세균들이 살고 있죠. 감염 전문 선생님들이 이런 표현에 동의하실지는 모르겠지만, 우리 몸의 면역체계와 체내 미생물들이 적당한 긴장관계를 유지하면서 공생하고 있는 사이라고 말할 수 있을 것 같습니다. 물론 이런 표현이 모든 미생물에 해당되는 것은 아닙니다. 예를 들어 B형간염 바이러스 같은 경우, 체내에 유입된 뒤에 우리 몸이 항체 형성을 하지 못하게 된다면 이른바 '적당한 긴장관계'라는 표현은 틀린 표현이 되는 셈입니다. 만성 B형간염 환자들이 항상 B형 간염 바이러스의 공격을 받는 것은 아니긴 하더라도 기본적으로 장기간에 걸쳐서 이들의 횡포를 막을 방법을 터득하지 못하게 되는 셈이니까요. 이야기가 조금 돌아가긴 했는데 하여튼 대부분 우리 몸의 면역체계가 적정한 수준을 유지하고 있다면 감염병에 대한 위험은 크게 걱정하지 않아도 됩니다.

하지만 장기이식을 한 뒤에 면역억제를 시행해야 되기 때문에 이런 균형이 깨질 수 있는 것입니다. 이는 체내에 본래 존재하던 미생물도 포함하지만 외부에서 유입될 수 있는 미생물에 대한 것도 포함합니다.

Nosomomial, Technical (Donor or recipient)	Activation of latent infection (relapse, residual, opportunistic)	Community-acquired

Solid-organ Transplantation → Dynamic assessment of risk infection

Common infections in Solid-organ Transplantation

<1month

Infection with anti-microbial resistant species:
MRSA, VRE, Candida
Aspiration
Catheter-related
Wound infection
Anastomsis leak and ischemia
Clostridium difficile colitis

Donor-derived (uncommon):
HSV<LCMV, rhabdovirus
HIV, *Trypanosoma cruzi*

Recipient-derived (colonization):
Aspergilus, pseudomonas

1-6month

With PCP and antiviral (CMV, HBV) prophylaxis:
Polyomavirus BK nephropathy
C difficile colitis
HCV infection
Adenovirus infection, influenza
Cryptococcus neoformans infection
Mycobacterium tuberculosis infection

Anastomtic complications

Without prophylaxis:
Pneumocystis
Infection with herpesviruses (HSV, VZV, CMV, EBV)
HBV infection
Infection with listeria, nocardia toxoplasma, strongyloides, leish mania
T. cruzi

<6months

Community-acquired pneumonia, UTI
Infection with asperfillus, atypical molds, mucor species
Infection with nocardia, rhodococcus species
Late viral infections:
CMV infection (colitis and retinitis)
Hepatitis (HBV, HCV)
HSV encephalitis
Community-acqired (SARS, West Nile virus infection)
JC polyomavirus infection (PML)
Skin cancer, lymphoma (PTLD)

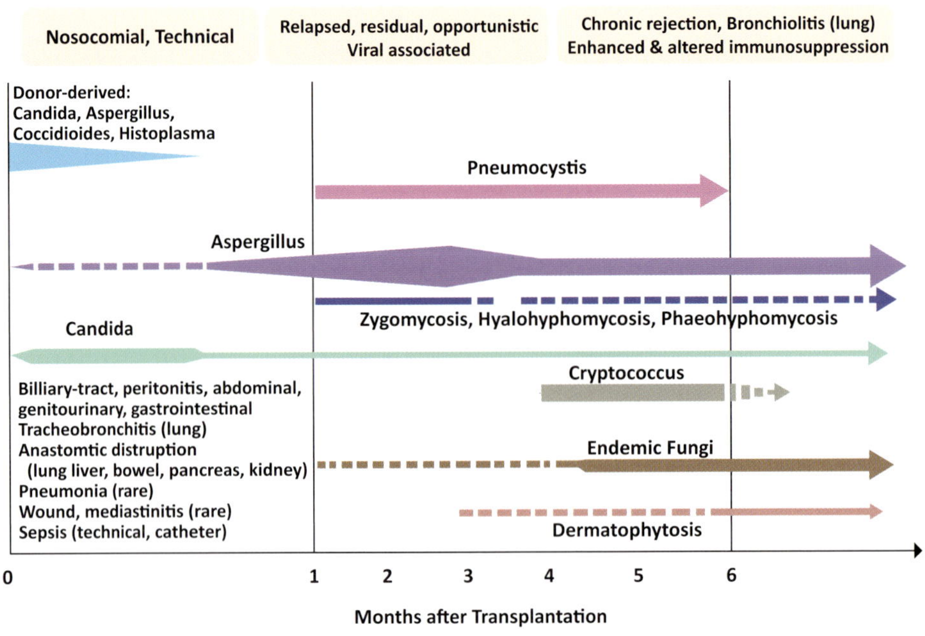

이런 측면에서 면역억제를 해야 하는 장기이식 환자들은 일반 사람들에 비해서 조금 더 예민하게 볼 수밖에 없습니다. 이식 직후에는 특히 면역억제를 많이 하게 됩니다. 따라서 예방적으로 항생제, 항바이러스제, 항진균제 등을 투여하게 됩니다. 물론 이를 영원히 줄 수는 없기 때문에 면역억제 복용량을 줄여 나가면서 차차 끊게 됩니다. 실제로 이식 이후에 생기는 감염증의 빈도를 봤을 때 이식 초반에 많은 편이고 시간이 지나면서 줄어들게 됩니다. 이런 경험적이지만 객관적인 데이터를 바탕으로 예방적 조치를 취하는 셈이라고 이해하면 좋겠습니다. 만약에 생체 간이식 등 이식의 시점을 정하고 준비하는 경우라면 수술 전에 미리 준비할 수 있는 부분들이 있습니다. 예를 들면, 예방접종 같은 것 말입니다. 이 부분은 뒤에서 다시 한번 소개하고 있으니 읽어보시기 바랍니다.

최근 들어서는 워낙 다제내성균이 많아지면서 이식환자들의 입원 관리 등이 어려워지는 측면이 있습니다. 병원내 다제내성균 전파를 막는 목적으로 특정 다제내성균 등에 대해서는 입원 병실 등에 대한 관리가 이뤄져야 하다 보니까 특정 병실로 입원을 해야 하는 등 입원이 필요하더라도 지연이 되거나 다른 병원으로 전원을 하려고 할 때 걸림돌이 되기도 합니다.

마지막으로 코로나-19와 관련되어 장기이식 환자들의 관리에 대해서 설명하면, 사실 간이식 환자라고 해서 코로나-19 관리가 특별히 다르지는 않습니다. 코로나-19는 현재 진행형이면서 계속 변이가 출연하는 등 어떻게 대처하는 것이 영원불멸의 정답이라고 얘기하기는 힘든 상황이죠. 하지만 적어도 백신접종을 예정대로 받는 것, 그리고 부스터 백신접종을 계속 맞아주는 것이 도움이 된다고 정리할 수 있겠습니다. 기본적으로 장기이식 환자들은 면역억제를 하고 있는 사람들이라서 감염에 대한 리스크가 일반인에 비해서 현저하게 높은 것이 사실이고 치명적인 바이러스 감염에 대해 예방적인 조치를 취할 수 있다면 이를 적극적으로 활용하는 것이 좋겠습니다.

- Episode -

04

결핵

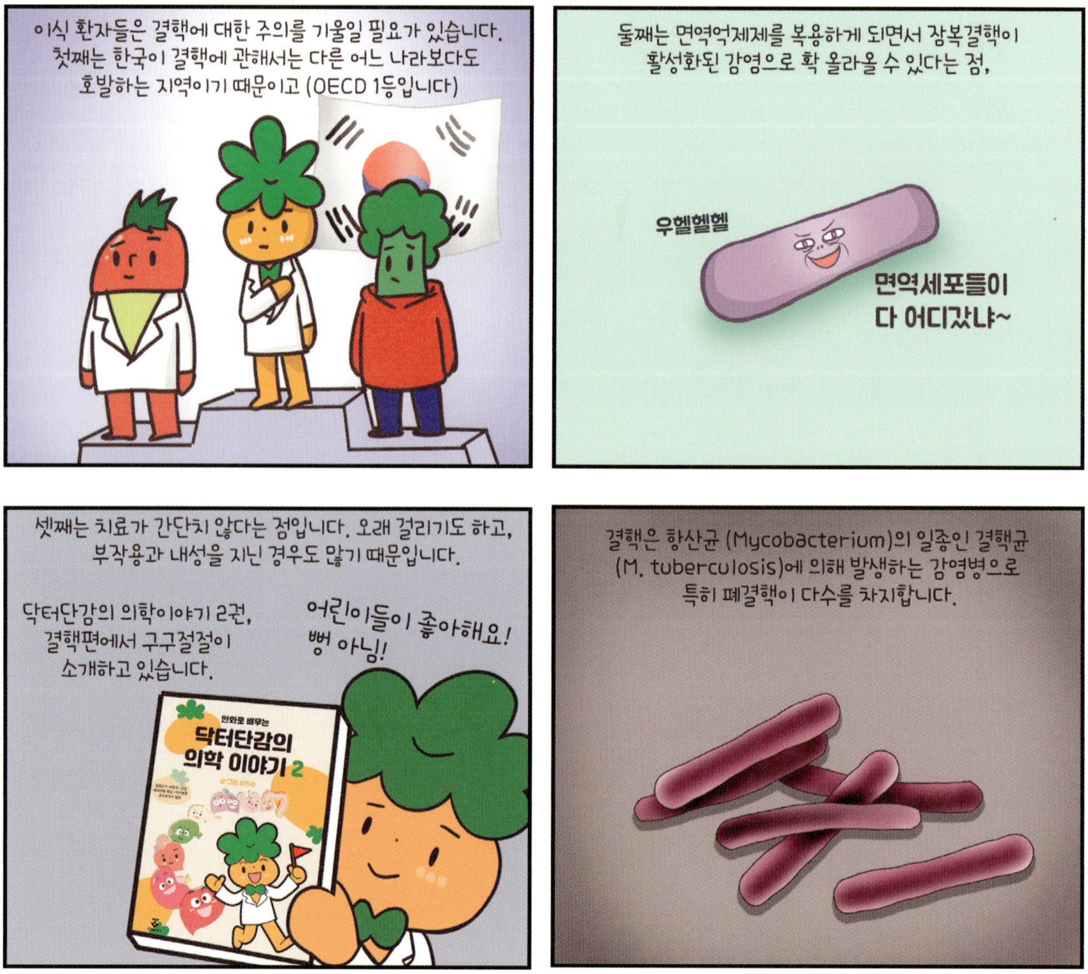
이식 환자들은 결핵에 대한 주의를 기울일 필요가 있습니다.
첫째는 한국이 결핵에 관해서는 다른 어느 나라보다도
호발하는 지역이기 때문이고 (OECD 1등입니다)
둘째는 면역억제제를 복용하게 되면서 잠복결핵이
활성화된 감염으로 확 올라올 수 있다는 점,
우헬헬헬
면역세포들이
다 어디갔냐~
셋째는 치료가 간단치 않다는 점입니다. 오래 걸리기도 하고,
부작용과 내성을 지닌 경우도 많기 때문입니다.
닥터단감의 의학이야기 2권,
결핵편에서 구구절절이
소개하고 있습니다.
어린이들이 좋아해요!
뻥 아님!
만화로 배우는
닥터단감의
의학 이야기 2
결핵은 항산균 (Mycobacterium)의 일종인 결핵균
(M. tuberculosis)에 의해 발생하는 감염병으로
특히 폐결핵이 다수를 차지합니다.

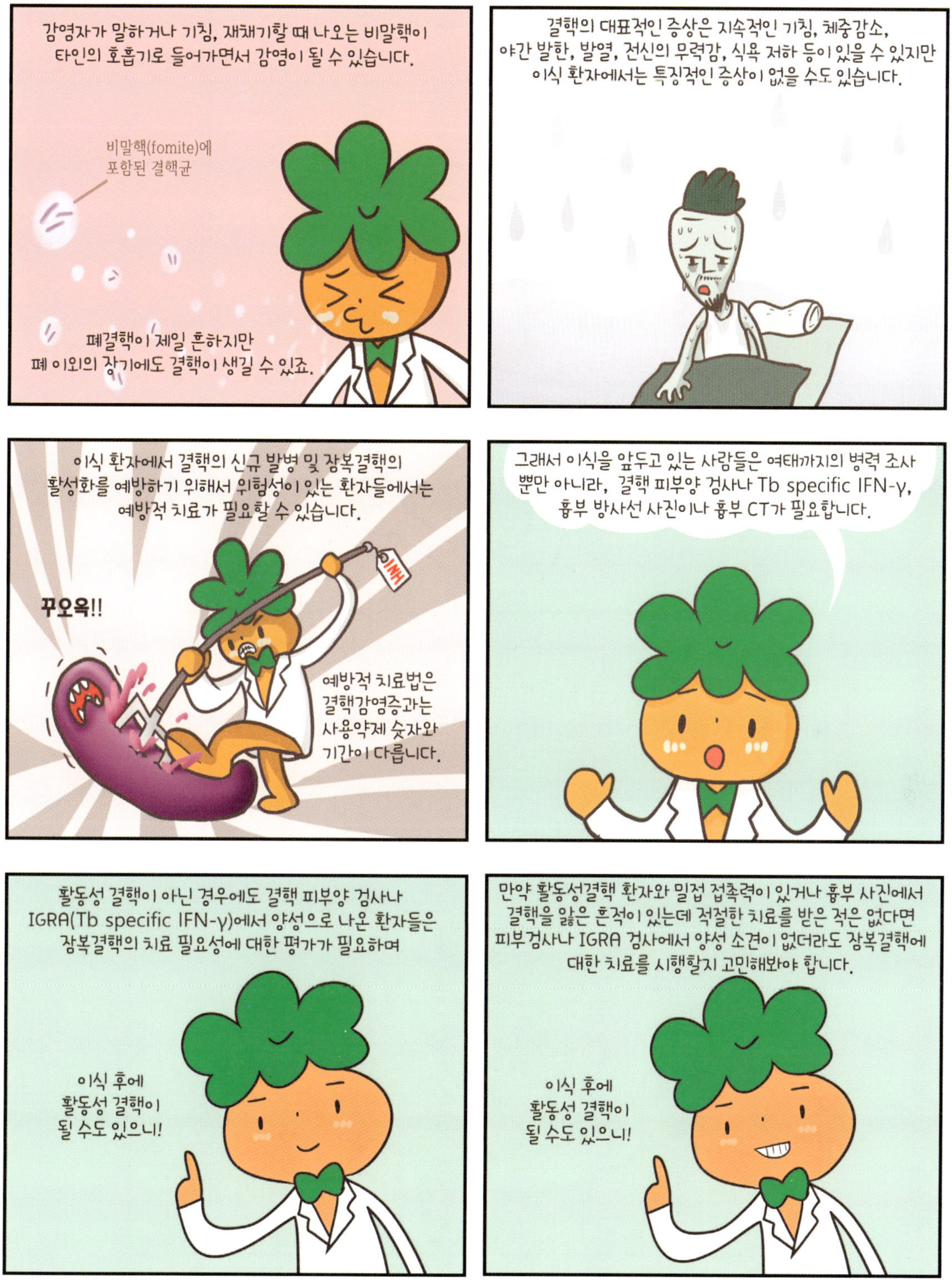
감염자가 말하거나 기침, 재채기할 때 나오는 비말핵이
타인의 호흡기로 들어가면서 감염이 될 수 있습니다.
비말핵(fomite)에
포함된 결핵균
폐결핵이 제일 흔하지만
폐 이외의 장기에도 결핵이 생길 수 있죠.
결핵의 대표적인 증상은 지속적인 기침, 체중감소,
야간 발한, 발열, 전신의 무력감, 식욕 저하 등이 있을 수 있지만
이식 환자에서는 특징적인 증상이 없을 수도 있습니다.
이식 환자에서 결핵의 신규 발병 및 잠복결핵의
활성화를 예방하기 위해서 위험성이 있는 환자들에서는
예방적 치료가 필요할 수 있습니다.
INH
꾸오옥!!
예방적 치료법은
결핵감염증과는
사용약제 숫자와
기간이 다릅니다.
그래서 이식을 앞두고 있는 사람들은 여태까지의 병력 조사
뿐만 아니라, 결핵 피부양 검사나 Tb specific IFN-γ,
흉부 방사선 사진이나 흉부 CT가 필요합니다.
활동성 결핵이 아닌 경우에도 결핵 피부양 검사나
IGRA(Tb specific IFN-γ)에서 양성으로 나온 환자들은
잠복결핵의 치료 필요성에 대한 평가가 필요하며
이식 후에
활동성 결핵이
될 수도 있으니!
만약 활동성결핵 환자와 밀접 접촉력이 있거나 흉부 사진에서
결핵을 앓은 흔적이 있는데 적절한 치료를 받은 적은 없다면
피부검사나 IGRA 검사에서 양성 소견이 없더라도 잠복결핵에
대한 치료를 시행할지 고민해봐야 합니다.
이식 후에
활동성 결핵이
될 수도 있으니!

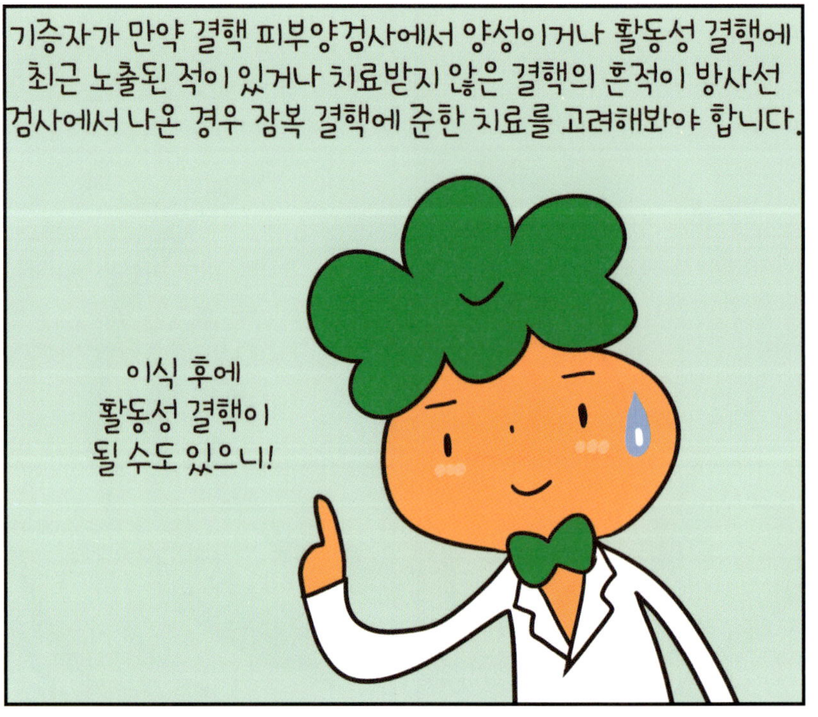
기증자가 만약 결핵 피부양검사에서 양성이거나 활동성 결핵에 최근 노출된 적이 있거나 치료받지 않은 결핵의 흔적이 방사선 검사에서 나온 경우 잠복 결핵에 준한 치료를 고려해봐야 합니다.
이식 후에 활동성 결핵이 될 수도 있으니!

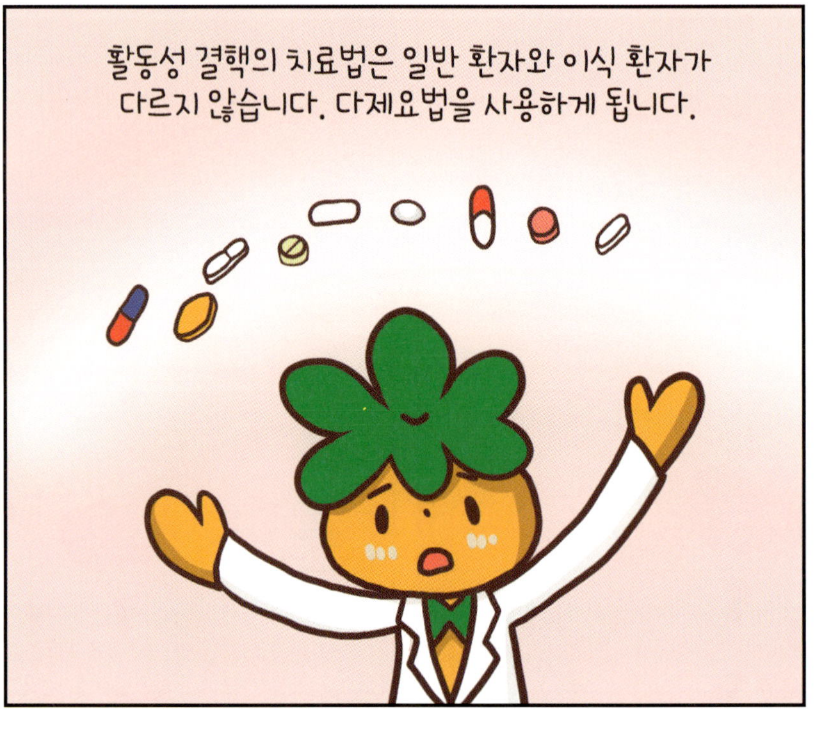
활동성 결핵의 치료법은 일반 환자와 이식 환자가 다르지 않습니다. 다제요법을 사용하게 됩니다.

- Episode -

05

코로나 바이러스

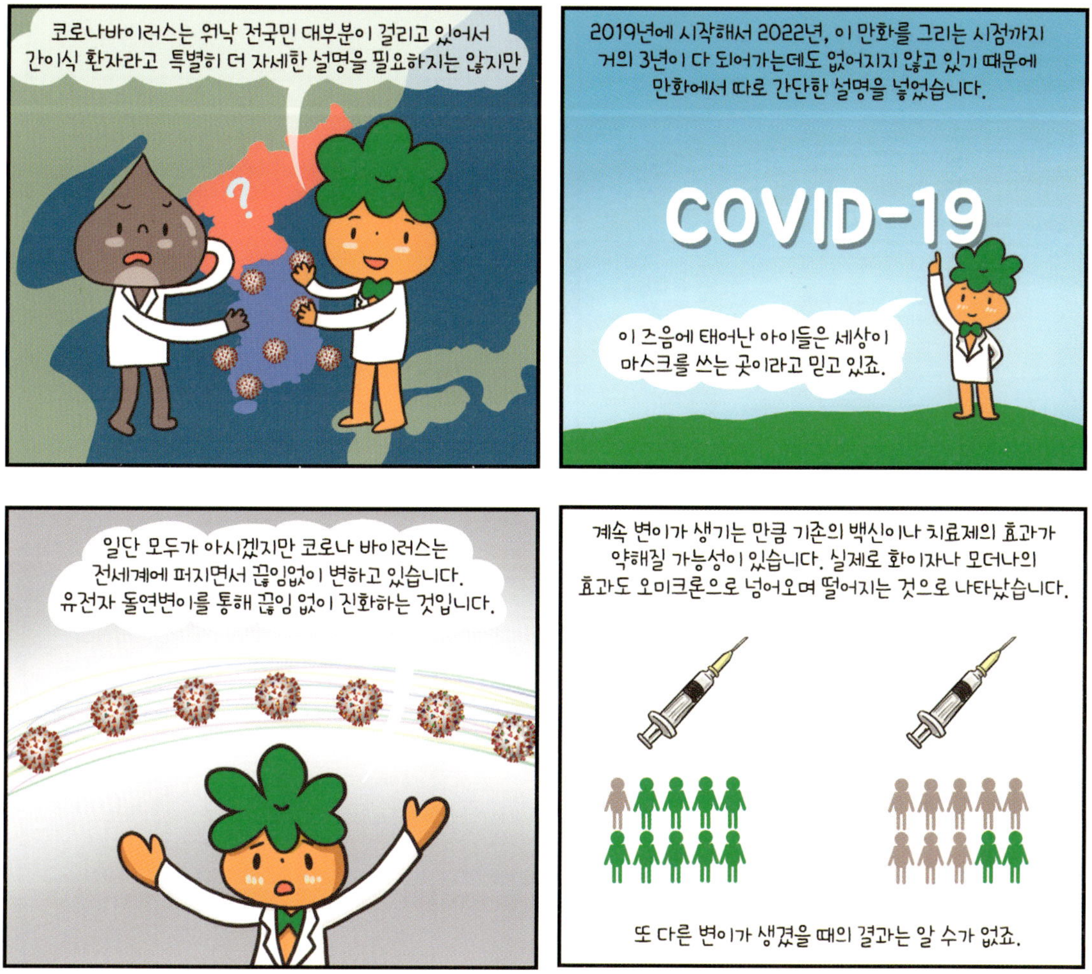
코로나바이러스는 워낙 전국민 대부분이 걸리고 있어서
간이식 환자라고 특별히 더 자세한 설명을 필요하지는 않지만
2019년에 시작해서 2022년, 이 만화를 그리는 시점까지
거의 3년이 다 되어가는데도 없어지지 않고 있기 때문에
만화에서 따로 간단한 설명을 넣었습니다.
COVID-19
이 즈음에 태어난 아이들은 세상이
마스크를 쓰는 곳이라고 믿고 있죠.
일단 모두가 아시겠지만 코로나 바이러스는
전세계에 퍼지면서 끊임없이 변하고 있습니다.
유전자 돌연변이를 통해 끊임 없이 진화하는 것입니다.
계속 변이가 생기는 만큼 기존의 백신이나 치료제의 효과가
약해질 가능성이 있습니다. 실제로 화이자나 모더나의
효과도 오미크론으로 넘어오며 떨어지는 것으로 나타났습니다.
또 다른 변이가 생겼을 때의 결과는 알 수가 없죠.

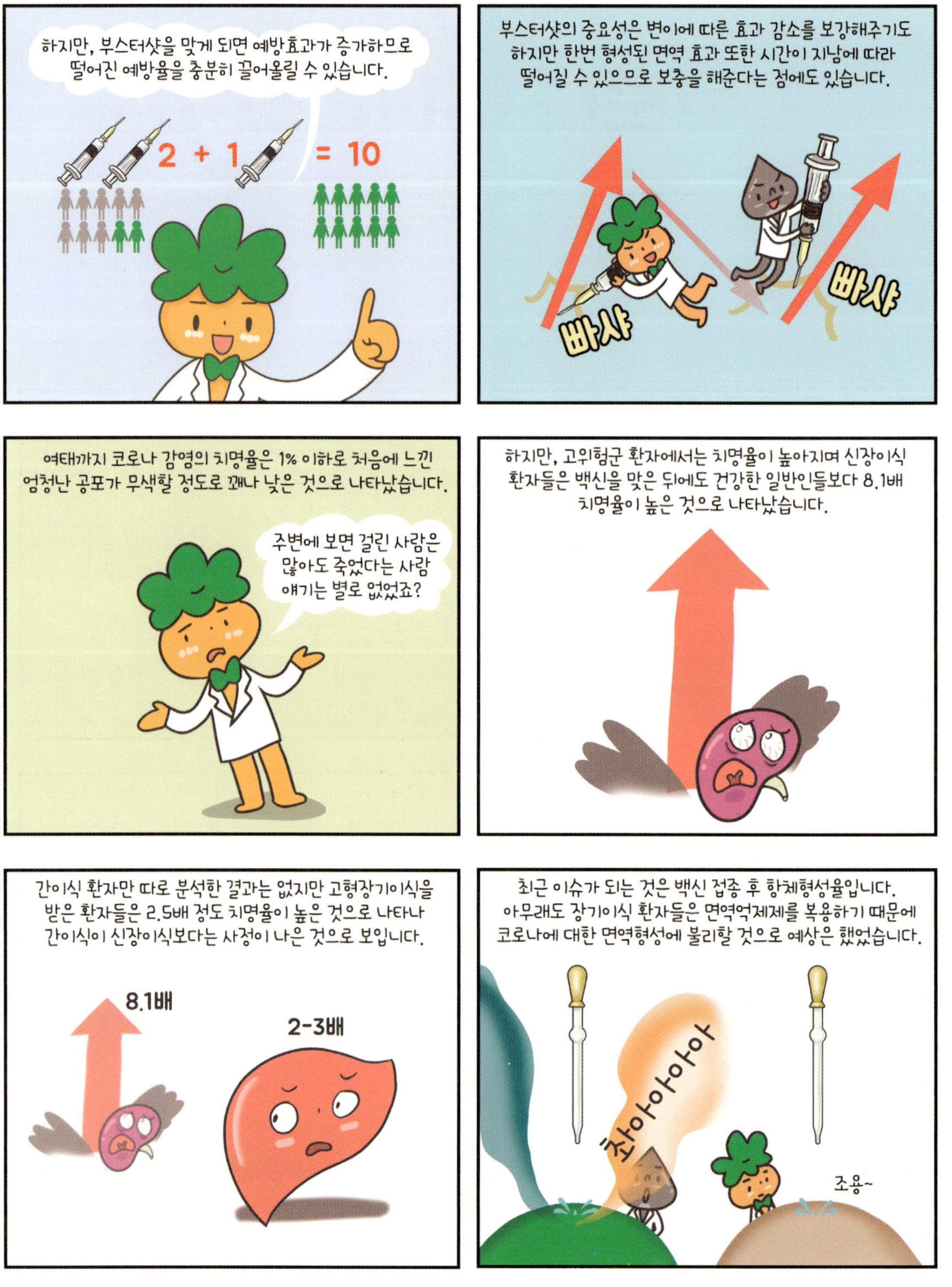
하지만, 부스터샷을 맞게 되면 예방효과가 증가하므로 떨어진 예방율을 충분히 끌어올릴 수 있습니다.
2 + 1 = 10
부스터샷의 중요성은 변이에 따른 효과 감소를 보강해주기도 하지만 한번 형성된 면역 효과 또한 시간이 지남에 따라 떨어질 수 있으므로 보충을 해준다는 점에도 있습니다.
빠샤
빠샤
여태까지 코로나 감염의 치명율은 1% 이하로 처음에 느낀 엄청난 공포가 무색할 정도로 꽤나 낮은 것으로 나타났습니다.
주변에 보면 걸린 사람은 많아도 죽었다는 사람 얘기는 별로 없었죠?
하지만, 고위험군 환자에서는 치명율이 높아지며 신장이식 환자들은 백신을 맞은 뒤에도 건강한 일반인들보다 8.1배 치명율이 높은 것으로 나타났습니다.
간이식 환자만 따로 분석한 결과는 없지만 고형장기이식을 받은 환자들은 2.5배 정도 치명율이 높은 것으로 나타나 간이식이 신장이식보다는 사정이 나은 것으로 보입니다.
8.1배
2-3배
최근 이슈가 되는 것은 백신 접종 후 항체형성율입니다. 아무래도 장기이식 환자들은 면역억제제를 복용하기 때문에 코로나에 대한 면역형성에 불리할 것으로 예상은 했었습니다.
촤아아아아
조용~

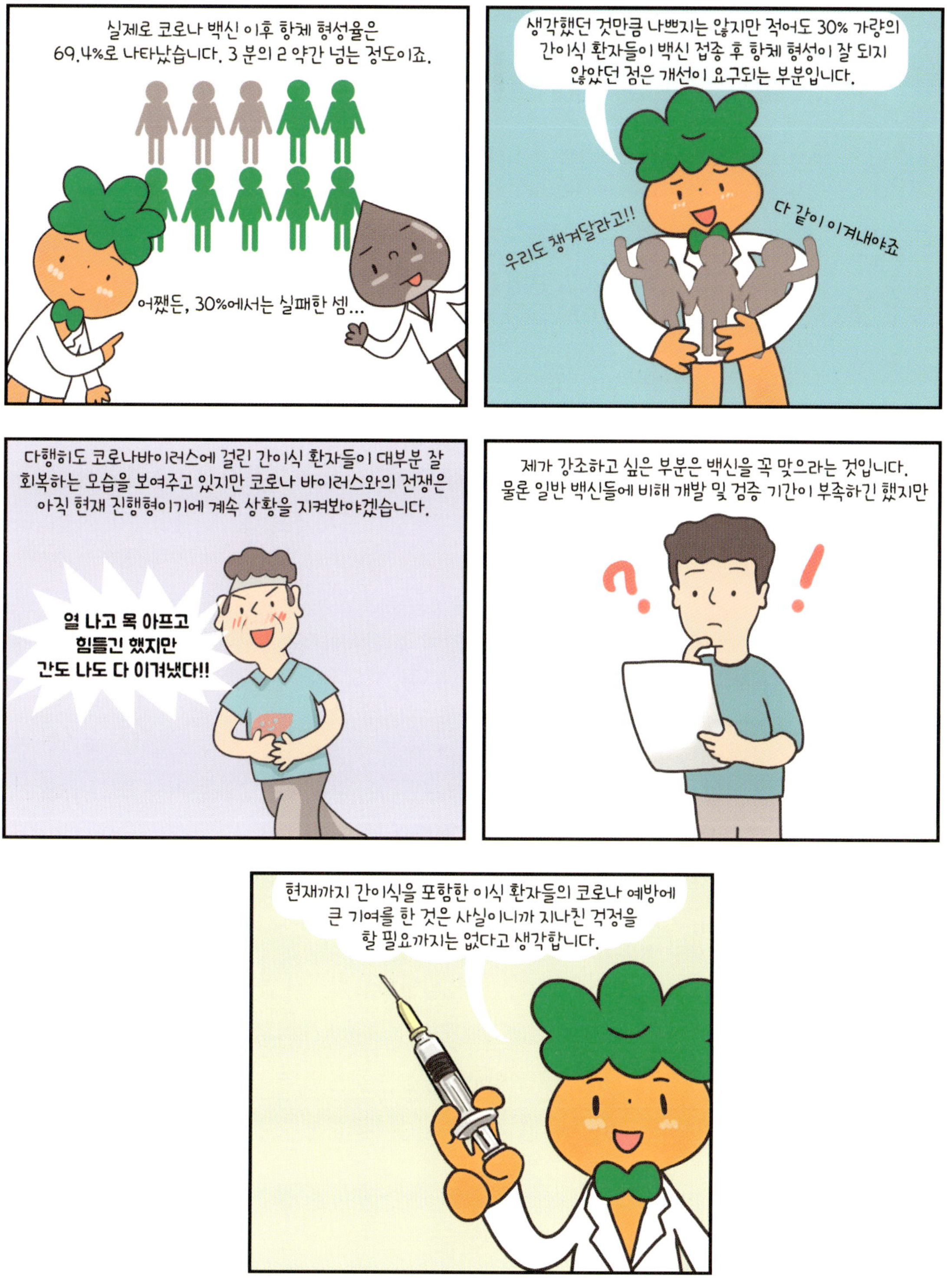
실제로 코로나 백신 이후 항체 형성율은
69.4%로 나타났습니다. 3 분의 2 약간 넘는 정도이죠.
어쨌든, 30%에서는 실패한 셈...
생각했던 것만큼 나쁘지는 않지만 적어도 30% 가량의
간이식 환자들이 백신 접종 후 항체 형성이 잘 되지
않았던 점은 개선이 요구되는 부분입니다.
우리도 챙겨달라고!!
다 같이 이겨내야죠
다행히도 코로나바이러스에 걸린 간이식 환자들이 대부분 잘
회복하는 모습을 보여주고 있지만 코로나 바이러스와의 전쟁은
아직 현재 진행형이기에 계속 상황을 지켜봐야겠습니다.
열 나고 목 아프고
힘들긴 했지만
간도 나도 다 이겨냈다!!
제가 강조하고 싶은 부분은 백신을 꼭 맞으라는 것입니다.
물론 일반 백신들에 비해 개발 및 검증 기간이 부족하긴 했지만
현재까지 간이식을 포함한 이식 환자들의 코로나 예방에
큰 기여를 한 것은 사실이니까 지나친 걱정을
할 필요까지는 없다고 생각합니다.

episode 05

코로나 바이러스

이 만화를 그리고 있는 2022년 가을, 전 세계인의 가장 공통된 관심은 코로나 바이러스일 것입니다. 간이식 환자이든 아니든 누구나 코로나 바이러스 감염의 위험에 노출되어 있으니까요. 코로나 바이러스가 발견되고 중국에서 집단 폐렴을 일으키기 시작했던 것도 벌써 3년이 다 되어 갑니다(COVID-19의 19는 2019년을 의미하죠). 하지만 놀랍게도 이 바이러스는 변이에 변이를 거듭하면서 세를 확장해가고 있죠. 다행인 부분은 현재 시점에는 치명률이 떨어지는 변이가 퍼지고 있다는 것이고 따라서 중증 환자 비율이 낮아 의료마비 사태를 일으키고 있지는 않다는 점입니다.

코로나 바이러스에 걸려 보신 분들도 많을 것입니다(저는 이 글을 적는 시점까지는 안 걸렸지만 주변 사람의 60% 정도는 족히 걸린 것 같습니다). 많이 아팠다고 경험을 얘기하시는 것과 별개로 실제로 코로나 때문에 사망했다는 사람의 이야기는 주변에서 들어본 적은 별로 없으실 것이고요. 코로나 바이러스 감염의 치명률이 재난영화에서 나오는 만큼 심한 것은 아니지만 전 세계의 많은 고위험군 환자들에게는 치명적일 수 있습니다. 일반 건강한 영국의 성인을 대상으로 분석해봤을 때 신장이식 환자는 8.1배 치명률이 높고 간경화 환자는 3.0배 높은 것으로 나타났다고 합니다. 해당 연구에서는 간이식 환자만 따로 떼어놓고 분석하지는 않았는데, 최근에 골수 이식을 받았거나 한 번이라도 고형장기이식을 받은 경우 2.5배 높다고 분석하였습니다. 간이식 환자는 이 그룹에 포함되어 있다고 보면 좋을 것 같습니다. 어쨌든, 다른 고위험군만큼 높은 것은 아니지만 건강한 일반인에 비해서는 위험도가 2-3배는 높다고 이해하시면 되겠습니다.

코로나 바이러스가 팬데믹을 일으키면서 전 세계에서 사용된 백신과 경구치료제 등에 대한 우려가 많은 것은 모두가 아실 것입니다. 다행인 점은 글로벌 제약사들에서 재빠른 백신 개발을 통해 코로나 바이러스 감염의 예방률과 발병시 치명률을 감소시키는 데 크게 기여했다는 점입니다. 마찬가지로 경구치료제도 코로나 바이러스 감염 이후 회복에 큰 도움을 주고 있고요. 하지만 아직도 이런 약들에 대한 의구심을 품고 있는 분들이 많은 것이 현실입니다.

제가 정리해드리고 싶은 부분은 코로나 바이러스에 대한 백신들이 효과가 있다는 점이고 변이를 거듭하면서 그 효과가 조금 떨어지는 것으로 나타나긴 했지만, 부스터샷을 통해 예방효과가 올라간다는 점입니다. 특히 이런 백신은 코로나 바이러스에 걸리면 특히 치명적인 노인이나 기저질환자, 면역저하자들에서 권장이 됩니다. 면역저하자들과 간이식 환자가 같은 카테고리에 들어가 있다고 보시면 되겠습니다. 따라서 간이식 환자분들은 부스터샷이 권고될 때 예약을 잡고 맞을 것을 권합니다.

사실, 간이식 환자에서 코로나백신의 예방 효과에 대한 연구는 많지 않습니다. 최근에 이슈가 된 연구는 간이식 환자에서 백신접종 후 항체 생성률이 일반인보다 떨어진다는 내용이었습니다. 화이자 백신을 맞은 뒤 HIV바이러스 감염자에서 항체반응률이 98.7%였는데 반해 간이식 환자에서는 69.4%였다는 연구가 있었으며 다른 연구들에서 비슷한 결과가 도출되었습니다. 물론 이런 결과는 예상이 되는 바였습니다. 간이식 환자 또한 면역억제제를 복용하기 때문에 백신에 따른 면역 형성이 떨어질 것이라는 점은 자명한 일이죠. 하지만, 여전히 2/3 이상의 환자들은 항체 형성에 성공하기 때문에 이것이 코로나 바이러스 감염 및 감염 후 치명률 감소에 큰 기여를 할 수 있다고 보고 있습니다.

간이식을 한 뒤에 어느 시점에 백신을 맞는 것이 좋은지에 대한 연구는 없습니다. 아무래도 이식 초반에는 면역 형성에 어려움이 있을 것으로 예상되긴 하지만, 뚜렷한 증거가 있는 것은 아니라는 것입니다. 다만, 코로나 백신을 사용하기 시작한 지 꽤 시간이 지났기 때문에 앞으로 간이식을 받으시는 분들은 이미 백신을 맞았거나 코로나 감염을 경험하신 분들이 대부분일 것으로 보입니다.

다행인 점은, 실제 국내 인구의 1/3 이상이 코로나에 감염이 된 시점에 돌아보면 간이식 환자들도 코로나에 엄청 많이 걸렸는데 이로 인한 사망자가 그렇게 많지 않다는 점입니다. 적어도 본원에서 간이식 이후에 코로나 감염을 경험한 분들 중 사망하신 분은 현재까지 없었고 이미 회복해서 외래에 내원하시거나 병원에서 잘 치료받고 퇴원하시는 분들이 많습니다.

코로나 바이러스는 전 세계에서 확산되고 있고 끊임없이 변이를 일으킬 것으로 보입니다. 하지만 적어도 2022년 가을 현재 시점에 제가 간이식 환자분들께 말씀드리고 싶은 것은, 코로나백신을 맞아서 예방효과를 극대화하라는 것입니다. 백신의 부작용을 걱정하실 수 있지만, 여태까지의 결과로 봤을 때, 코로나백신을 폐기해야 할 이유는 없습니다.

코로나 바이러스는 2023년에, 2024년에, 2030년에 내용이 바뀔 수 있으므로 필요하면 업데이트를 하도록 하겠습니다.

PART
05

간이식 이후 일상생활

- Episode -

01

생체징후 측정

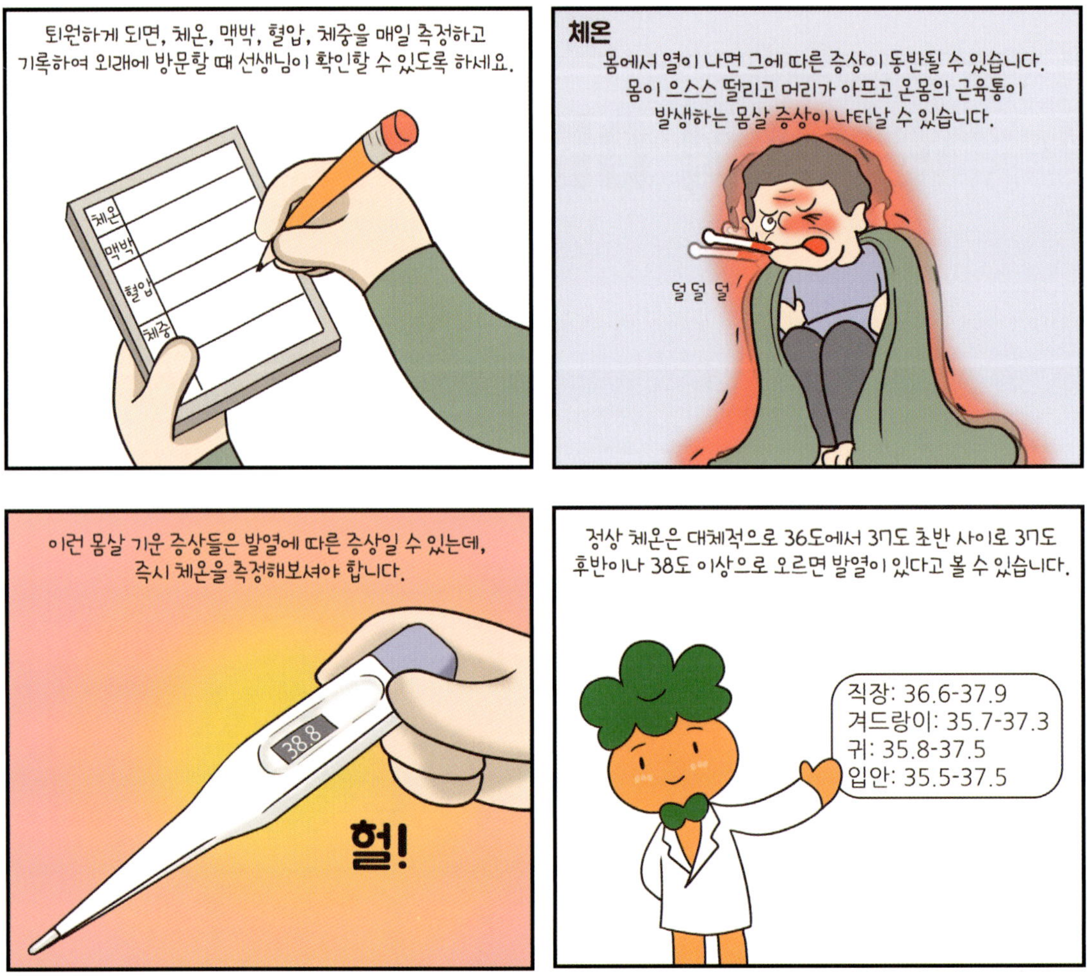
퇴원하게 되면, 체온, 맥박, 혈압, 체중을 매일 측정하고 기록하여 외래에 방문할 때 선생님이 확인할 수 있도록 하세요.
체온
맥박
혈압
체중
체온
몸에서 열이 나면 그에 따른 증상이 동반될 수 있습니다. 몸이 으스스 떨리고 머리가 아프고 온몸의 근육통이 발생하는 몸살 증상이 나타날 수 있습니다.
덜덜 덜
이런 몸살 기운 증상들은 발열에 따른 증상일 수 있는데, 즉시 체온을 측정해보셔야 합니다.
38.8
헐!
정상 체온은 대체적으로 36도에서 37도 초반 사이로 37도 후반이나 38도 이상으로 오르면 발열이 있다고 볼 수 있습니다.
직장: 36.6-37.9
겨드랑이: 35.7-37.3
귀: 35.8-37.5
입안: 35.5-37.5

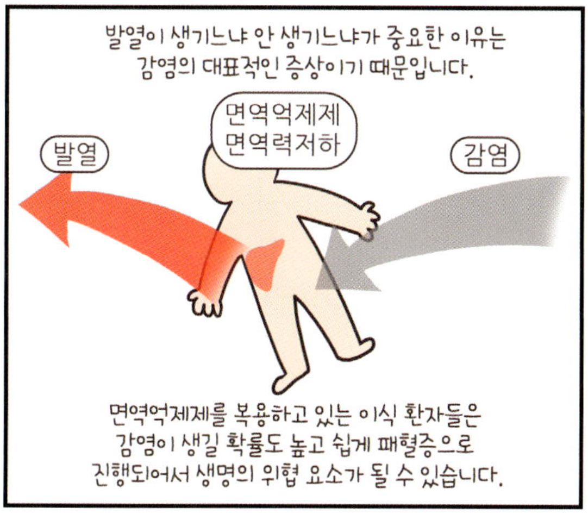
발열이 생기느냐 안 생기느냐가 중요한 이유는
감염의 대표적인 증상이기 때문입니다.
면역억제제
면역력저하
발열
감염
면역억제제를 복용하고 있는 이식 환자들은
감염이 생길 확률도 높고 쉽게 패혈증으로
진행되어서 생명의 위협 요소가 될 수 있습니다.

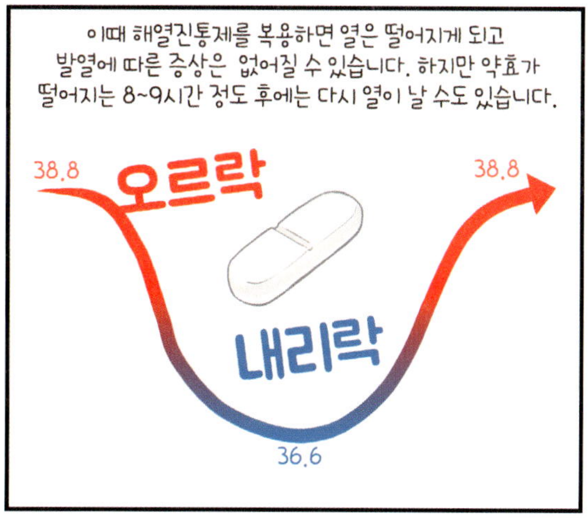
이때 해열진통제를 복용하면 열은 떨어지게 되고
발열에 따른 증상은 없어질 수 있습니다. 하지만 약효가
떨어지는 8~9시간 정도 후에는 다시 열이 날 수도 있습니다.
38.8
오르락
38.8
내리락
36.6

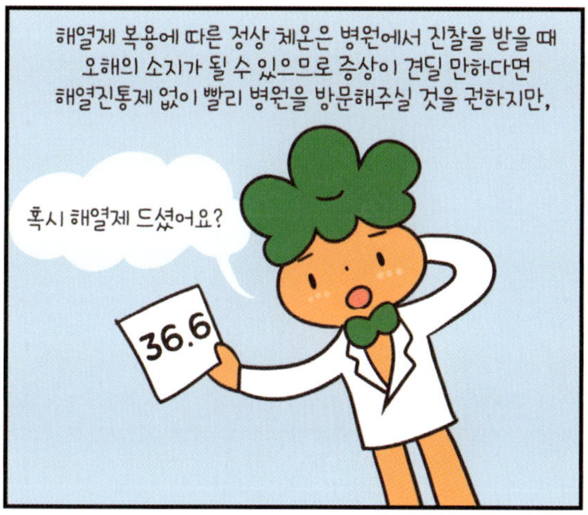
해열제 복용에 따른 정상 체온은 병원에서 진찰을 받을 때
오해의 소지가 될 수 있으므로 증상이 견딜 만하다면
해열진통제 없이 빨리 병원을 방문해주실 것을 권하지만,
혹시 해열제 드셨어요?
36.6

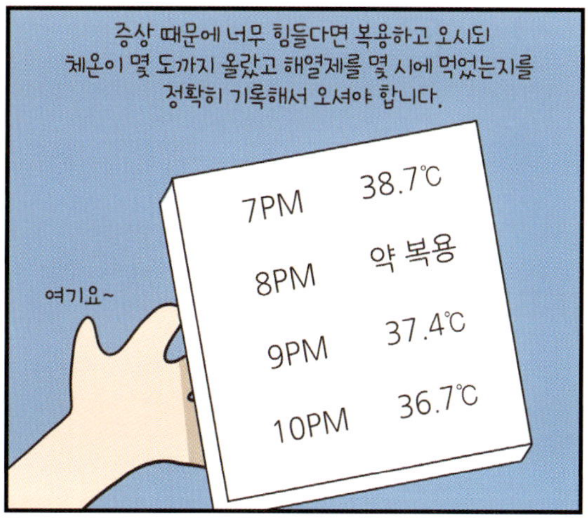
증상 때문에 너무 힘들다면 복용하고 오시되
체온이 몇 도까지 올랐고 해열제를 몇 시에 먹었는지를
정확히 기록해서 오셔야 합니다.
여기요~
7PM 38.7℃
8PM 약 복용
9PM 37.4℃
10PM 36.7℃

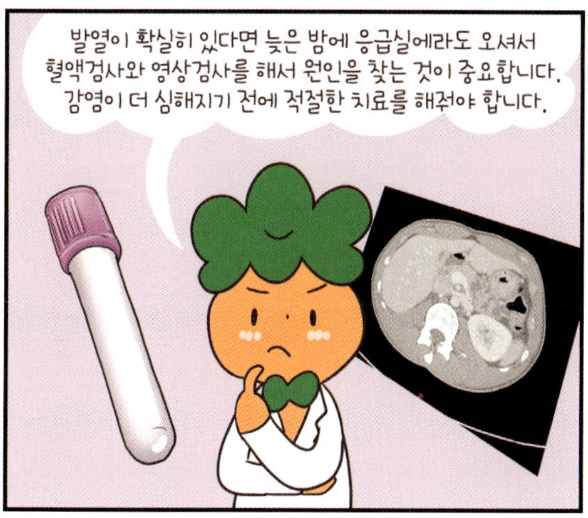
발열이 확실히 있다면 늦은 밤에 응급실에라도 오셔서
혈액검사와 영상검사를 해서 원인을 찾는 것이 중요합니다.
감염이 더 심해지기 전에 적절한 치료를 해줘야 합니다.

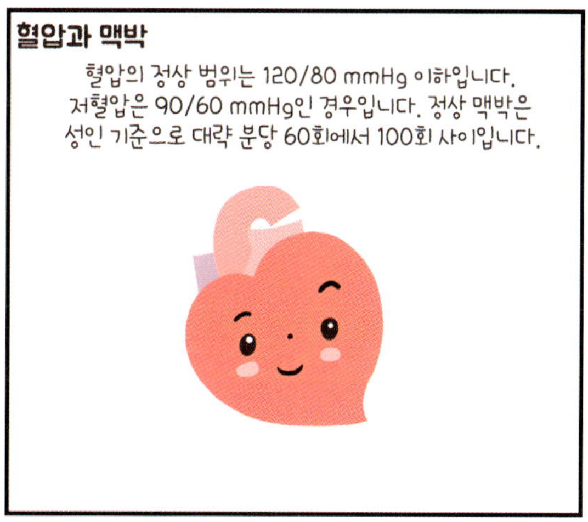
혈압과 맥박
혈압의 정상 범위는 120/80 mmHg 이하입니다.
저혈압은 90/60 mmHg인 경우입니다. 정상 맥박은
성인 기준으로 대략 분당 60회에서 100회 사이입니다.

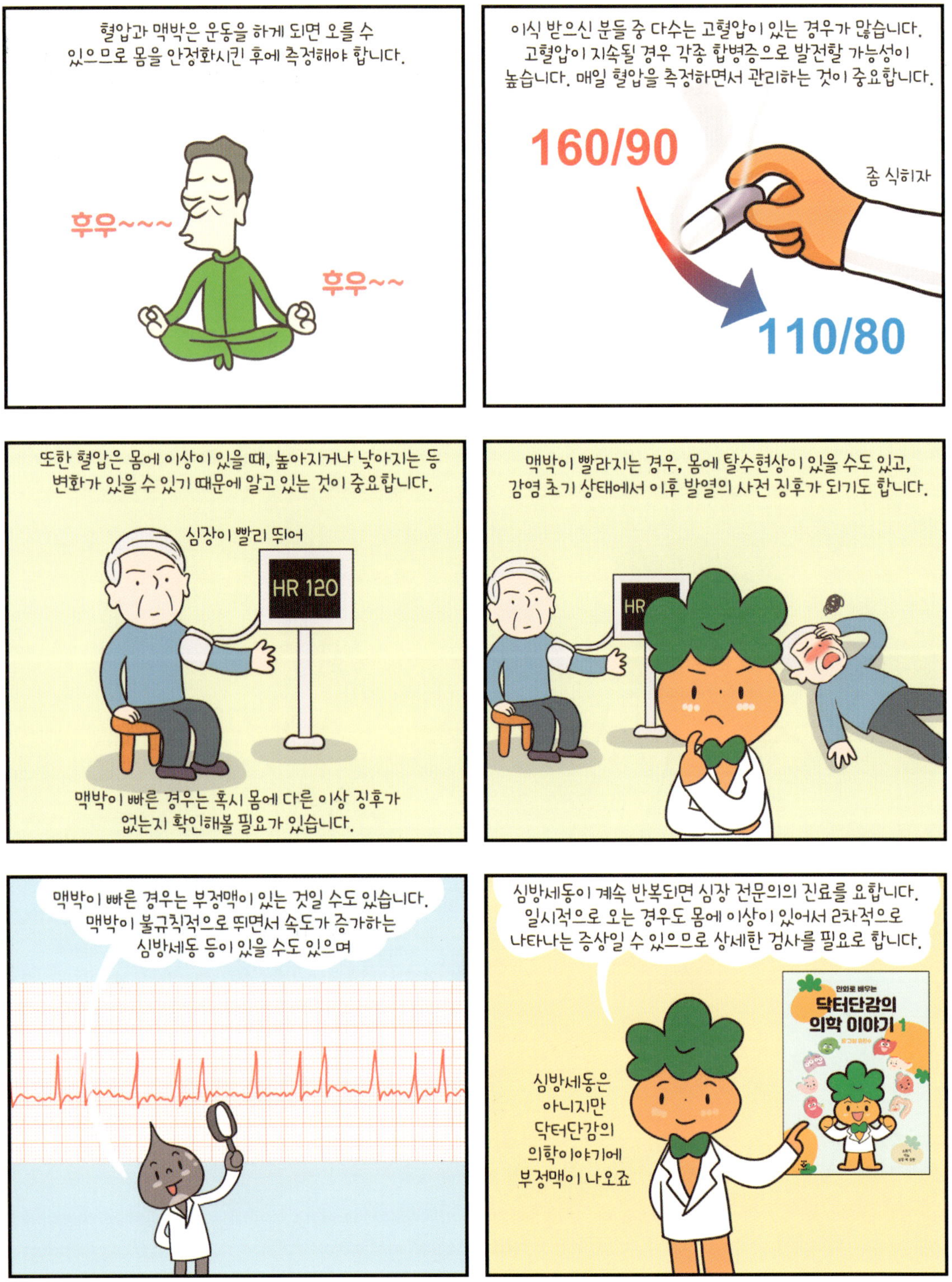
혈압과 맥박은 운동을 하게 되면 오를 수
있으므로 몸을 안정화시킨 후에 측정해야 합니다.
후우~~~
후우~~
이식 받으신 분들 중 다수는 고혈압이 있는 경우가 많습니다.
고혈압이 지속될 경우 각종 합병증으로 발전할 가능성이
높습니다. 매일 혈압을 측정하면서 관리하는 것이 중요합니다.
160/90
좀 식히자
110/80
또한 혈압은 몸에 이상이 있을 때, 높아지거나 낮아지는 등
변화가 있을 수 있기 때문에 알고 있는 것이 중요합니다.
심장이 빨리 뛰어
HR 120
맥박이 빠른 경우는 혹시 몸에 다른 이상 징후가
없는지 확인해볼 필요가 있습니다.
맥박이 빨라지는 경우, 몸에 탈수현상이 있을 수도 있고,
감염 초기 상태에서 이후 발열의 사전 징후가 되기도 합니다.
HR
맥박이 빠른 경우는 부정맥이 있는 것일 수도 있습니다.
맥박이 불규칙적으로 뛰면서 속도가 증가하는
심방세동 등이 있을 수도 있으며
심방세동이 계속 반복되면 심장 전문의의 진료를 요합니다.
일시적으로 오는 경우도 몸에 이상이 있어서 2차적으로
나타나는 증상일 수 있으므로 상세한 검사를 필요로 합니다.
만화로 배우는
닥터단감의
의학 이야기 1
심방세동은
아니지만
닥터단감의
의학이야기에
부정맥이 나오죠

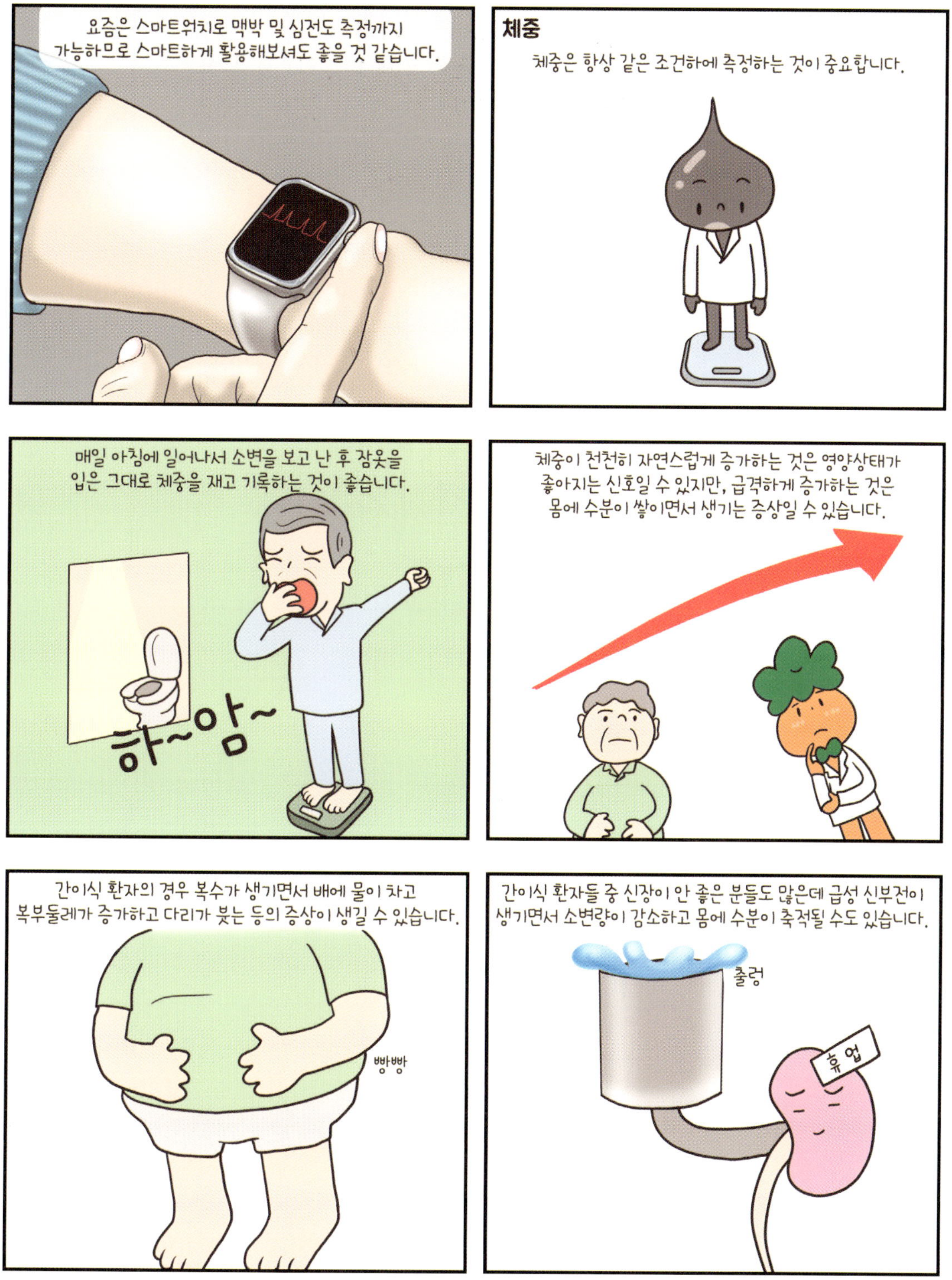
요즘은 스마트워치로 맥박 및 심전도 측정까지
가능하므로 스마트하게 활용해보셔도 좋을 것 같습니다.
체중
체중은 항상 같은 조건하에 측정하는 것이 중요합니다.
매일 아침에 일어나서 소변을 보고 난 후 잠옷을
입은 그대로 체중을 재고 기록하는 것이 좋습니다.
하~암~
체중이 천천히 자연스럽게 증가하는 것은 영양상태가
좋아지는 신호일 수 있지만, 급격하게 증가하는 것은
몸에 수분이 쌓이면서 생기는 증상일 수 있습니다.
간이식 환자의 경우 복수가 생기면서 배에 물이 차고
복부둘레가 증가하고 다리가 붓는 등의 증상이 생길 수 있습니다.
빵빵
간이식 환자들 중 신장이 안 좋은 분들도 많은데 급성 신부전이
생기면서 소변량이 감소하고 몸에 수분이 축적될 수도 있습니다.
출렁
휴업

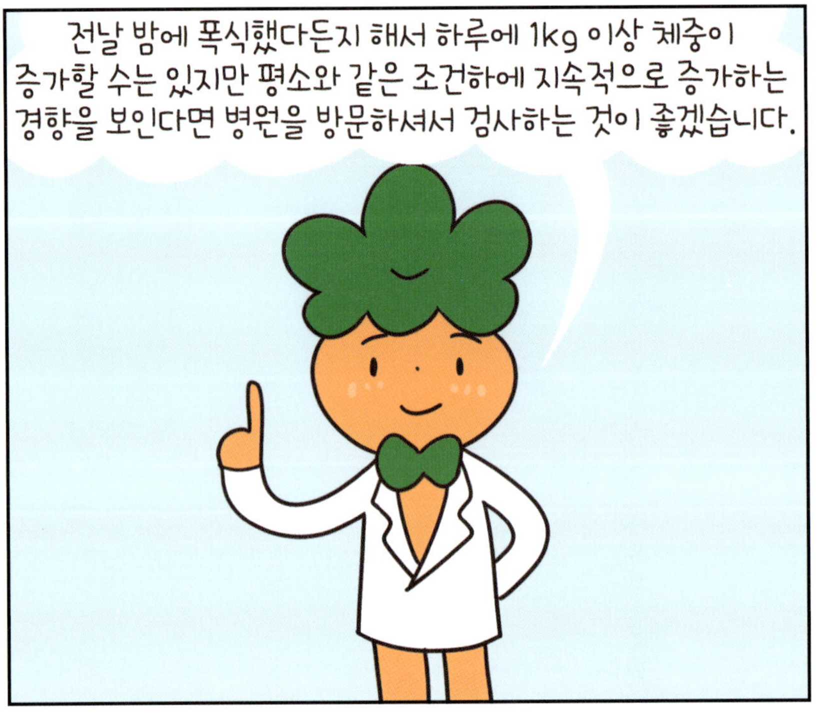
전날 밤에 폭식했다든지 해서 하루에 1kg 이상 체중이
증가할 수는 있지만 평소와 같은 조건하에 지속적으로 증가하는
경향을 보인다면 병원을 방문하셔서 검사하는 것이 좋겠습니다.

- Episode -

02

식사생활

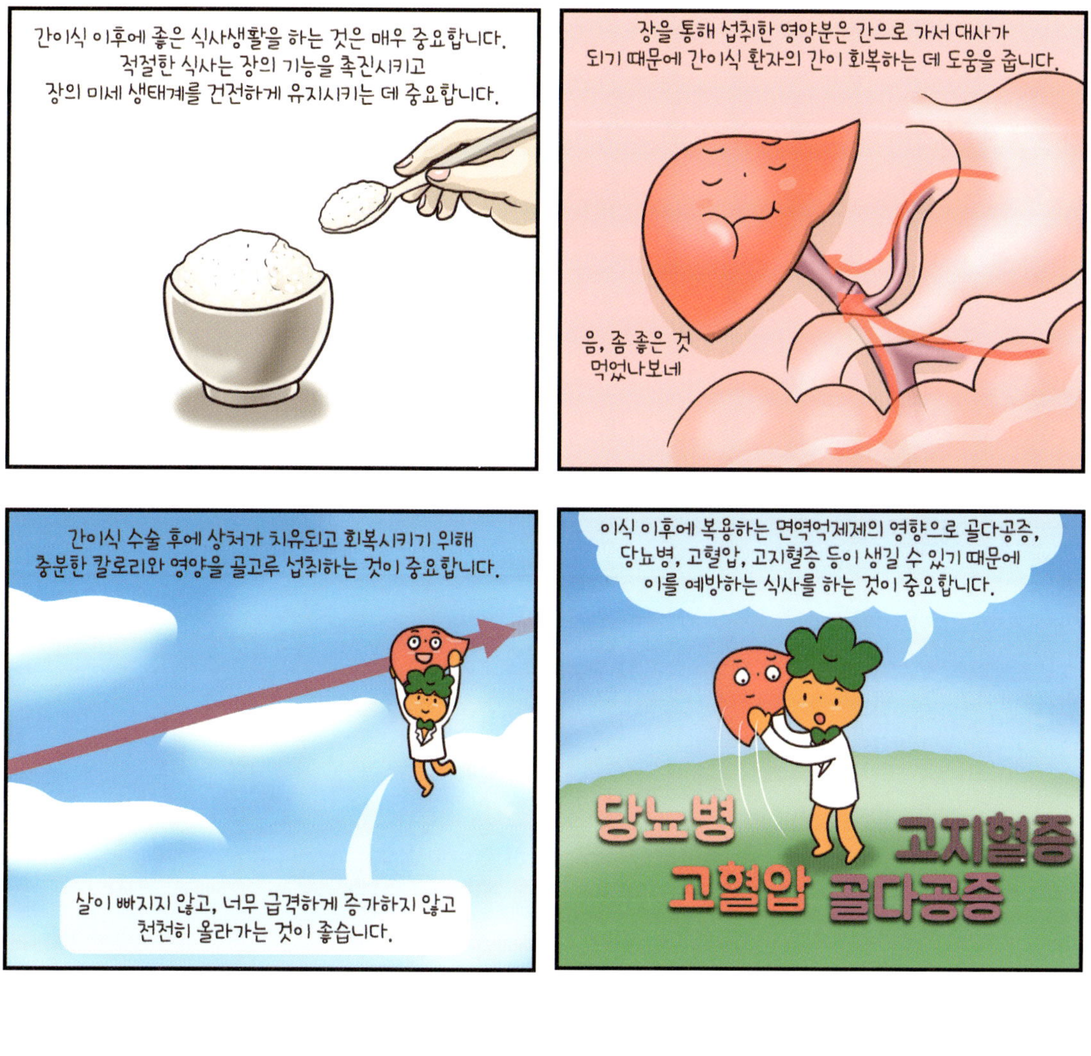

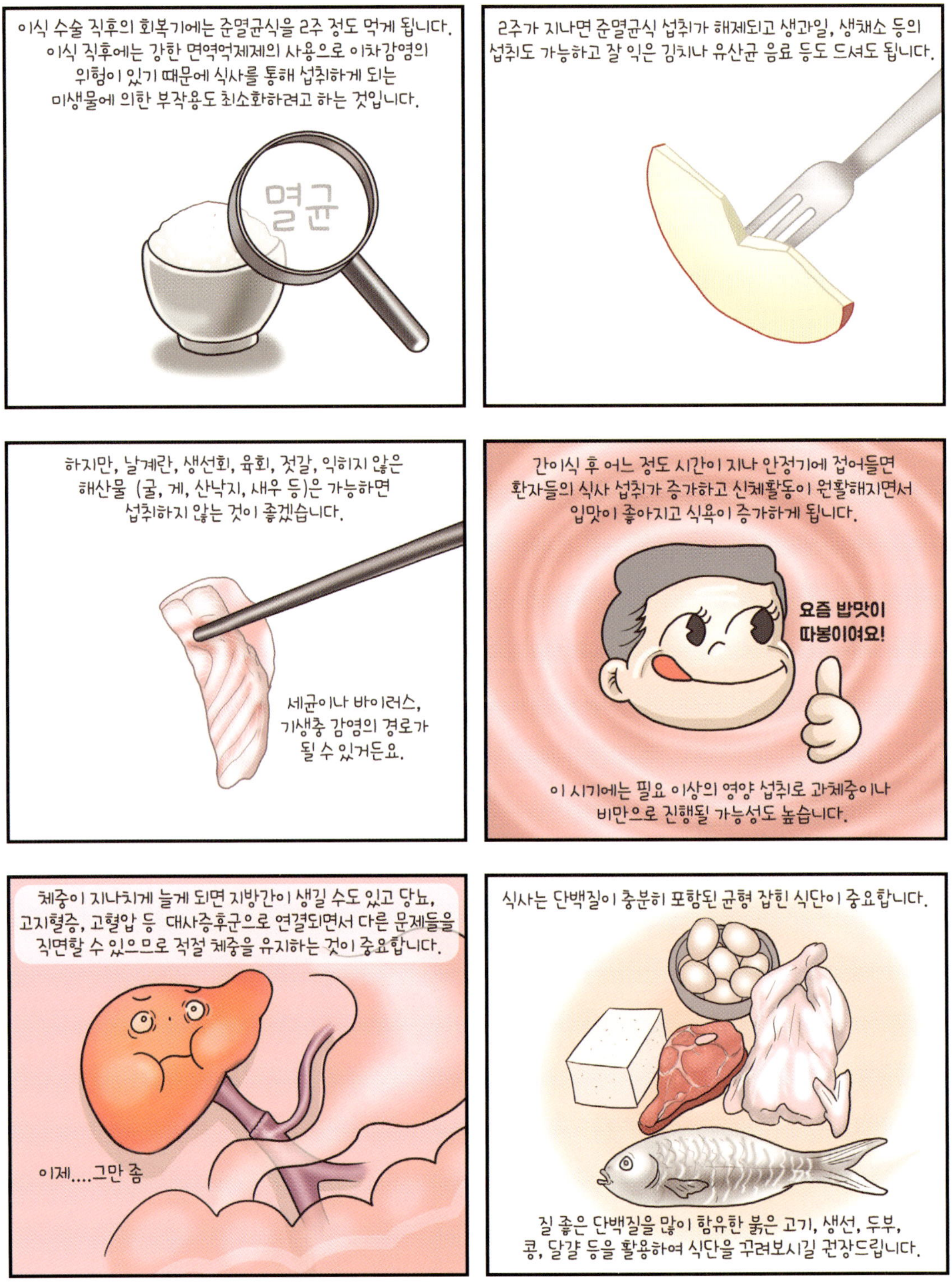

이식 수술 직후의 회복기에는 준멸균식을 2주 정도 먹게 됩니다. 이식 직후에는 강한 면역억제제의 사용으로 이차감염의 위험이 있기 때문에 식사를 통해 섭취하게 되는 미생물에 의한 부작용도 최소화하려고 하는 것입니다.
멸균
2주가 지나면 준멸균식 섭취가 해제되고 생과일, 생채소 등의 섭취도 가능하고 잘 익은 김치나 유산균 음료 등도 드셔도 됩니다.
하지만, 날계란, 생선회, 육회, 젓갈, 익히지 않은 해산물 (굴, 게, 산낙지, 새우 등)은 가능하면 섭취하지 않는 것이 좋겠습니다.
세균이나 바이러스, 기생충 감염의 경로가 될 수 있거든요.
간이식 후 어느 정도 시간이 지나 안정기에 접어들면 환자들의 식사 섭취가 증가하고 신체활동이 원활해지면서 입맛이 좋아지고 식욕이 증가하게 됩니다.
요즘 밥맛이 따봉이여요!
이 시기에는 필요 이상의 영양 섭취로 과체중이나 비만으로 진행될 가능성도 높습니다.
체중이 지나치게 늘게 되면 지방간이 생길 수도 있고 당뇨, 고지혈증, 고혈압 등 대사증후군으로 연결되면서 다른 문제들을 직면할 수 있으므로 적절 체중을 유지하는 것이 중요합니다.
이제....그만 좀
식사는 단백질이 충분히 포함된 균형 잡힌 식단이 중요합니다.
질 좋은 단백질을 많이 함유한 붉은 고기, 생선, 두부, 콩, 달걀 등을 활용하여 식단을 꾸려보시길 권장드립니다.

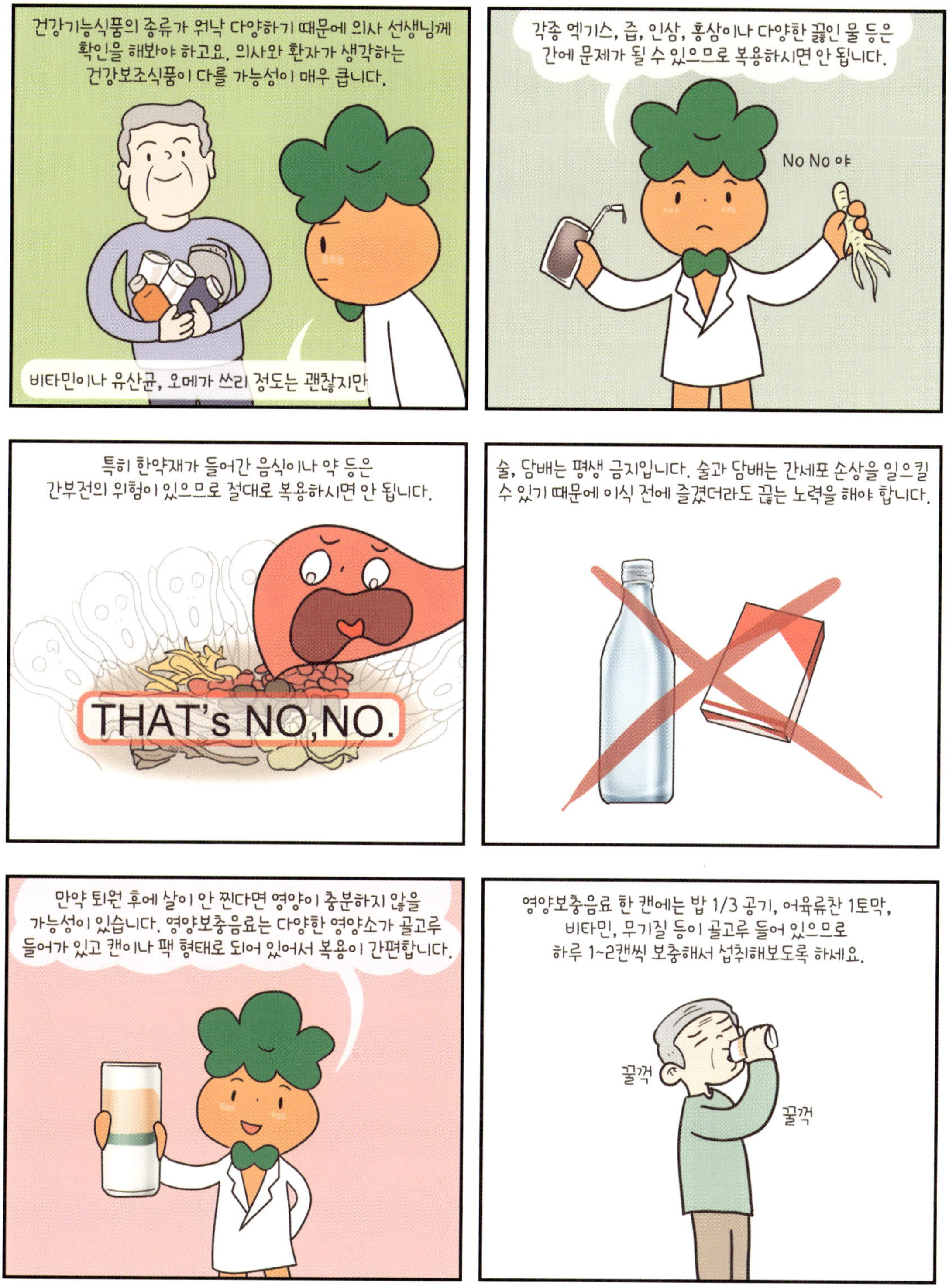
건강기능식품의 종류가 워낙 다양하기 때문에 의사 선생님께 확인을 해봐야 하고요. 의사와 환자가 생각하는 건강보조식품이 다를 가능성이 매우 큽니다.
비타민이나 유산균, 오메가 쓰리 정도는 괜찮지만
각종 엑기스, 즙, 인삼, 홍삼이나 다양한 끓인 물 등은 간에 문제가 될 수 있으므로 복용하시면 안 됩니다.
No No 야
특히 한약재가 들어간 음식이나 약 등은 간부전의 위험이 있으므로 절대로 복용하시면 안 됩니다.
THAT's NO,NO.
술, 담배는 평생 금지입니다. 술과 담배는 간세포 손상을 일으킬 수 있기 때문에 이식 전에 즐겼더라도 끊는 노력을 해야 합니다.
만약 퇴원 후에 살이 안 찐다면 영양이 충분하지 않을 가능성이 있습니다. 영양보충음료는 다양한 영양소가 골고루 들어가 있고 캔이나 팩 형태로 되어 있어서 복용이 간편합니다.
영양보충음료 한 캔에는 밥 1/3 공기, 어육류찬 1토막, 비타민, 무기질 등이 골고루 들어 있으므로 하루 1~2캔씩 보충해서 섭취해보도록 하세요.
꿀꺽
꿀꺽

- Episode -

03

약 복용

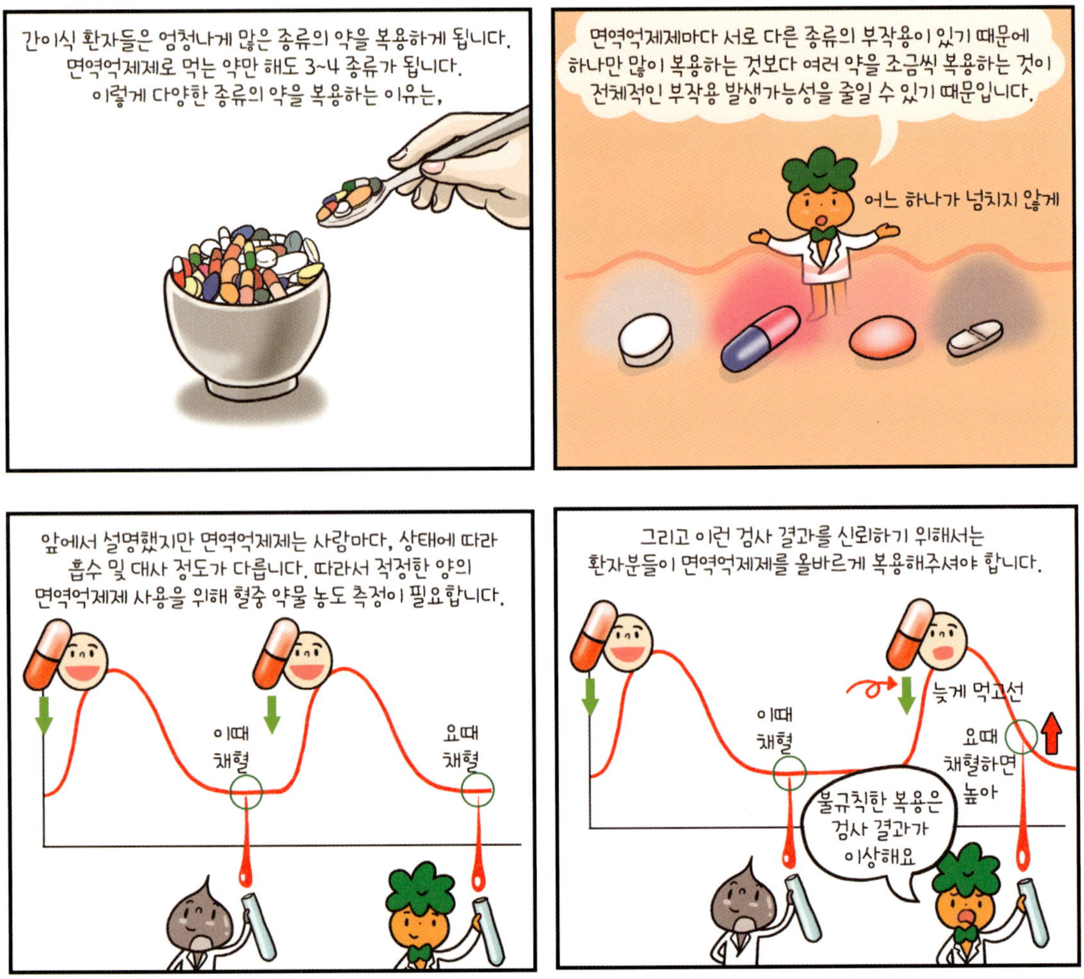
간이식 환자들은 엄청나게 많은 종류의 약을 복용하게 됩니다.
면역억제제로 먹는 약만 해도 3~4 종류가 됩니다.
이렇게 다양한 종류의 약을 복용하는 이유는,
면역억제제마다 서로 다른 종류의 부작용이 있기 때문에
하나만 많이 복용하는 것보다 여러 약을 조금씩 복용하는 것이
전체적인 부작용 발생가능성을 줄일 수 있기 때문입니다.
어느 하나가 넘치지 않게
앞에서 설명했지만 면역억제제는 사람마다, 상태에 따라
흡수 및 대사 정도가 다릅니다. 따라서 적정한 양의
면역억제제 사용을 위해 혈중 약물 농도 측정이 필요합니다.
이때
채혈
요때
채혈
그리고 이런 검사 결과를 신뢰하기 위해서는
환자분들이 면역억제제를 올바르게 복용해주셔야 합니다.
늦게 먹고선
이때
채혈
요때
채혈하면
높아
불규칙한 복용은
검사 결과가
이상해요

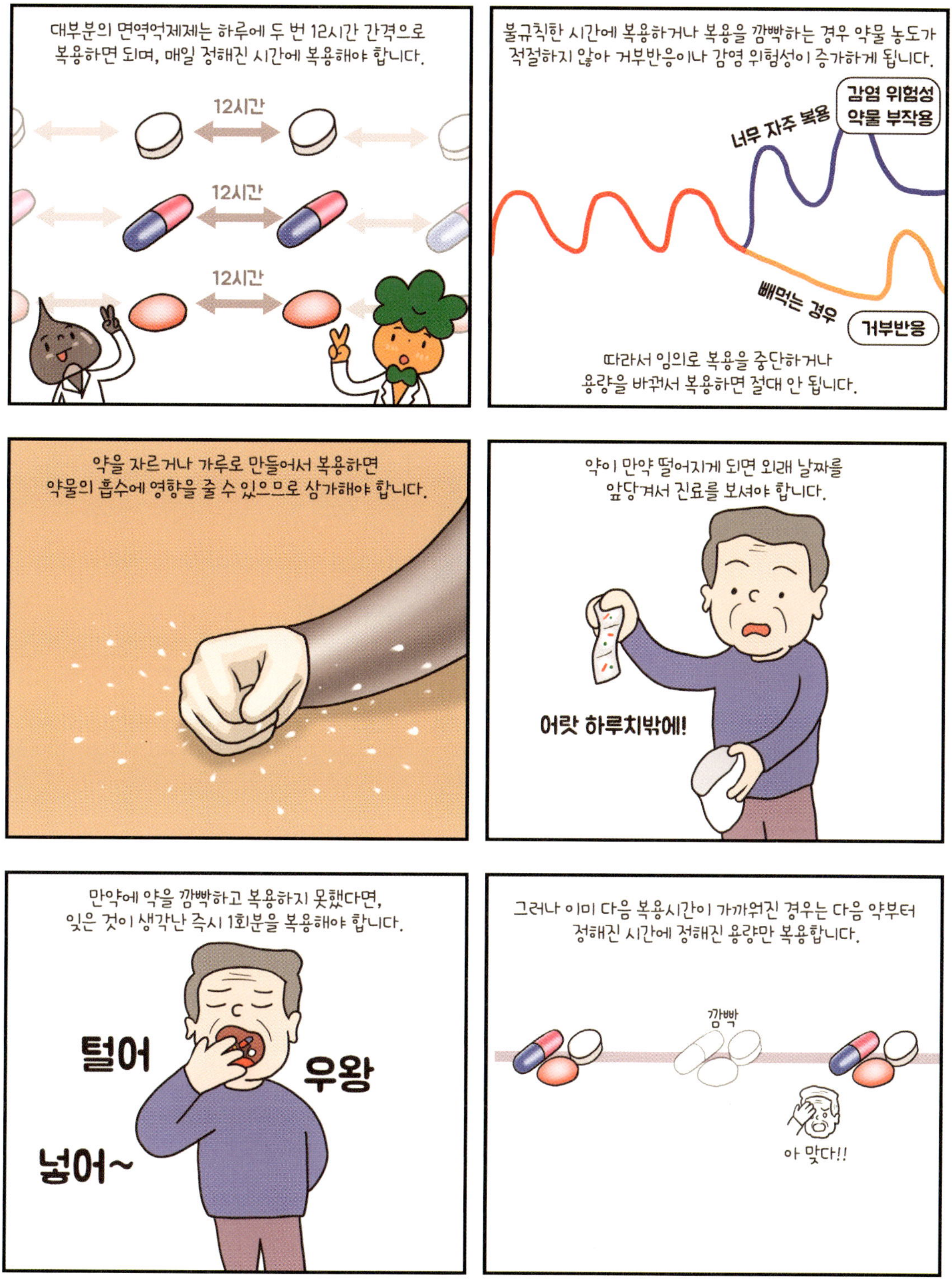

대부분의 면역억제제는 하루에 두 번 12시간 간격으로 복용하면 되며, 매일 정해진 시간에 복용해야 합니다.
12시간
12시간
12시간
불규칙한 시간에 복용하거나 복용을 깜빡하는 경우 약물 농도가 적절하지 않아 거부반응이나 감염 위험성이 증가하게 됩니다.
너무 자주 복용
감염 위험성
약물 부작용
빼먹는 경우
거부반응
따라서 임의로 복용을 중단하거나 용량을 바꿔서 복용하면 절대 안 됩니다.
약을 자르거나 가루로 만들어서 복용하면 약물의 흡수에 영향을 줄 수 있으므로 삼가해야 합니다.
약이 만약 떨어지게 되면 외래 날짜를 앞당겨서 진료를 보셔야 합니다.
어랏 하루치밖에!
만약에 약을 깜빡하고 복용하지 못했다면, 잊은 것이 생각난 즉시 1회분을 복용해야 합니다.
털어
우왕
넣어~
그러나 이미 다음 복용시간이 가까워진 경우는 다음 약부터 정해진 시간에 정해진 용량만 복용합니다.
깜빡
아 맞다!!

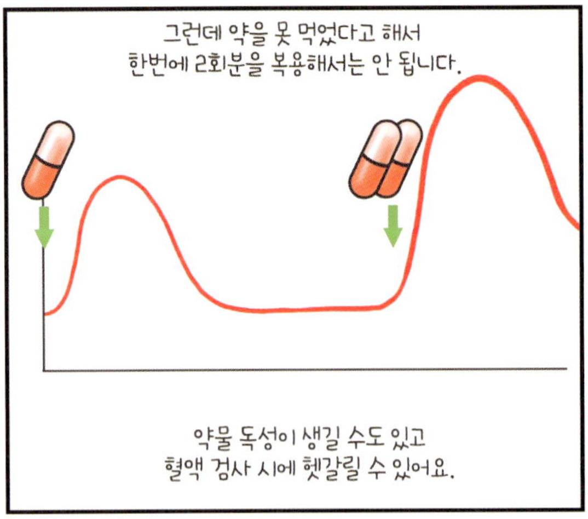
그런데 약을 못 먹었다고 해서
한번에 2회분을 복용해서는 안 됩니다.
약물 독성이 생길 수도 있고
혈액 검사 시에 헷갈릴 수 있어요.

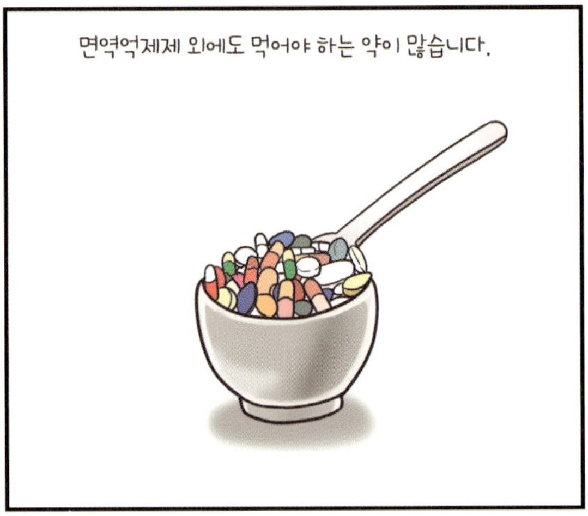
면역억제제 외에도 먹어야 하는 약이 많습니다.

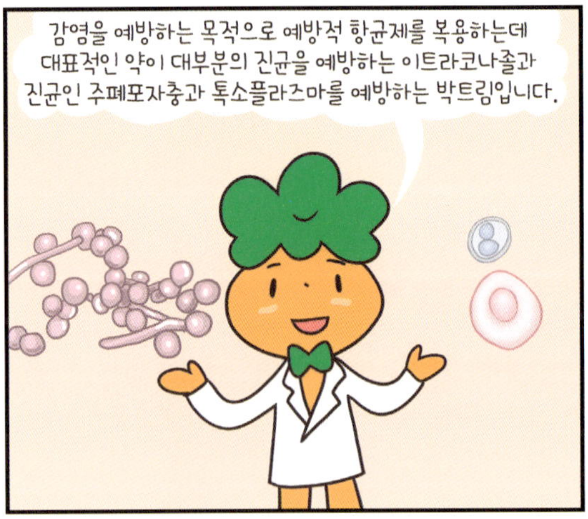
감염을 예방하는 목적으로 예방적 항균제를 복용하는데
대표적인 약이 대부분의 진균을 예방하는 이트라코나졸과
진균인 주폐포자충과 톡소플라즈마를 예방하는 박트림입니다.

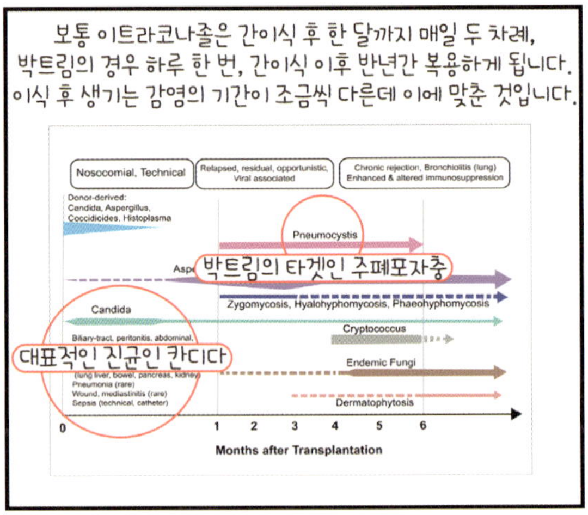
보통 이트라코나졸은 간이식 후 한 달까지 매일 두 차례,
박트림의 경우 하루 한 번, 간이식 이후 반년간 복용하게 됩니다.
이식 후 생기는 감염의 기간이 조금씩 다른데 이에 맞춘 것입니다.
Nosocomial, Technical
Relapsed, residual, opportunistic, Viral associated
Chronic rejection, Bronchiolitis (lung) Enhanced & altered immunosuppression
Donor-derived: Candida, Aspergillus, Coccidicides, Histoplasma
Pneumocystis
박트림의 타겟인 주폐포자충
Zygomycosis, Hyalohyphomycosis, Phaeohyphomycosis
Candida
Cryptococcus
Biliary-tract, peritonitis, abdominal,
대표적인 진균인 칸디다
Endemic Fungi
(lung liver, bowel, pancreas, kidney)
Pneumonia (rare)
Wound, mediastinitis (rare)
Sepsis (technical, catheter)
Dermatophytosis
0 1 2 3 4 5 6
Months after Transplantation

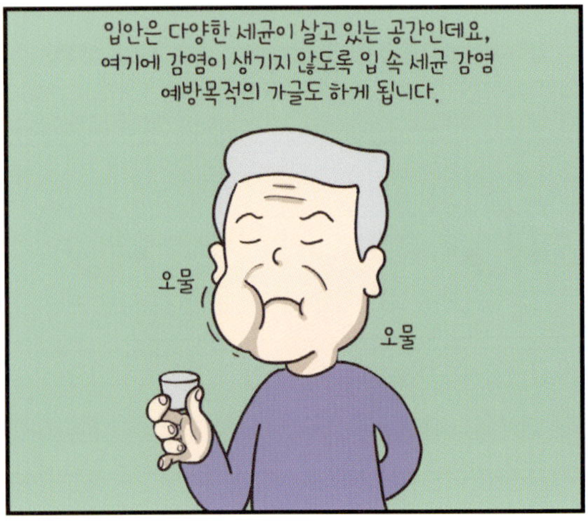
입안은 다양한 세균이 살고 있는 공간인데요,
여기에 감염이 생기지 않도록 입 속 세균 감염
예방목적의 가글도 하게 됩니다.
오물
오물

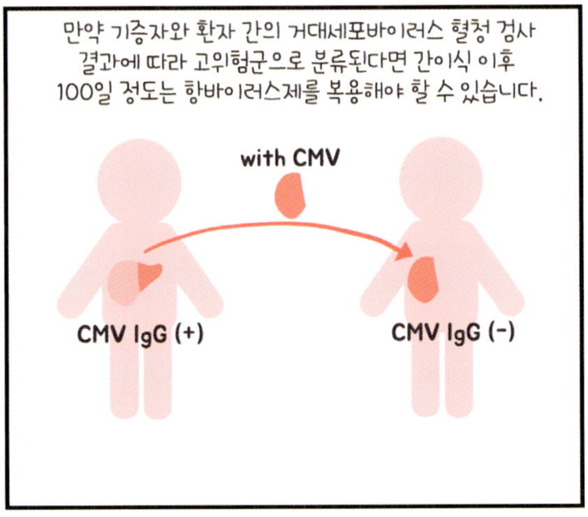
만약 기증자와 환자 간의 거대세포바이러스 혈청 검사
결과에 따라 고위험군으로 분류된다면 간이식 이후
100일 정도는 항바이러스제를 복용해야 할 수 있습니다.
with CMV
CMV IgG (+)
CMV IgG (-)

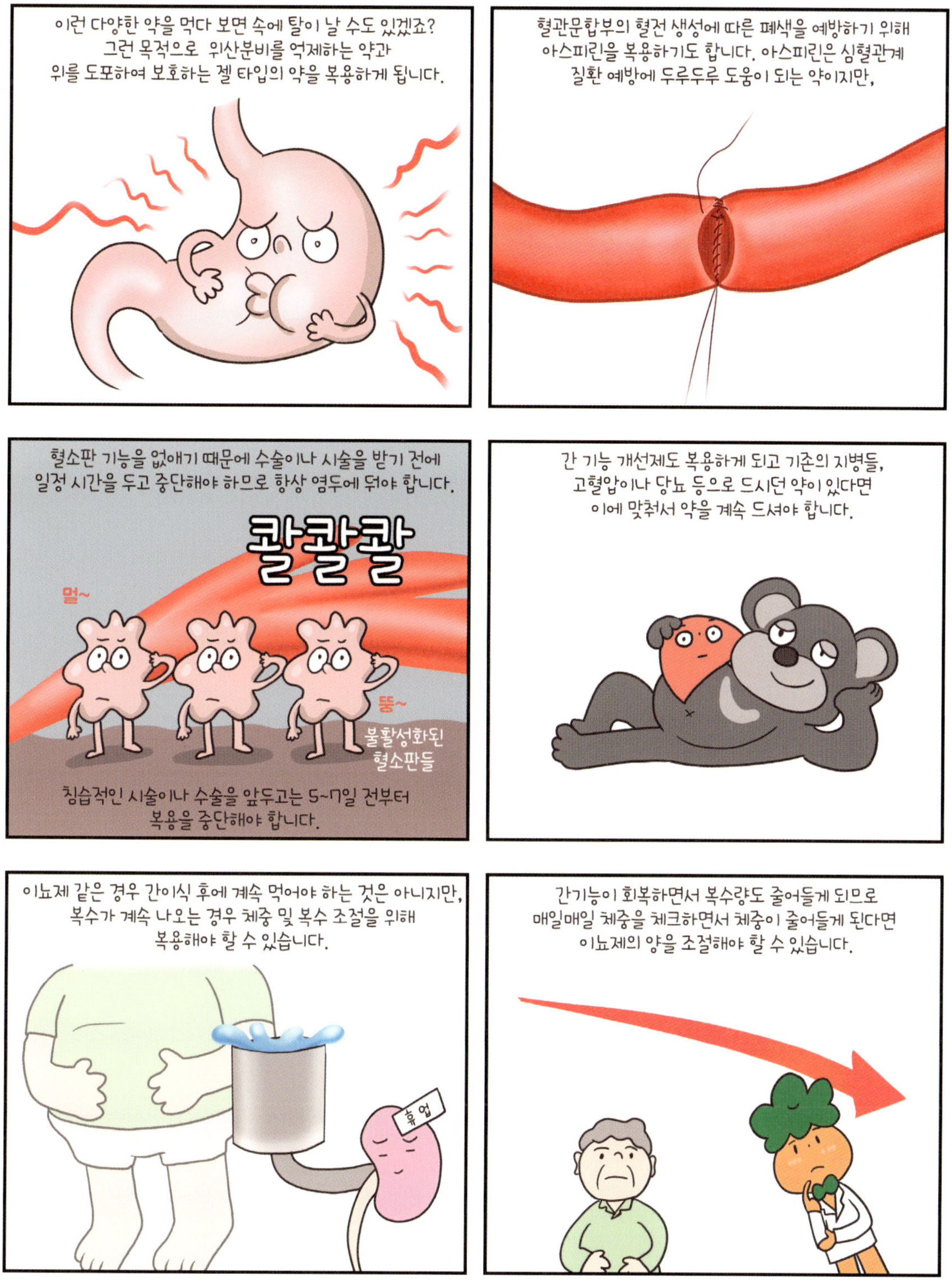
이런 다양한 약을 먹다 보면 속에 탈이 날 수도 있겠죠?
그런 목적으로 위산분비를 억제하는 약과
위를 도포하여 보호하는 젤 타입의 약을 복용하게 됩니다.
혈관문합부의 혈전 생성에 따른 폐색을 예방하기 위해
아스피린을 복용하기도 합니다. 아스피린은 심혈관계
질환 예방에 두루두루 도움이 되는 약이지만,
혈소판 기능을 없애기 때문에 수술이나 시술을 받기 전에
일정 시간을 두고 중단해야 하므로 항상 염두에 둬야 합니다.
콸콸콸
멀~
뚱~
불활성화된
혈소판들
침습적인 시술이나 수술을 앞두고는 5~7일 전부터
복용을 중단해야 합니다.
간 기능 개선제도 복용하게 되고 기존의 지병들,
고혈압이나 당뇨 등으로 드시던 약이 있다면
이에 맞춰서 약을 계속 드셔야 합니다.
이뇨제 같은 경우 간이식 후에 계속 먹어야 하는 것은 아니지만,
복수가 계속 나오는 경우 체중 및 복수 조절을 위해
복용해야 할 수 있습니다.
휴업
간기능이 회복하면서 복수량도 줄어들게 되므로
매일매일 체중을 체크하면서 체중이 줄어들게 된다면
이뇨제의 양을 조절해야 할 수 있습니다.

Episode

04

일상생활

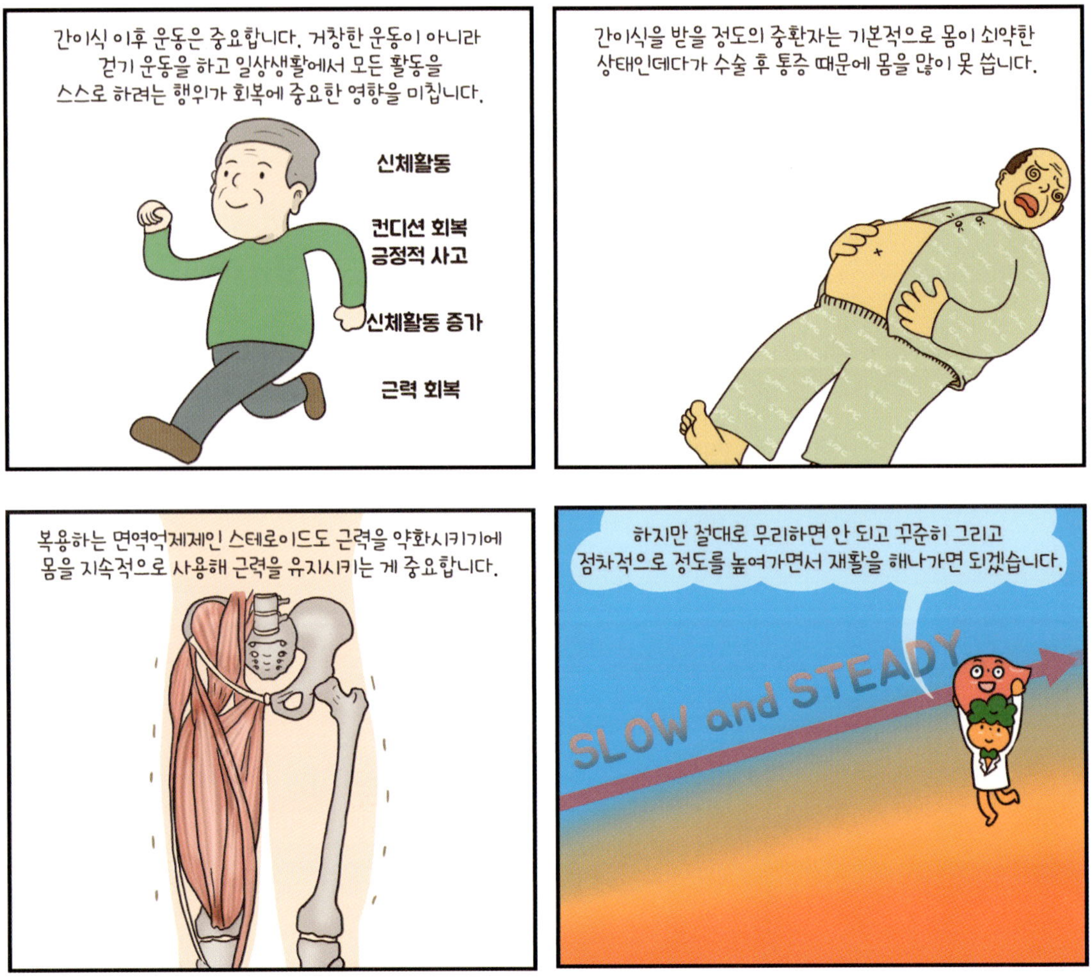

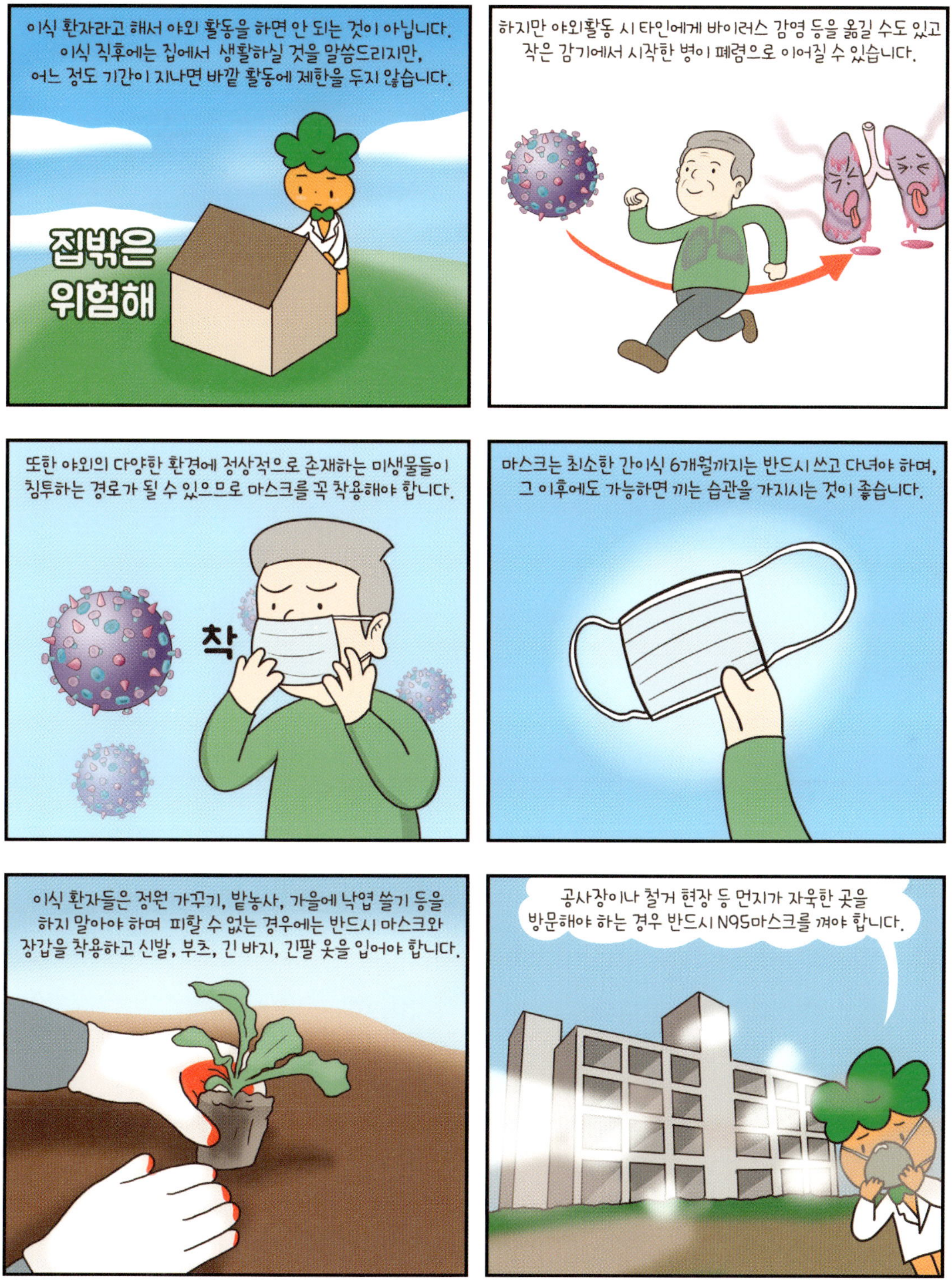
이식 환자라고 해서 야외 활동을 하면 안 되는 것이 아닙니다.
이식 직후에는 집에서 생활하실 것을 말씀드리지만,
어느 정도 기간이 지나면 바깥 활동에 제한을 두지 않습니다.
집밖은 위험해
하지만 야외활동 시 타인에게 바이러스 감염 등을 옮길 수도 있고
작은 감기에서 시작한 병이 폐렴으로 이어질 수 있습니다.
또한 야외의 다양한 환경에 정상적으로 존재하는 미생물들이
침투하는 경로가 될 수 있으므로 마스크를 꼭 착용해야 합니다.
착
마스크는 최소한 간이식 6개월까지는 반드시 쓰고 다녀야 하며,
그 이후에도 가능하면 끼는 습관을 가지시는 것이 좋습니다.
이식 환자들은 정원 가꾸기, 밭농사, 가을에 낙엽 쓸기 등을
하지 말아야 하며 피할 수 없는 경우에는 반드시 마스크와
장갑을 착용하고 신발, 부츠, 긴 바지, 긴팔 옷을 입어야 합니다.
공사장이나 철거 현장 등 먼지가 자욱한 곳을
방문해야 하는 경우 반드시 N95마스크를 껴야 합니다.

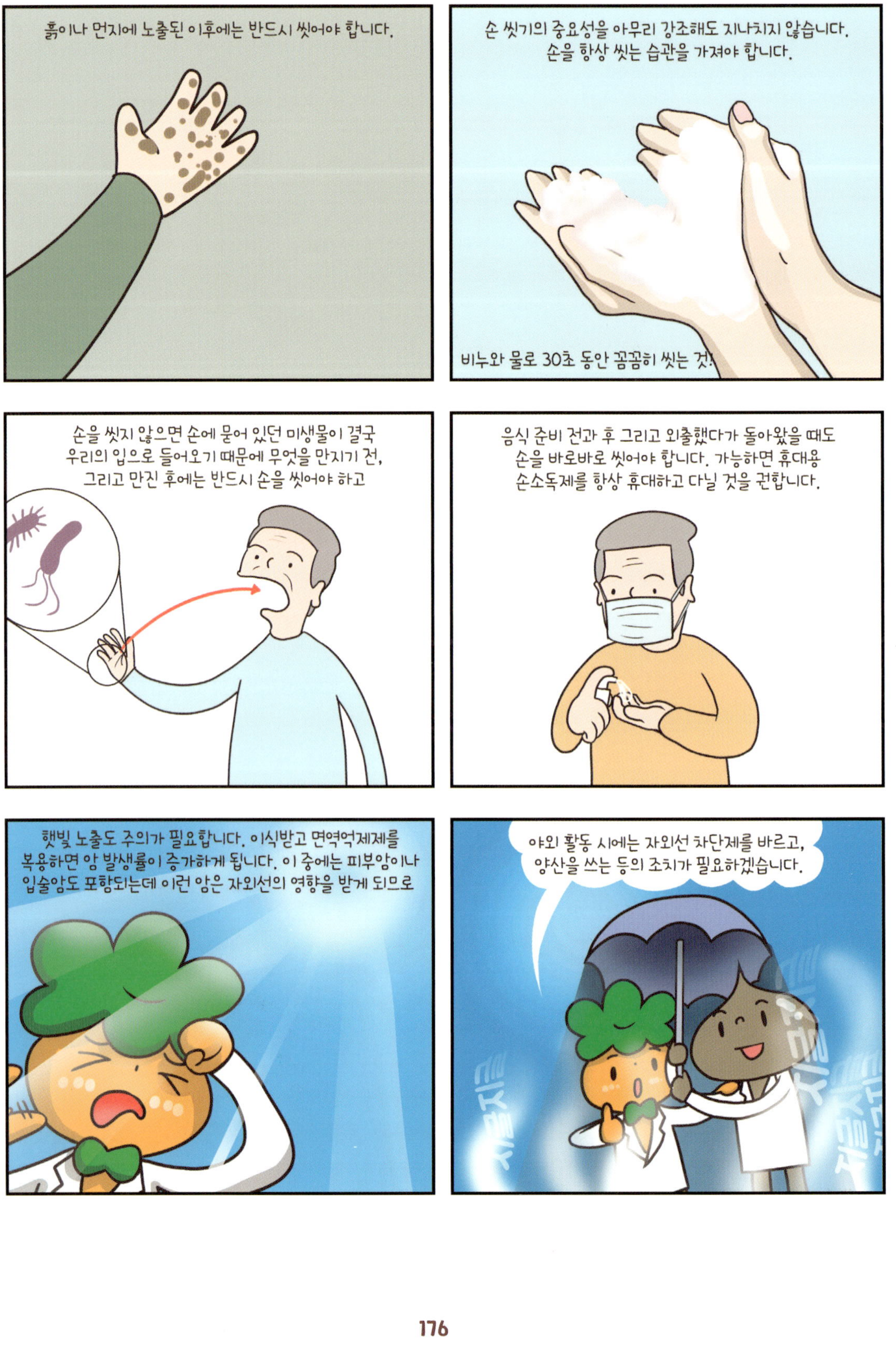
흙이나 먼지에 노출된 이후에는 반드시 씻어야 합니다.
손 씻기의 중요성을 아무리 강조해도 지나치지 않습니다.
손을 항상 씻는 습관을 가져야 합니다.
비누와 물로 30초 동안 꼼꼼히 씻는 것!
손을 씻지 않으면 손에 묻어 있던 미생물이 결국
우리의 입으로 들어오기 때문에 무엇을 만지기 전,
그리고 만진 후에는 반드시 손을 씻어야 하고
음식 준비 전과 후 그리고 외출했다가 돌아왔을 때도
손을 바로바로 씻어야 합니다. 가능하면 휴대용
손소독제를 항상 휴대하고 다닐 것을 권합니다.
햇빛 노출도 주의가 필요합니다. 이식받고 면역억제제를
복용하면 암 발생률이 증가하게 됩니다. 이 중에는 피부암이나
입술암도 포함되는데 이런 암은 자외선의 영향을 받게 되므로
야외 활동 시에는 자외선 차단제를 바르고,
양산을 쓰는 등의 조치가 필요하겠습니다.

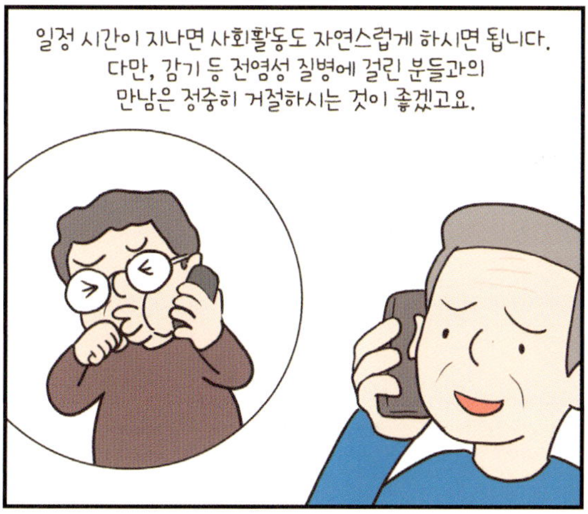
일정 시간이 지나면 사회활동도 자연스럽게 하시면 됩니다.
다만, 감기 등 전염성 질병에 걸린 분들과의
만남은 정중히 거절하시는 것이 좋겠고요.

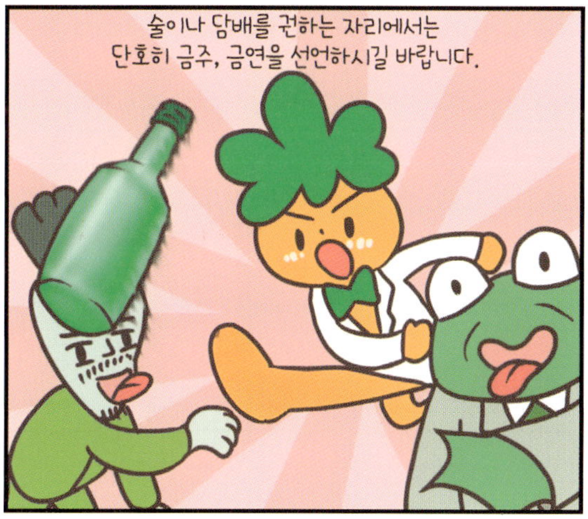
술이나 담배를 권하는 자리에서는
단호히 금주, 금연을 선언하시길 바랍니다.

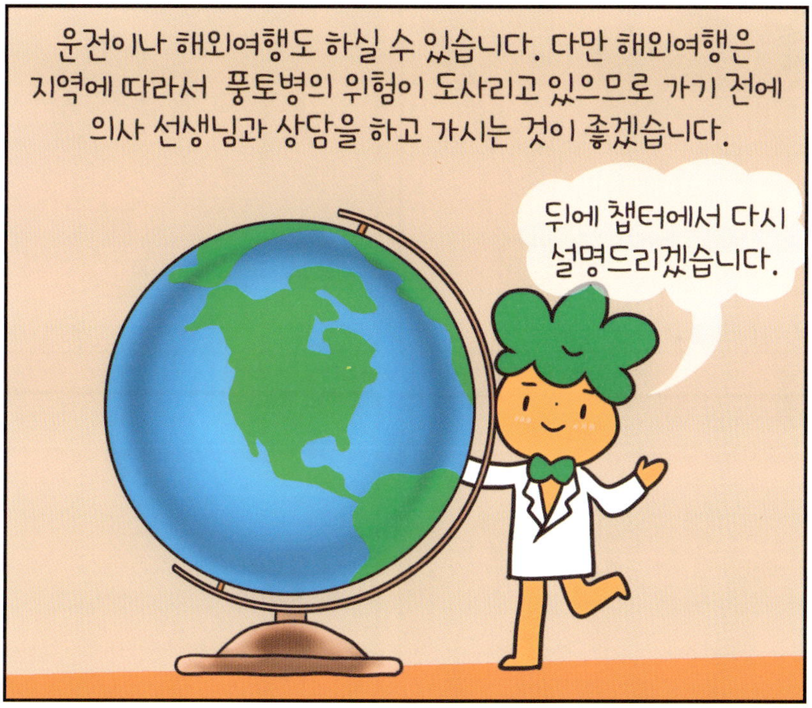
운전이나 해외여행도 하실 수 있습니다. 다만 해외여행은
지역에 따라서 풍토병의 위험이 도사리고 있으므로 가기 전에
의사 선생님과 상담을 하고 가시는 것이 좋겠습니다.
뒤에 챕터에서 다시
설명드리겠습니다.

- Episode -

05

예방접종

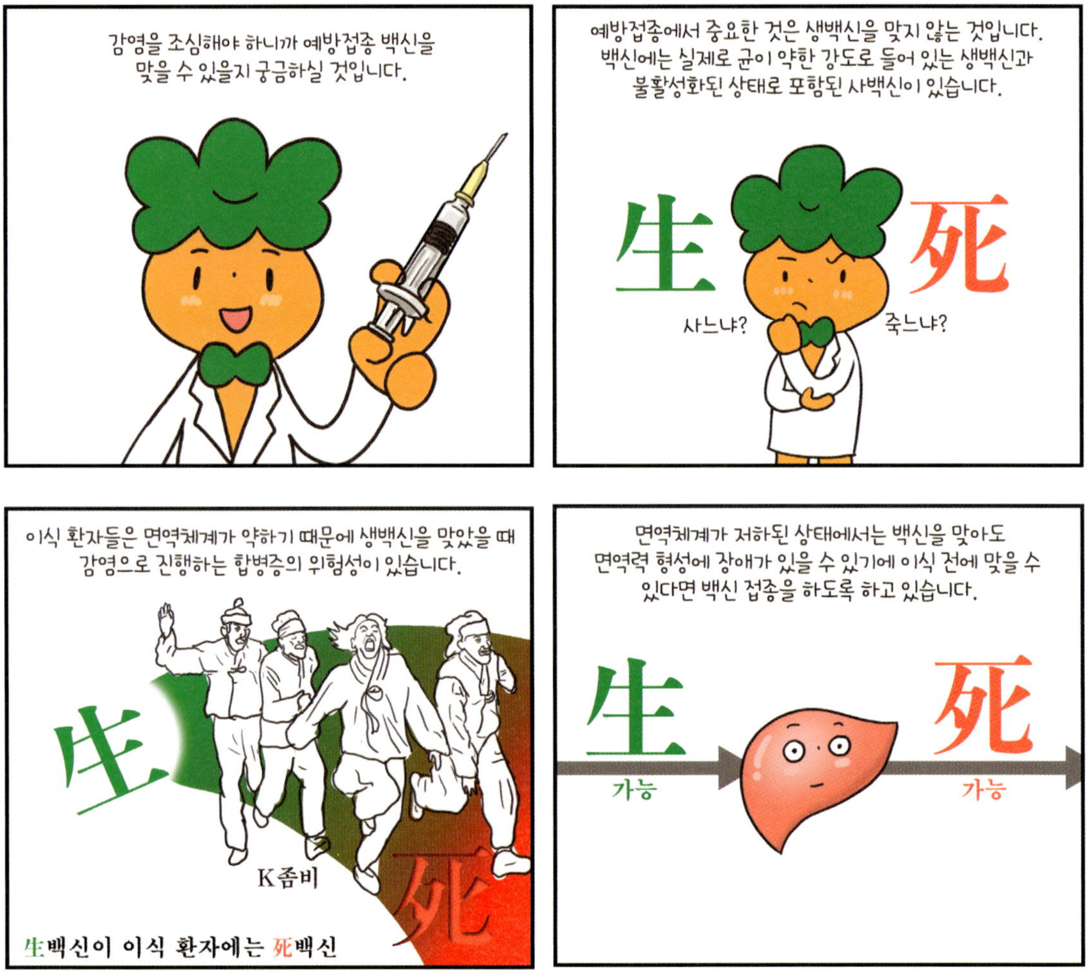

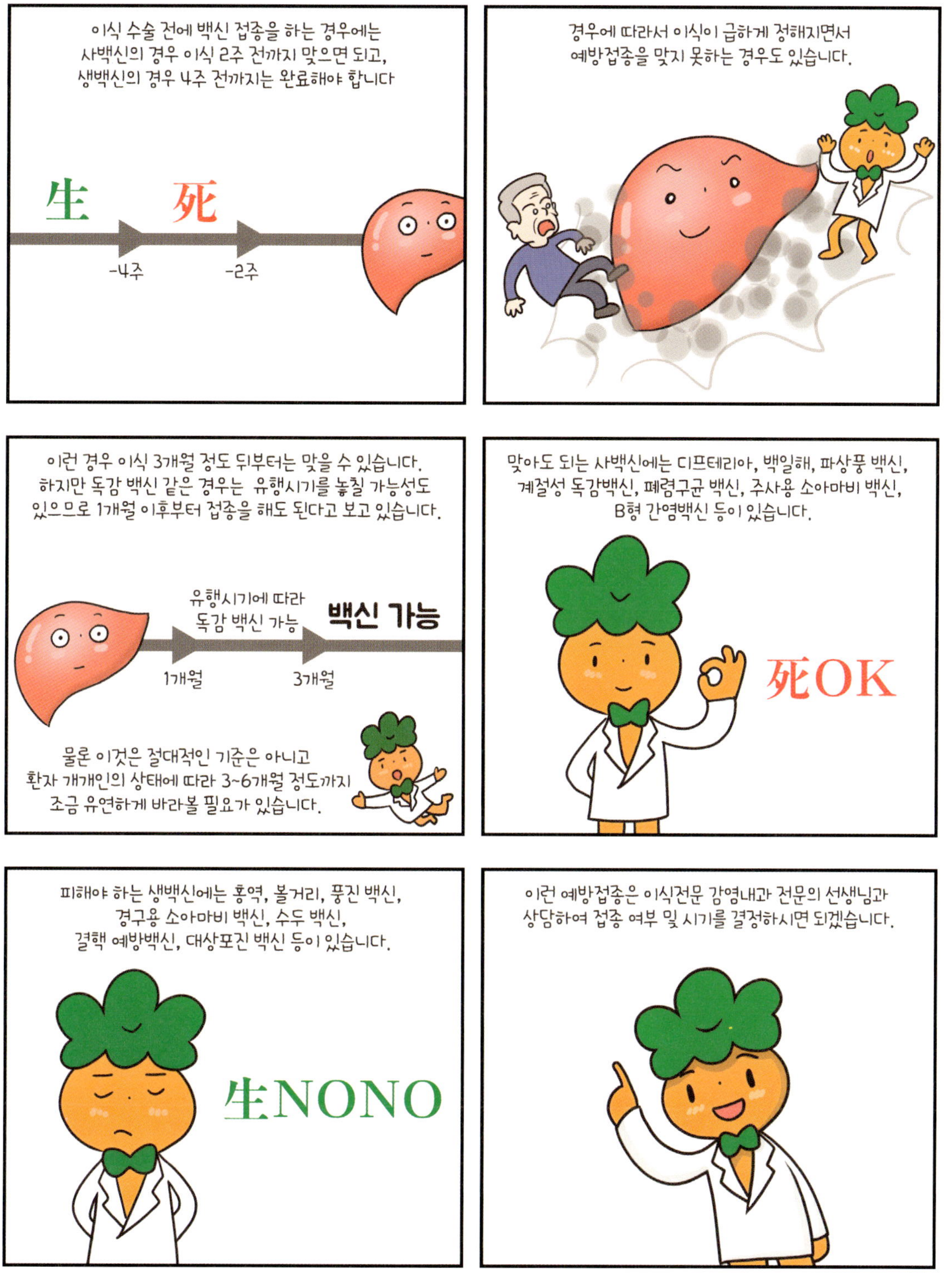
이식 수술 전에 백신 접종을 하는 경우에는
사백신의 경우 이식 2주 전까지 맞으면 되고,
생백신의 경우 4주 전까지는 완료해야 합니다
生
死
-4주
-2주
경우에 따라서 이식이 급하게 정해지면서
예방접종을 맞지 못하는 경우도 있습니다.
이런 경우 이식 3개월 정도 뒤부터는 맞을 수 있습니다.
하지만 독감 백신 같은 경우는 유행시기를 놓칠 가능성도
있으므로 1개월 이후부터 접종을 해도 된다고 보고 있습니다.
유행시기에 따라
독감 백신 가능
백신 가능
1개월
3개월
물론 이것은 절대적인 기준은 아니고
환자 개개인의 상태에 따라 3~6개월 정도까지
조금 유연하게 바라볼 필요가 있습니다.
맞아도 되는 사백신에는 디프테리아, 백일해, 파상풍 백신,
계절성 독감백신, 폐렴구균 백신, 주사용 소아마비 백신,
B형 간염백신 등이 있습니다.
死OK
피해야 하는 생백신에는 홍역, 볼거리, 풍진 백신,
경구용 소아마비 백신, 수두 백신,
결핵 예방백신, 대상포진 백신 등이 있습니다.
生NONO
이런 예방접종은 이식전문 감염내과 전문의 선생님과
상담하여 접종 여부 및 시기를 결정하시면 되겠습니다.

- Episode -

06

감염 예방생활

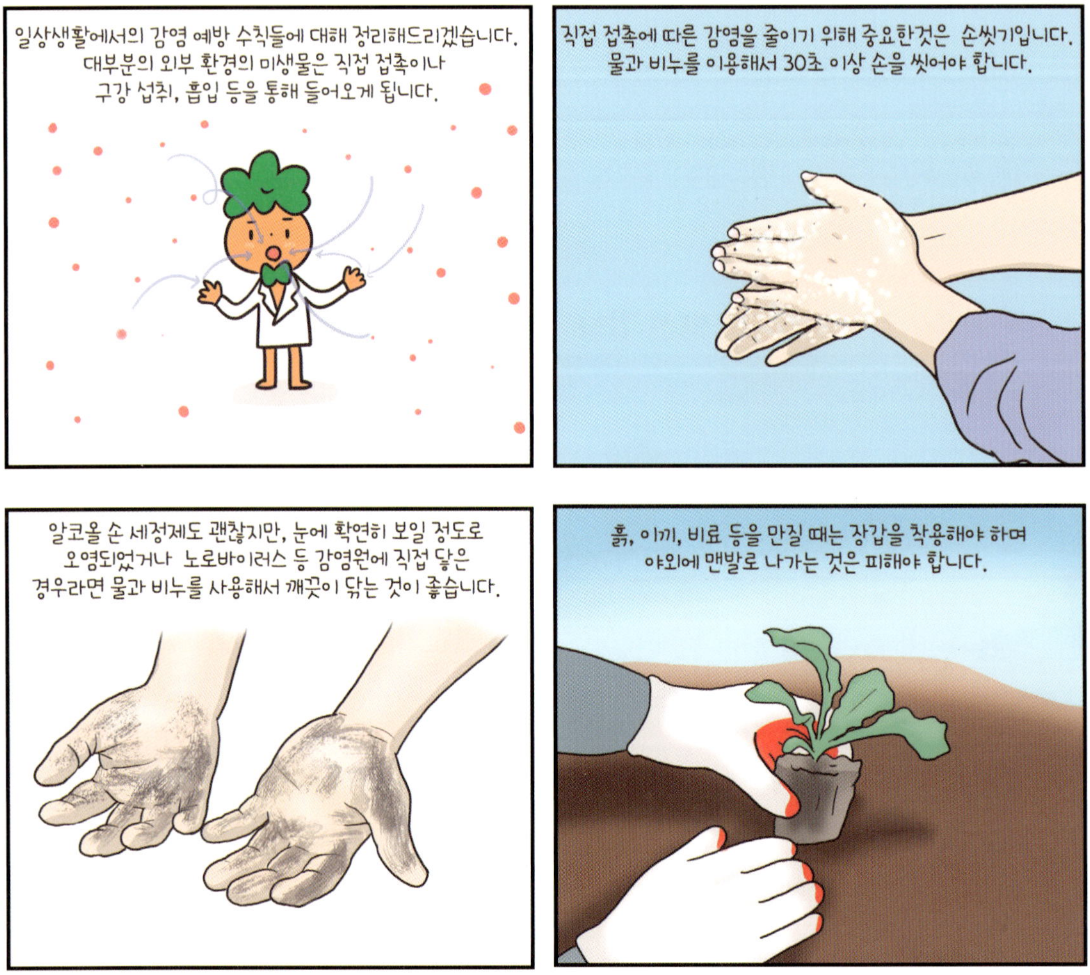
일상생활에서의 감염 예방 수칙들에 대해 정리해드리겠습니다.
대부분의 외부 환경의 미생물은 직접 접촉이나
구강 섭취, 흡입 등을 통해 들어오게 됩니다.
직접 접촉에 따른 감염을 줄이기 위해 중요한것은 손씻기입니다.
물과 비누를 이용해서 30초 이상 손을 씻어야 합니다.
알코올 손 세정제도 괜찮지만, 눈에 확연히 보일 정도로
오염되었거나 노로바이러스 등 감염원에 직접 닿은
경우라면 물과 비누를 사용해서 깨끗이 닦는 것이 좋습니다.
흙, 이끼, 비료 등을 만질 때는 장갑을 착용해야 하며
야외에 맨발로 나가는 것은 피해야 합니다.

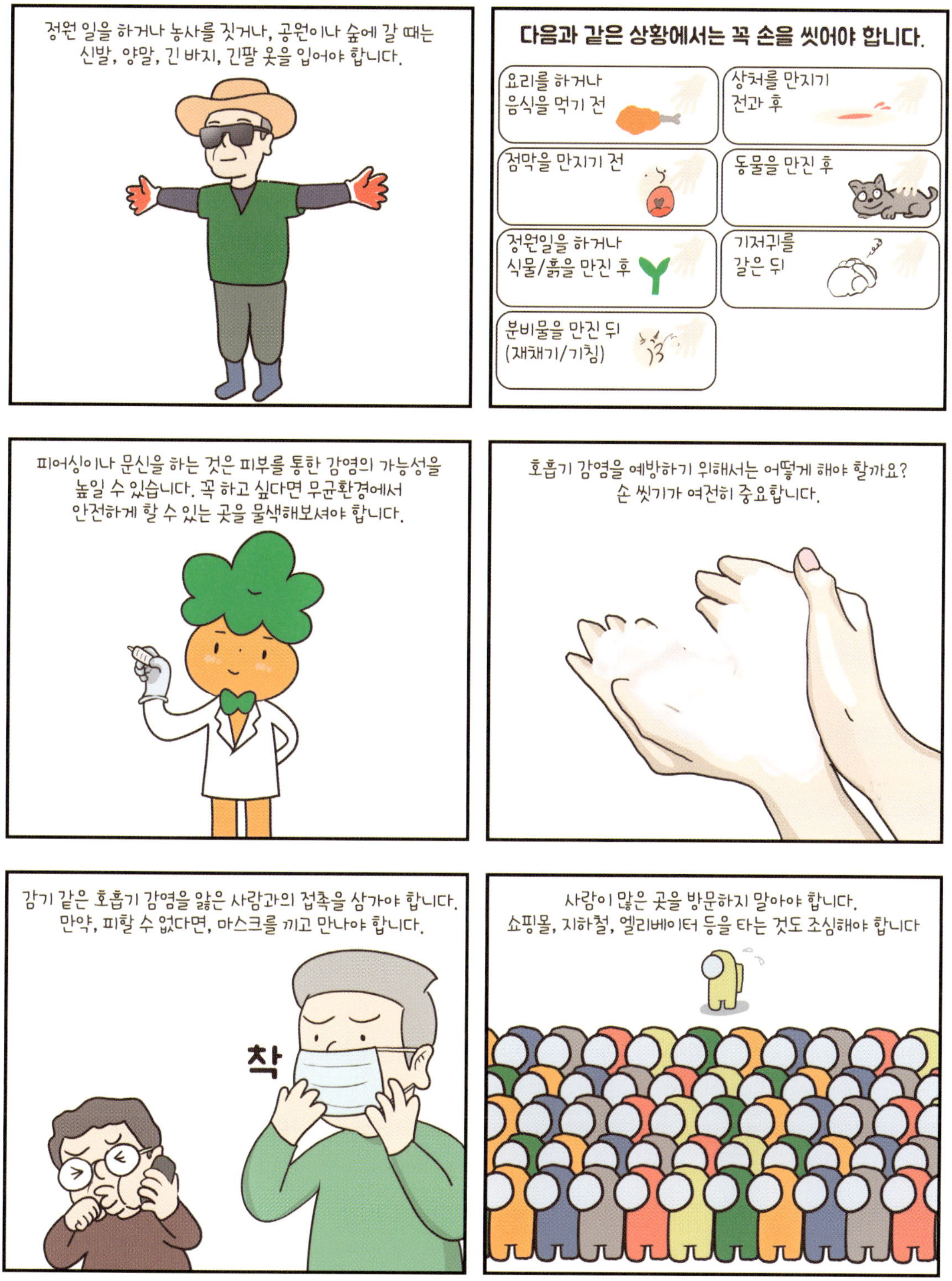
정원 일을 하거나 농사를 짓거나, 공원이나 숲에 갈 때는 신발, 양말, 긴 바지, 긴팔 옷을 입어야 합니다.
다음과 같은 상황에서는 꼭 손을 씻어야 합니다.
요리를 하거나 음식을 먹기 전
상처를 만지기 전과 후
점막을 만지기 전
동물을 만진 후
정원일을 하거나 식물/흙을 만진 후
기저귀를 갈은 뒤
분비물을 만진 뒤 (재채기/기침)
피어싱이나 문신을 하는 것은 피부를 통한 감염의 가능성을 높일 수 있습니다. 꼭 하고 싶다면 무균환경에서 안전하게 할 수 있는 곳을 물색해보셔야 합니다.
호흡기 감염을 예방하기 위해서는 어떻게 해야 할까요? 손 씻기가 여전히 중요합니다.
감기 같은 호흡기 감염을 앓은 사람과의 접촉을 삼가야 합니다. 만약, 피할 수 없다면, 마스크를 끼고 만나야 합니다.
착
사람이 많은 곳을 방문하지 말아야 합니다. 쇼핑몰, 지하철, 엘리베이터 등을 타는 것도 조심해야 합니다

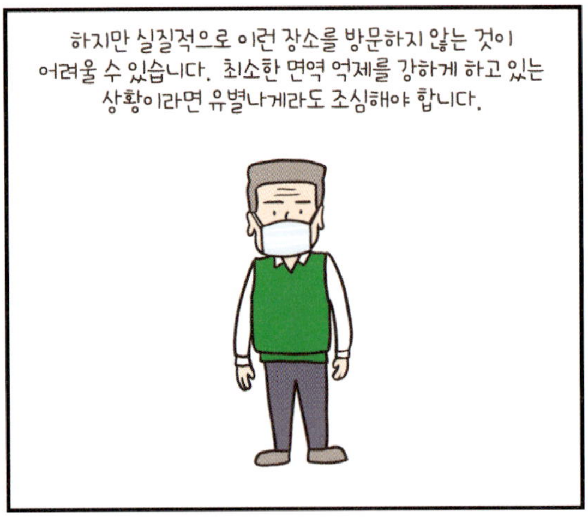
하지만 실질적으로 이런 장소를 방문하지 않는 것이
어려울 수 있습니다. 최소한 면역 억제를 강하게 하고 있는
상황이라면 유별나게라도 조심해야 합니다.

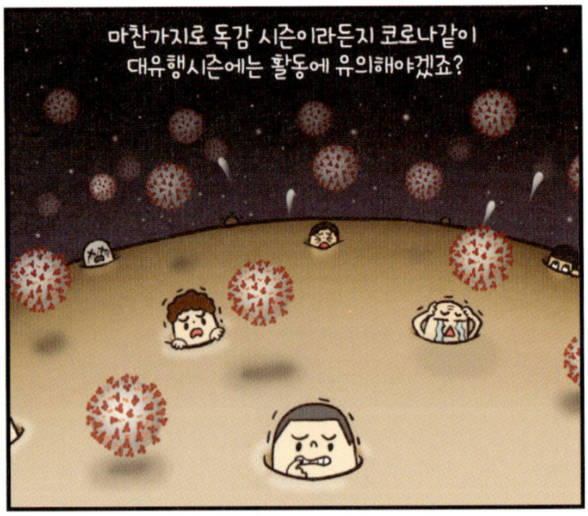
마찬가지로 독감 시즌이라든지 코로나같이
대유행시즌에는 활동에 유의해야겠죠?

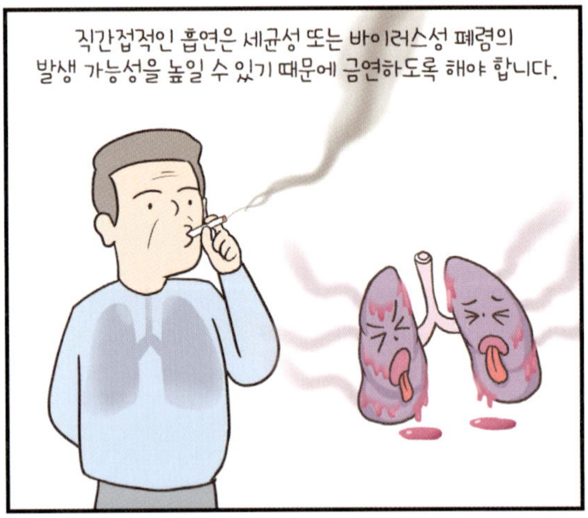
직간접적인 흡연은 세균성 또는 바이러스성 폐렴의
발생 가능성을 높일 수 있기 때문에 금연하도록 해야 합니다.

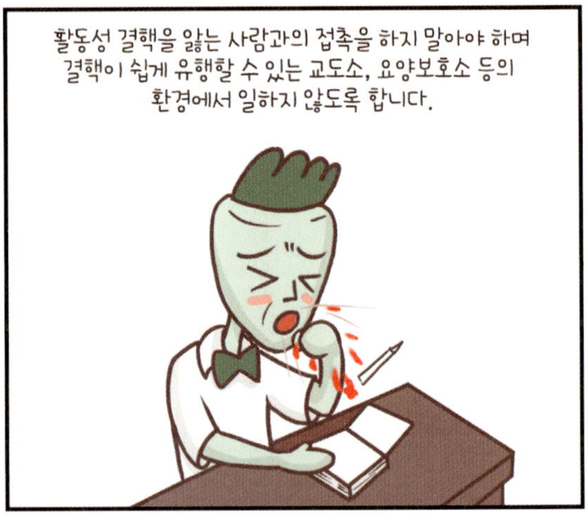
활동성 결핵을 앓는 사람과의 접촉을 하지 말아야 하며
결핵이 쉽게 유행할 수 있는 교도소, 요양보호소 등의
환경에서 일하지 않도록 합니다.

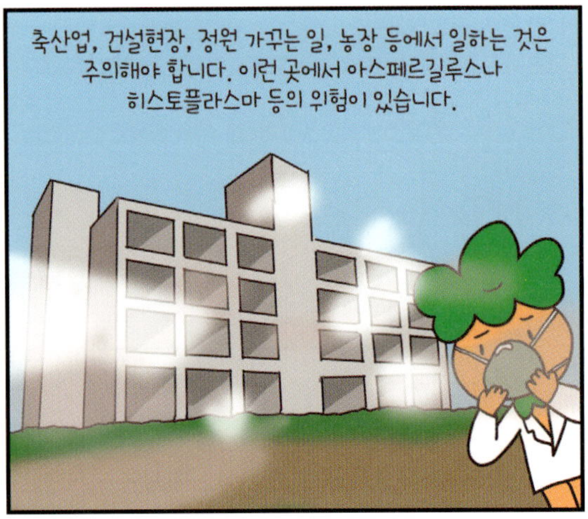
축산업, 건설현장, 정원 가꾸는 일, 농장 등에서 일하는 것은
주의해야 합니다. 이런 곳에서 아스페르길루스나
히스토플라스마 등의 위험이 있습니다.

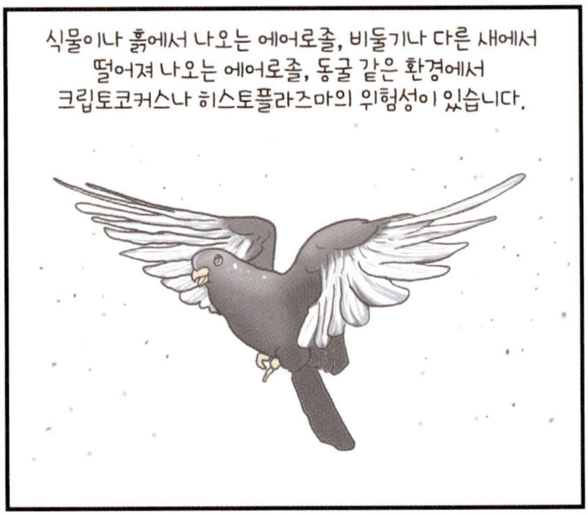
식물이나 흙에서 나오는 에어로졸, 비둘기나 다른 새에서
떨어져 나오는 에어로졸, 동굴 같은 환경에서
크립토코커스나 히스토플라즈마의 위험성이 있습니다.

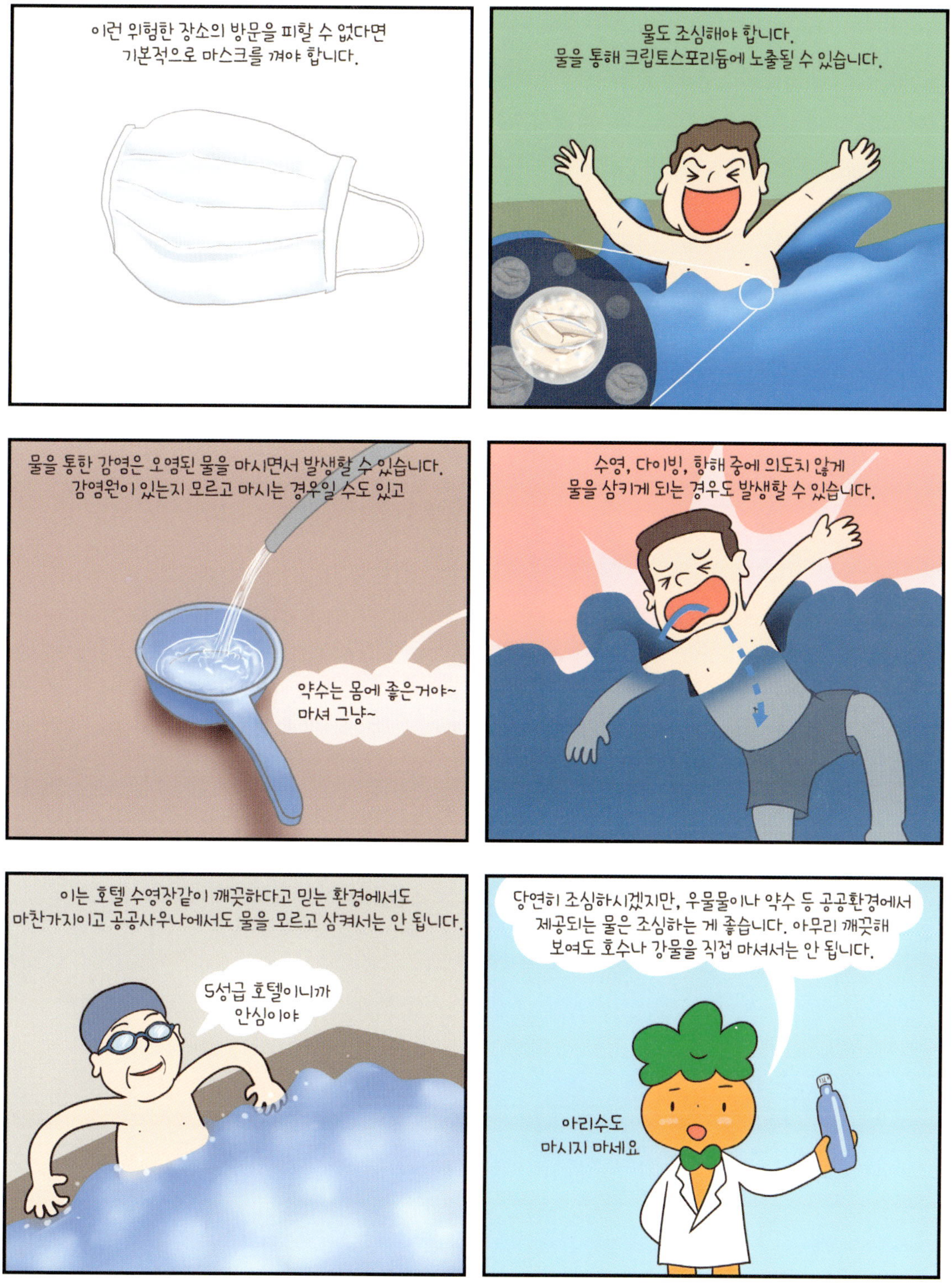
이런 위험한 장소의 방문을 피할 수 없다면
기본적으로 마스크를 껴야 합니다.
물도 조심해야 합니다.
물을 통해 크립토스포리듐에 노출될 수 있습니다.
물을 통한 감염은 오염된 물을 마시면서 발생할 수 있습니다.
감염원이 있는지 모르고 마시는 경우일 수도 있고
약수는 몸에 좋은거야~
마셔 그냥~
수영, 다이빙, 항해 중에 의도치 않게
물을 삼키게 되는 경우도 발생할 수 있습니다.
이는 호텔 수영장같이 깨끗하다고 믿는 환경에서도
마찬가지이고 공공사우나에서도 물을 모르고 삼켜서는 안 됩니다.
5성급 호텔이니까
안심이야
당연히 조심하시겠지만, 우물물이나 약수 등 공공환경에서
제공되는 물은 조심하는 게 좋습니다. 아무리 깨끗해
보여도 호수나 강물을 직접 마셔서는 안 됩니다.
아리수도
마시지 마세요

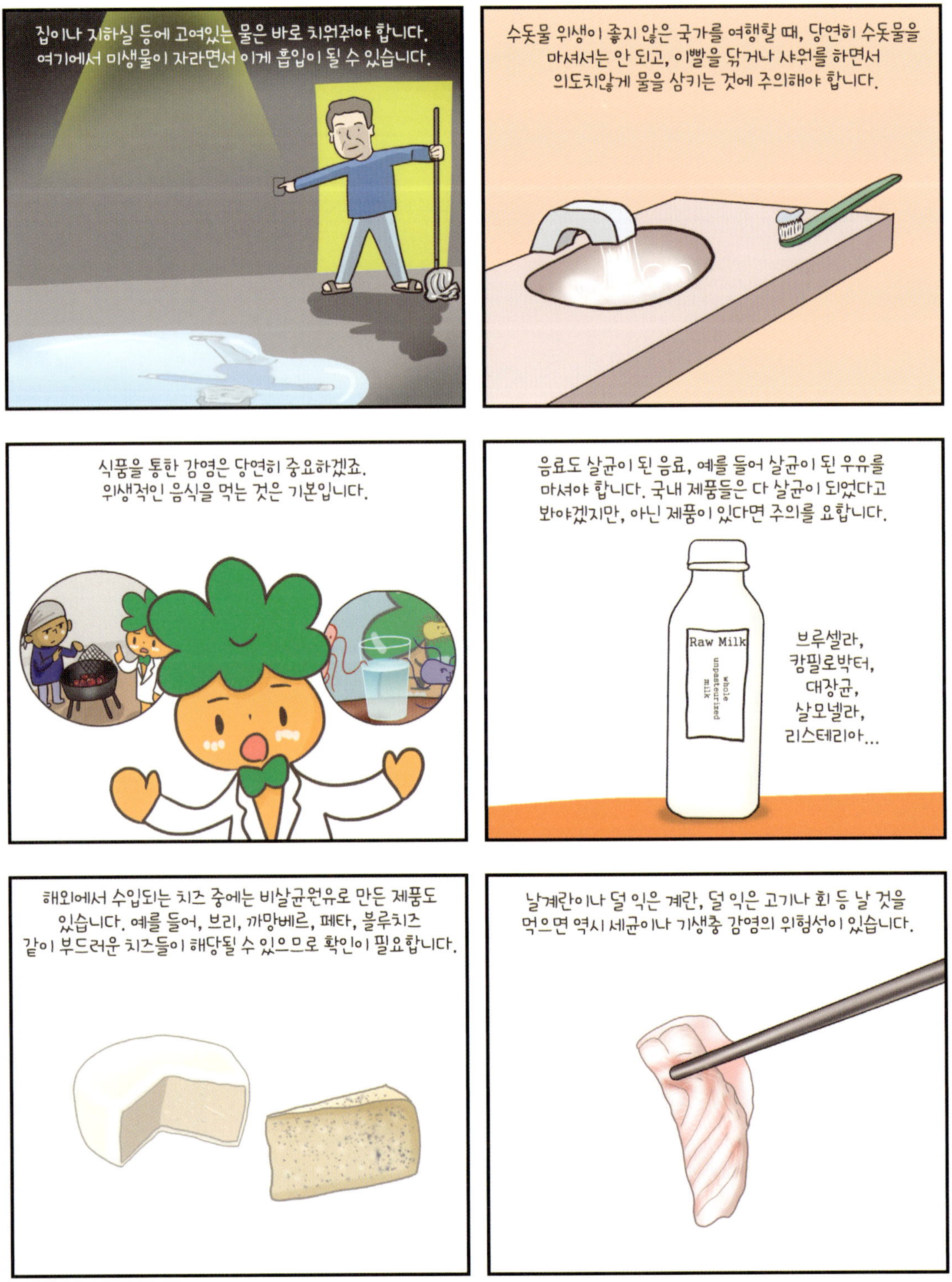
집이나 지하실 등에 고여있는 물은 바로 치워줘야 합니다.
여기에서 미생물이 자라면서 이게 흡입이 될 수 있습니다.
수돗물 위생이 좋지 않은 국가를 여행할 때, 당연히 수돗물을
마셔서는 안 되고, 이빨을 닦거나 샤워를 하면서
의도치않게 물을 삼키는 것에 주의해야 합니다.
식품을 통한 감염은 당연히 중요하겠죠.
위생적인 음식을 먹는 것은 기본입니다.
음료도 살균이 된 음료, 예를 들어 살균이 된 우유를
마셔야 합니다. 국내 제품들은 다 살균이 되었다고
봐야겠지만, 아닌 제품이 있다면 주의를 요합니다.
Raw Milk
whole unpasteurized milk
브루셀라,
캄필로박터,
대장균,
살모넬라,
리스테리아...
해외에서 수입되는 치즈 중에는 비살균원유로 만든 제품도
있습니다. 예를 들어, 브리, 까망베르, 페타, 블루치즈
같이 부드러운 치즈들이 해당될 수 있으므로 확인이 필요합니다.
날계란이나 덜 익은 계란, 덜 익은 고기나 회 등 날 것을
먹으면 역시 세균이나 기생충 감염의 위험성이 있습니다.

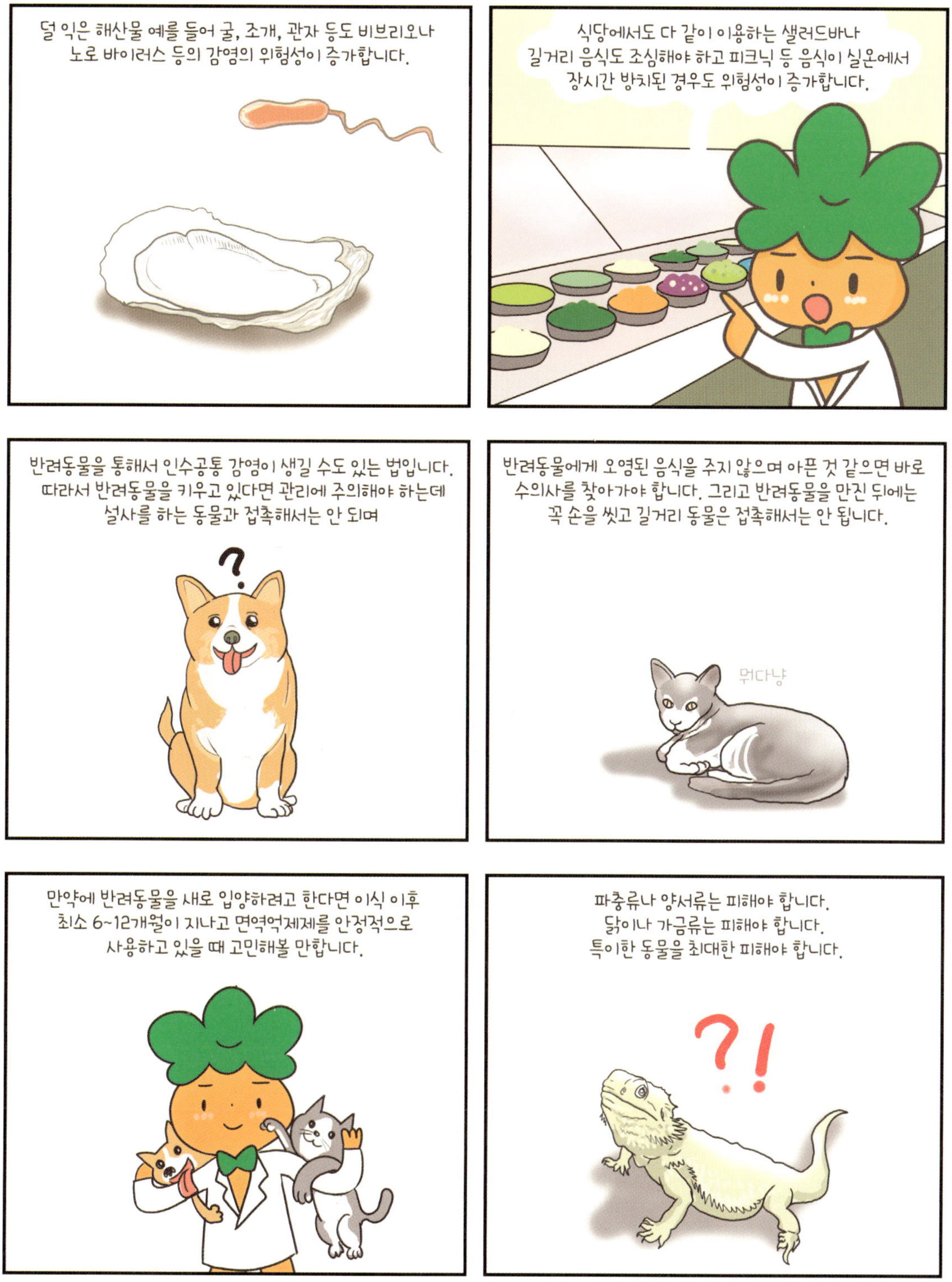
덜 익은 해산물 예를 들어 굴, 조개, 관자 등도 비브리오나
노로 바이러스 등의 감염의 위험성이 증가합니다.
식당에서도 다 같이 이용하는 샐러드바나
길거리 음식도 조심해야 하고 피크닉 등 음식이 실온에서
장시간 방치된 경우도 위험성이 증가합니다.
반려동물을 통해서 인수공통 감염이 생길 수도 있는 법입니다.
따라서 반려동물을 키우고 있다면 관리에 주의해야 하는데
설사를 하는 동물과 접촉해서는 안 되며
?
반려동물에게 오염된 음식을 주지 않으며 아픈 것 같으면 바로
수의사를 찾아가야 합니다. 그리고 반려동물을 만진 뒤에는
꼭 손을 씻고 길거리 동물은 접촉해서는 안 됩니다.
뭐다냥
만약에 반려동물을 새로 입양하려고 한다면 이식 이후
최소 6~12개월이 지나고 면역억제제를 안정적으로
사용하고 있을 때 고민해볼 만합니다.
파충류나 양서류는 피해야 합니다.
닭이나 가금류는 피해야 합니다.
특이한 동물을 최대한 피해야 합니다.
?!

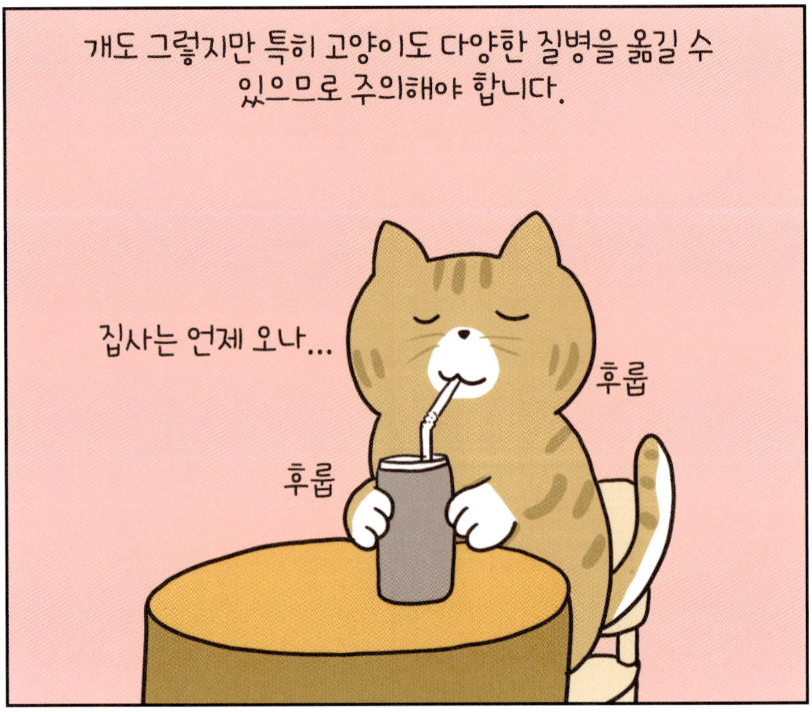
개도 그렇지만 특히 고양이도 다양한 질병을 옮길 수
있으므로 주의해야 합니다.
집사는 언제 오나...
후룹
후룹

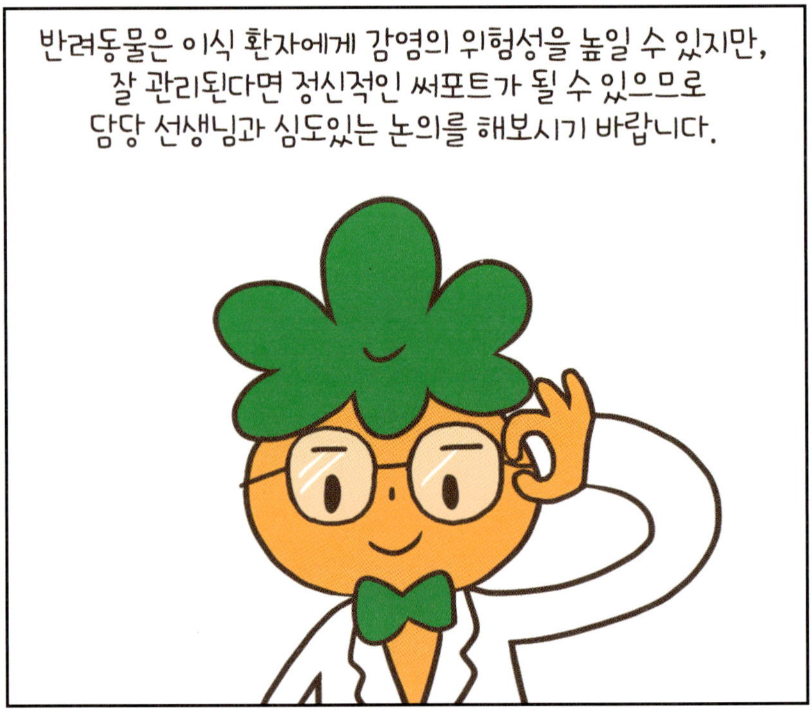
반려동물은 이식 환자에게 감염의 위험성을 높일 수 있지만,
잘 관리된다면 정신적인 써포트가 될 수 있으므로
담당 선생님과 심도있는 논의를 해보시기 바랍니다.

- Episode -

07

해외여행

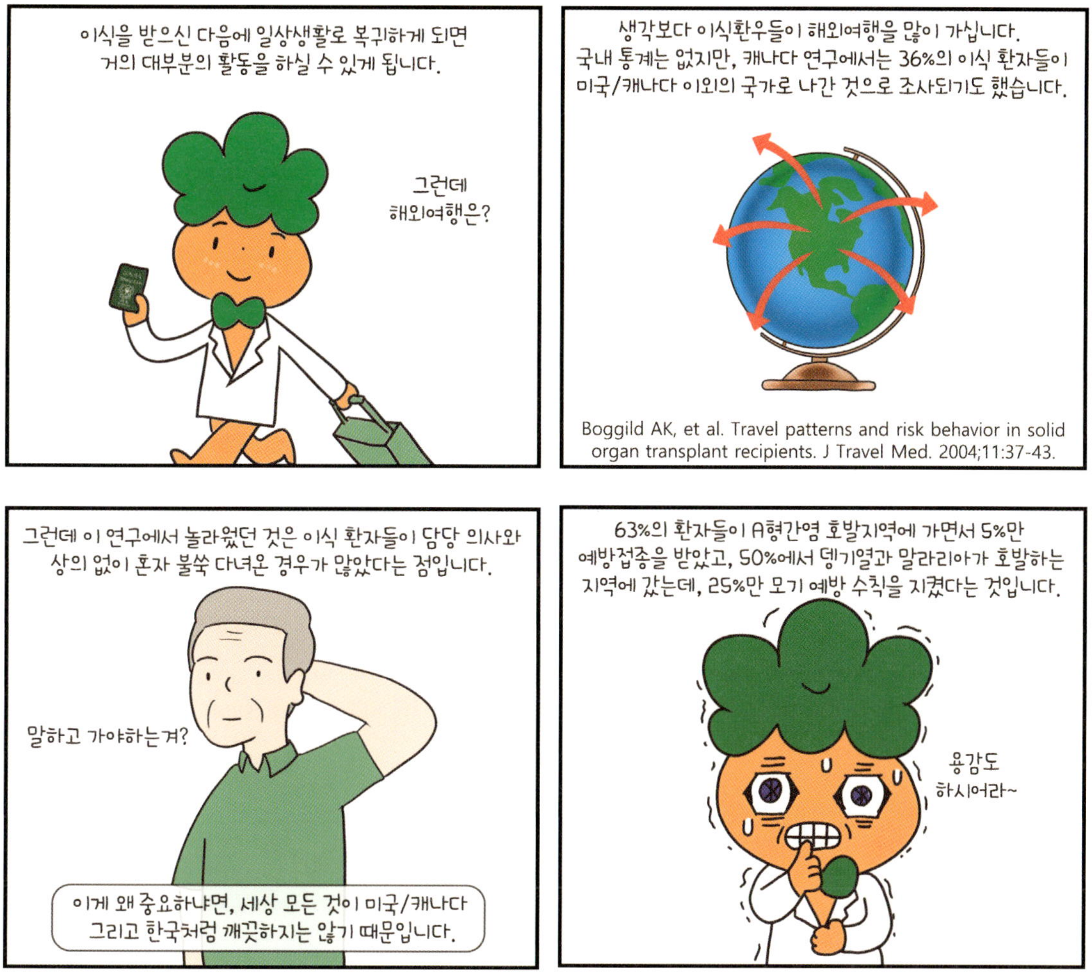

이식을 받으신 다음에 일상생활로 복귀하게 되면
거의 대부분의 활동을 하실 수 있게 됩니다.
그런데
해외여행은?
생각보다 이식환우들이 해외여행을 많이 가십니다.
국내 통계는 없지만, 캐나다 연구에서는 36%의 이식 환자들이
미국/캐나다 이외의 국가로 나간 것으로 조사되기도 했습니다.
Boggild AK, et al. Travel patterns and risk behavior in solid
organ transplant recipients. J Travel Med. 2004;11:37-43.
그런데 이 연구에서 놀라웠던 것은 이식 환자들이 담당 의사와
상의 없이 혼자 불쑥 다녀온 경우가 많았다는 점입니다.
말하고 가야하는겨?
이게 왜 중요하냐면, 세상 모든 것이 미국/캐나다
그리고 한국처럼 깨끗하지는 않기 때문입니다.
63%의 환자들이 A형간염 호발지역에 가면서 5%만
예방접종을 받았고, 50%에서 뎅기열과 말라리아가 호발하는
지역에 갔는데, 25%만 모기 예방 수칙을 지켰다는 것입니다.
용감도
하시어라~

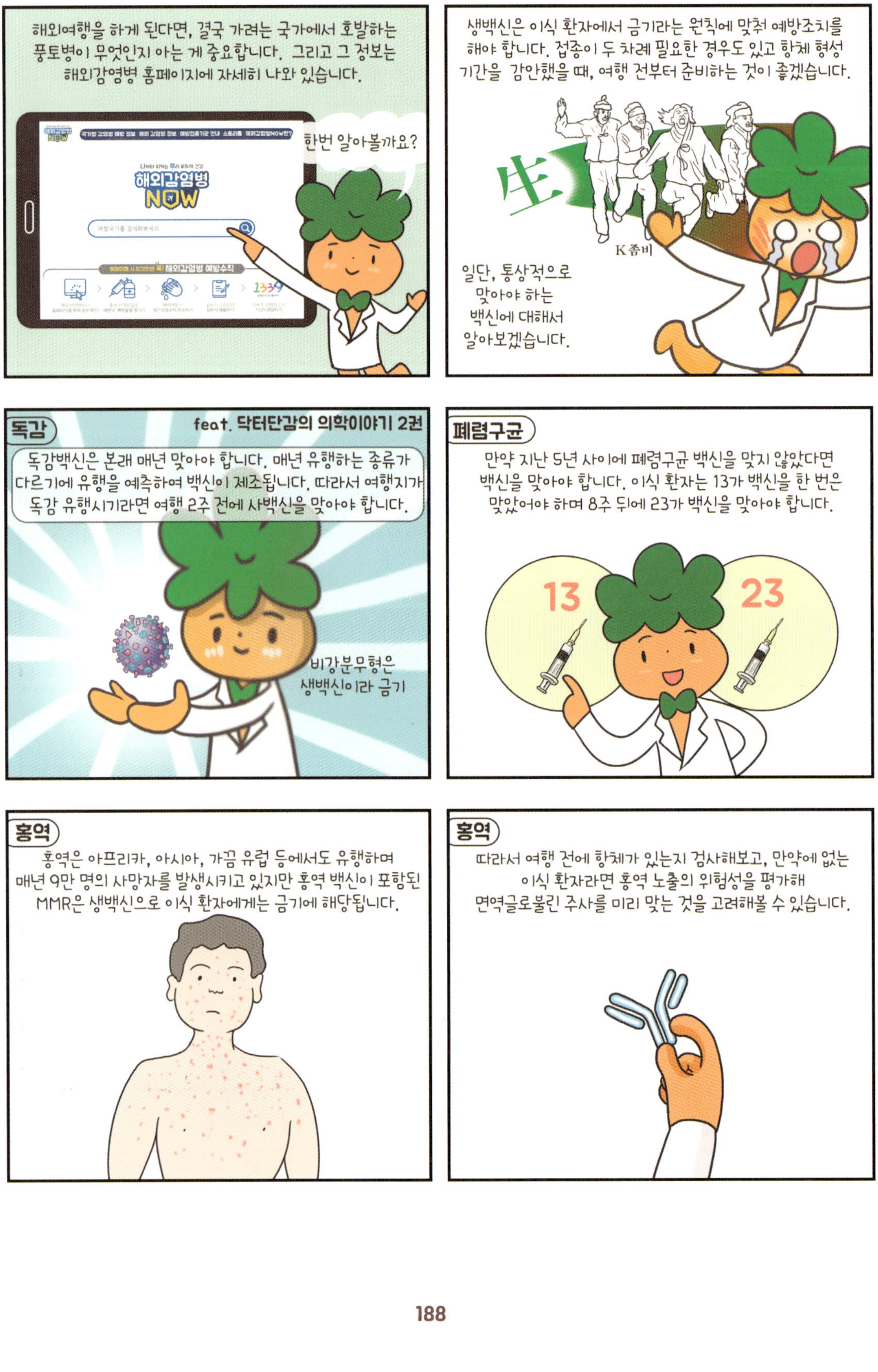
해외여행을 하게 된다면, 결국 가려는 국가에서 호발하는 풍토병이 무엇인지 아는 게 중요합니다. 그리고 그 정보는 해외감염병 홈페이지에 자세히 나와 있습니다.
해외감염병 NOW
한번 알아볼까요?
생백신은 이식 환자에서 금기라는 원칙에 맞춰 예방조치를 해야 합니다. 접종이 두 차례 필요한 경우도 있고 항체 형성 기간을 감안했을 때, 여행 전부터 준비하는 것이 좋겠습니다.
生
K좀비
일단, 통상적으로 맞아야 하는 백신에 대해서 알아보겠습니다.
독감
feat. 닥터단감의 의학이야기 2권
독감백신은 본래 매년 맞아야 합니다. 매년 유행하는 종류가 다르기에 유행을 예측하여 백신이 제조됩니다. 따라서 여행지가 독감 유행시기라면 여행 2주 전에 사백신을 맞아야 합니다.
비강분무형은 생백신이라 금기
폐렴구균
만약 지난 5년 사이에 폐렴구균 백신을 맞지 않았다면 백신을 맞아야 합니다. 이식 환자는 13가 백신을 한 번은 맞았어야 하며 8주 뒤에 23가 백신을 맞아야 합니다.
13
23
홍역
홍역은 아프리카, 아시아, 가끔 유럽 등에서도 유행하며 매년 9만 명의 사망자를 발생시키고 있지만 홍역 백신이 포함된 MMR은 생백신으로 이식 환자에게는 금기에 해당됩니다.
홍역
따라서 여행 전에 항체가 있는지 검사해보고, 만약에 없는 이식 환자라면 홍역 노출의 위험성을 평가해 면역글로불린 주사를 미리 맞는 것을 고려해볼 수 있습니다.

파상풍/백일해/디프테리아

개발도상국에서 꽤 호발하는 편으로 10년마다 추가접종을 받아야 합니다. 접종력에 따라 추가 접종이 필요할 수 있습니다.

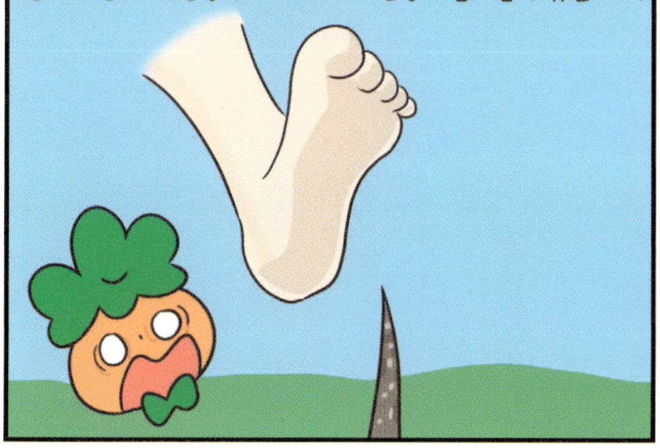

수두

수두는 열대지방에 흔하진 않지만 생백신이라 이식 후 접종은 안 됩니다. 따라서 항체가 없는데 수두 호발 지역에 간다면 예방적 항바이러스를 복용할지에 대해 상의해봐야 합니다.

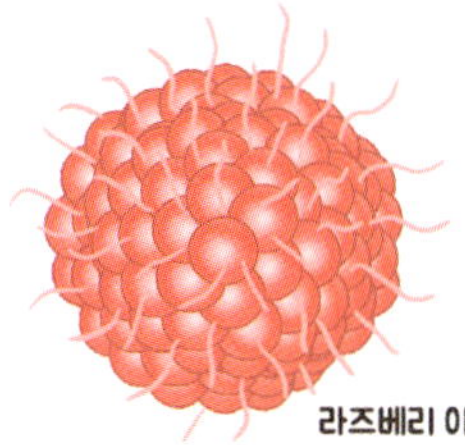

A형간염

대표적인 수인성 감염으로 호발하는 지역에 방문할 때는 면역력을 형성하고 가는 것이 중요합니다. 이식 환자들은 6~12개월의 간격을 두고 두 번 맞아야 합니다.

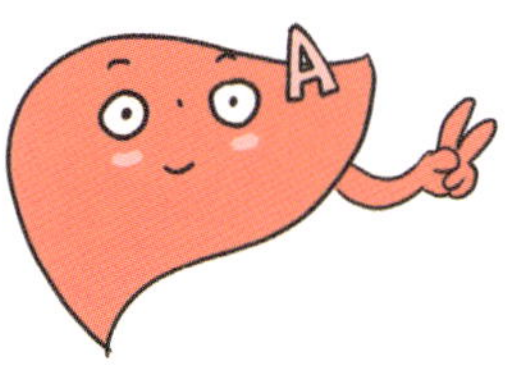

예전에 한 번 맞은 적이 있는 분은 출발 전에 한방 더 맞으셔야 합니다.

A형간염

하지만 이식 환자들은 백신 접종에도 항체 형성이 안 되거나 유지되지 못하는 경우도 있기 때문에 시간이 촉박하거나 면역억제 상태가 심해 항체 형성이 어려울 것 같다면 면역글로불린 주사를 맞고 가는 방법도 있습니다.

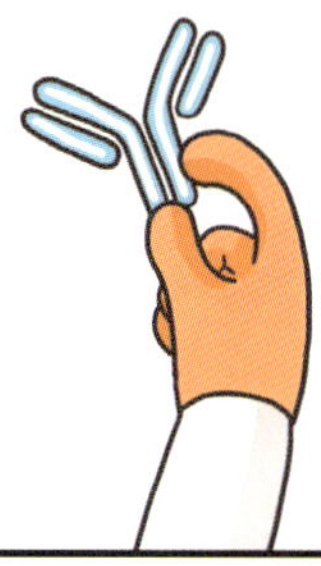

장티푸스

열대지방에서 호발하는데 사백신과 생백신이 모두 있고 사백신을 여행 2주 전까지 투여받을 것을 권고하고 있습니다. 항체 형성이 안 될 수 있기에 음식/물 섭취에 주의가 요구됩니다.

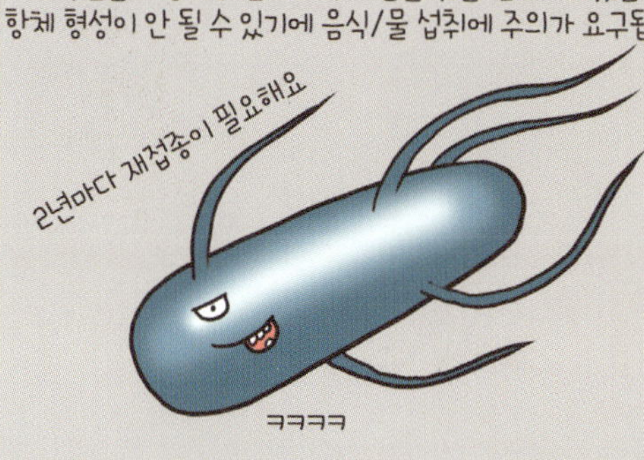

소아마비(폴리오)

대부분 국가에서 없어졌으나 아직도 아프리카나 남아시아 등에서 발병하고 있습니다. 사백신을 맞아야 하며 가족이 생백신을 맞으면 옮을 수 있기 때문에 가족도 사백신을 맞습니다.

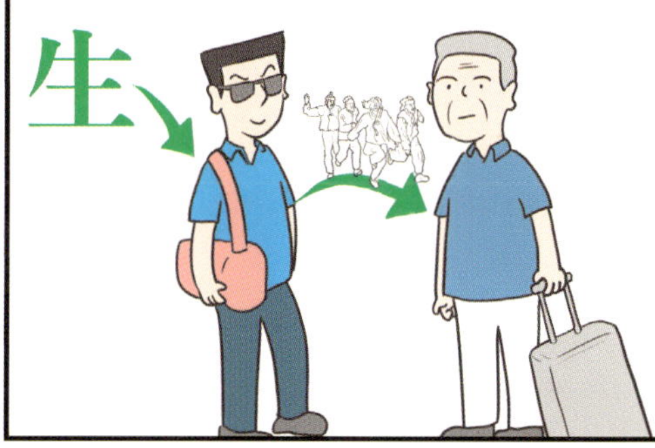

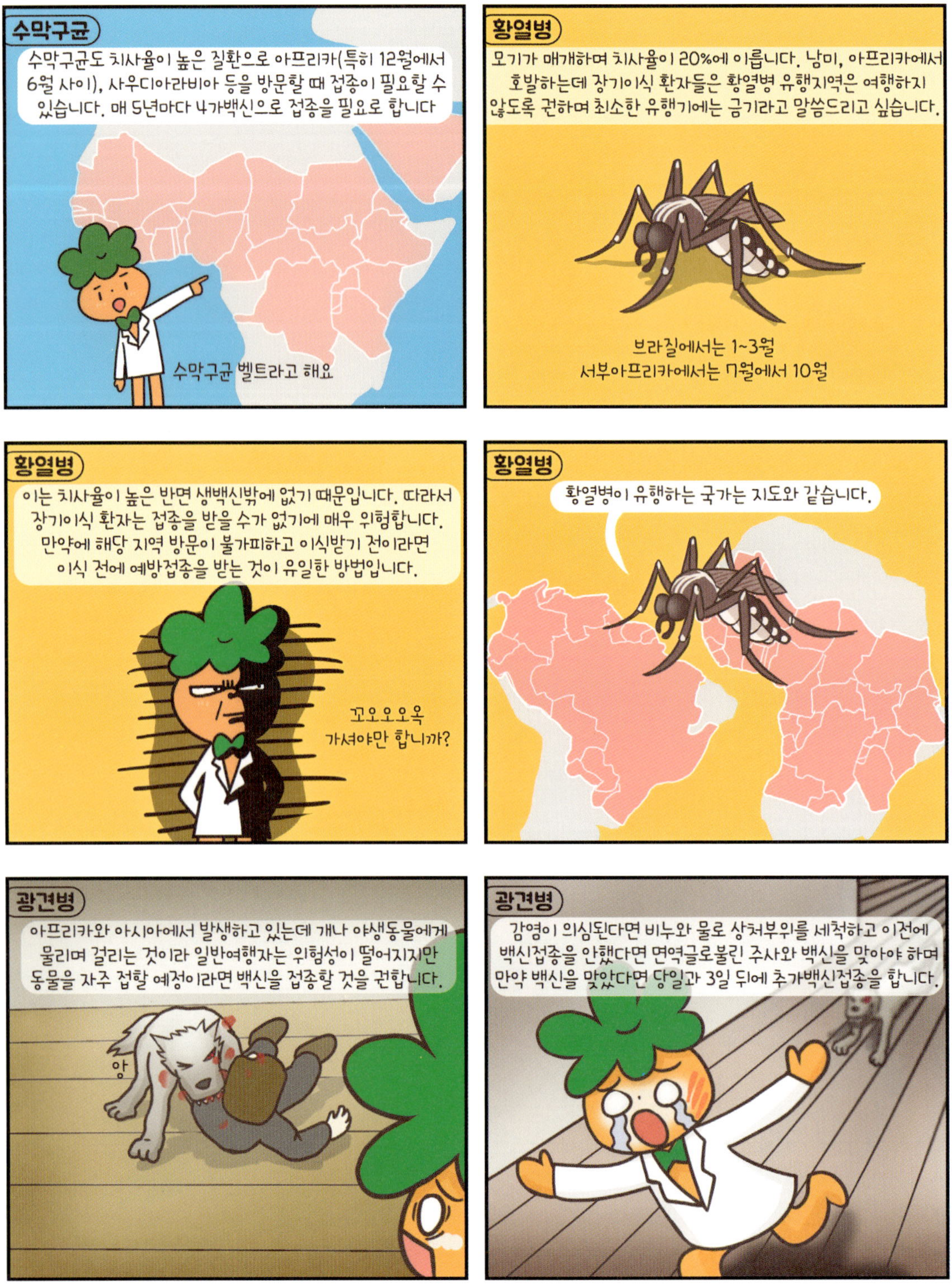
수막구균
수막구균도 치사율이 높은 질환으로 아프리카(특히 12월에서 6월 사이), 사우디아라비아 등을 방문할 때 접종이 필요할 수 있습니다. 매 5년마다 4가백신으로 접종을 필요로 합니다
수막구균 벨트라고 해요
황열병
모기가 매개하며 치사율이 20%에 이릅니다. 남미, 아프리카에서 호발하는데 장기이식 환자들은 황열병 유행지역은 여행하지 않도록 권하며 최소한 유행기에는 금기라고 말씀드리고 싶습니다.
브라질에서는 1~3월
서부아프리카에서는 7월에서 10월
황열병
이는 치사율이 높은 반면 생백신밖에 없기 때문입니다. 따라서 장기이식 환자는 접종을 받을 수가 없기에 매우 위험합니다. 만약에 해당 지역 방문이 불가피하고 이식받기 전이라면 이식 전에 예방접종을 받는 것이 유일한 방법입니다.
꼬오오오옥
가셔야만 합니까?
황열병
황열병이 유행하는 국가는 지도와 같습니다.
광견병
아프리카와 아시아에서 발생하고 있는데 개나 야생동물에게 물리며 걸리는 것이라 일반여행자는 위험성이 떨어지지만 동물을 자주 접할 예정이라면 백신을 접종할 것을 권합니다.
악
광견병
감염이 의심된다면 비누와 물로 상처부위를 세척하고 이전에 백신접종을 안했다면 면역글로불린 주사와 백신을 맞아야 하며 만약 백신을 맞았다면 당일과 3일 뒤에 추가백신접종을 합니다.

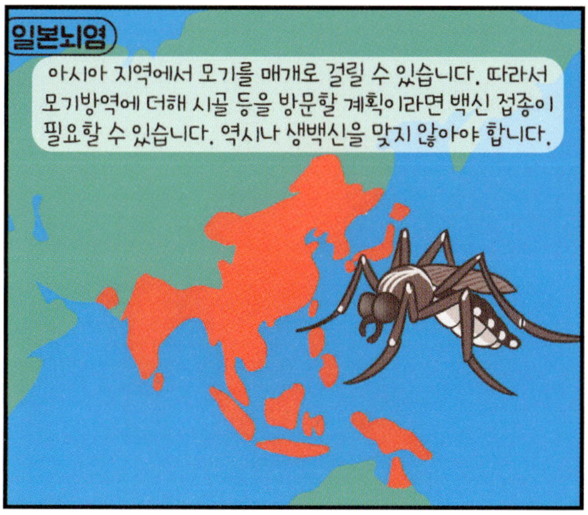
일본뇌염
아시아 지역에서 모기를 매개로 걸릴 수 있습니다. 따라서
모기방역에 더해 시골 등을 방문할 계획이라면 백신 접종이
필요할 수 있습니다. 역시나 생백신을 맞지 않아야 합니다.

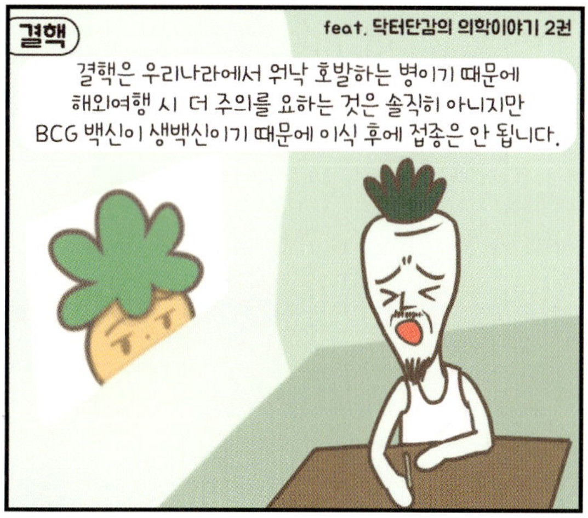
결핵
feat. 닥터단감의 의학이야기 2권
결핵은 우리나라에서 워낙 호발하는 병이기 때문에
해외여행 시 더 주의를 요하는 것은 솔직히 아니지만
BCG 백신이 생백신이기 때문에 이식 후에 접종은 안 됩니다.

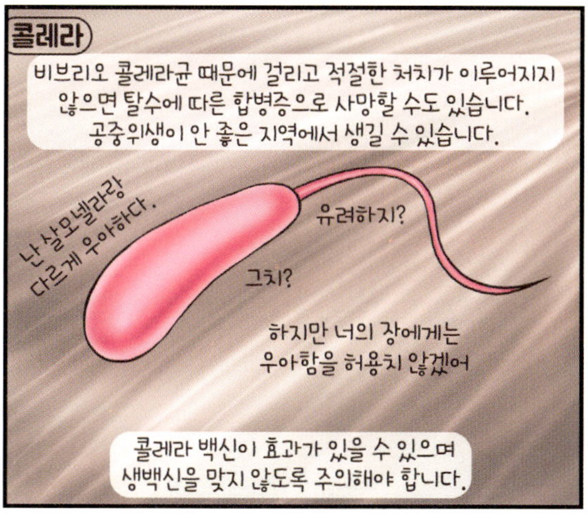
콜레라
비브리오 콜레라균 때문에 걸리고 적절한 처치가 이루어지지
않으면 탈수에 따른 합병증으로 사망할 수도 있습니다.
공중위생이 안 좋은 지역에서 생길 수 있습니다.
난 살모넬라랑 다르게 우아하다.
유려하지?
그치?
하지만 너의 장에게는
우아함을 허용치 않겠어
콜레라 백신이 효과가 있을 수 있으며
생백신을 맞지 않도록 주의해야 합니다.

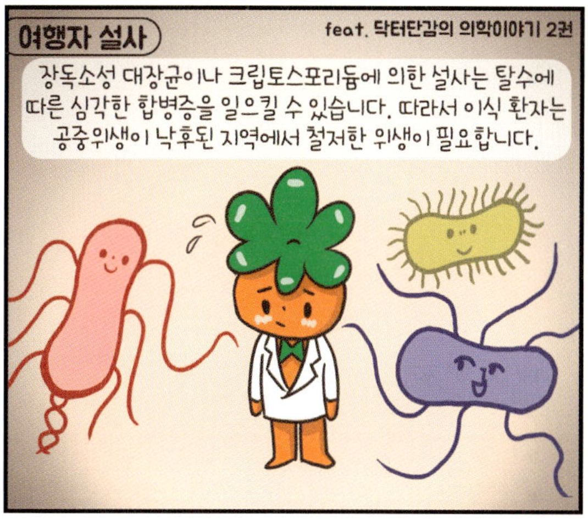
여행자 설사
feat. 닥터단감의 의학이야기 2권
장독소성 대장균이나 크립토스포리듐에 의한 설사는 탈수에
따른 심각한 합병증을 일으킬 수 있습니다. 따라서 이식 환자는
공중위생이 낙후된 지역에서 철저한 위생이 필요합니다.

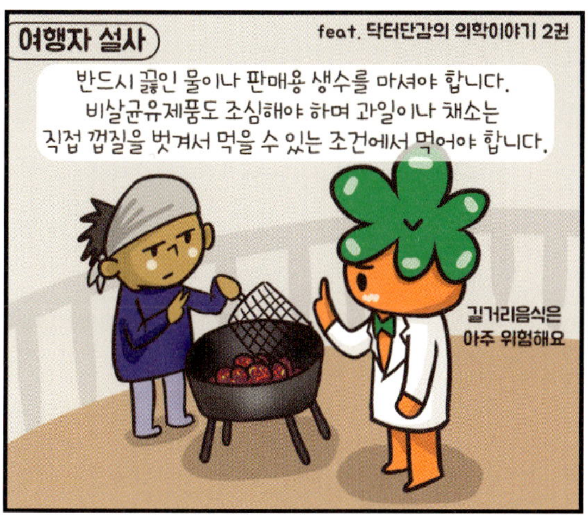
여행자 설사
feat. 닥터단감의 의학이야기 2권
반드시 끓인 물이나 판매용 생수를 마셔야 합니다.
비살균유제품도 조심해야 하며 과일이나 채소는
직접 껍질을 벗겨서 먹을 수 있는 조건에서 먹어야 합니다.
길거리음식은
아주 위험해요

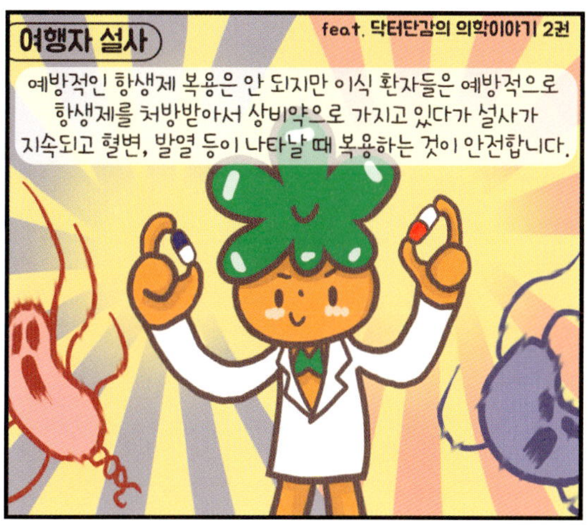
여행자 설사
feat. 닥터단감의 의학이야기 2권
예방적인 항생제 복용은 안 되지만 이식 환자들은 예방적으로
항생제를 처방받아서 상비약으로 가지고 있다가 설사가
지속되고 혈변, 발열 등이 나타날 때 복용하는 것이 안전합니다.

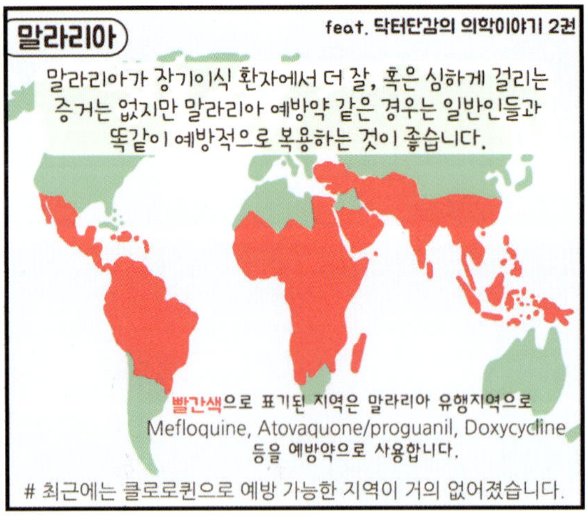
말라리아
feat. 닥터단감의 의학이야기 2권
말라리아가 장기이식 환자에서 더 잘, 혹은 심하게 걸리는 증거는 없지만 말라리아 예방약 같은 경우는 일반인들과 똑같이 예방적으로 복용하는 것이 좋습니다.
빨간색으로 표기된 지역은 말라리아 유행지역으로 Mefloquine, Atovaquone/proguanil, Doxycycline 등을 예방약으로 사용합니다.
최근에는 클로로퀸으로 예방 가능한 지역이 거의 없어졌습니다.

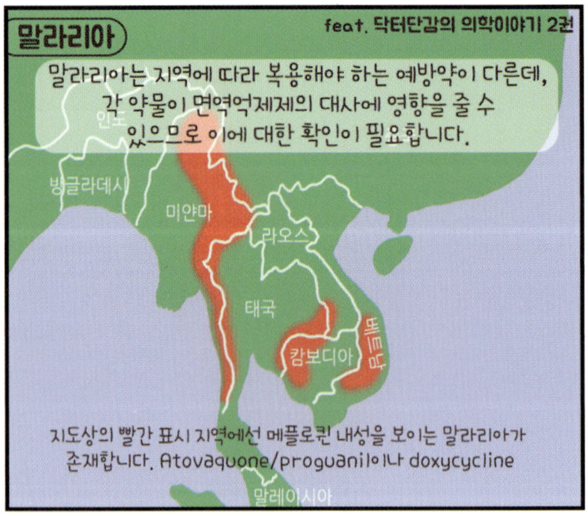
말라리아
feat. 닥터단감의 의학이야기 2권
말라리아는 지역에 따라 복용해야 하는 예방약이 다른데, 각 약물이 면역억제제의 대사에 영향을 줄 수 있으므로 이에 대한 확인이 필요합니다.
인도
방글라데시
미얀마
라오스
태국
캄보디아
베트남
지도상의 빨간 표시 지역에선 메플로퀸 내성을 보이는 말라리아가 존재합니다. Atovaquone/proguanil이나 doxycycline
말레이시아

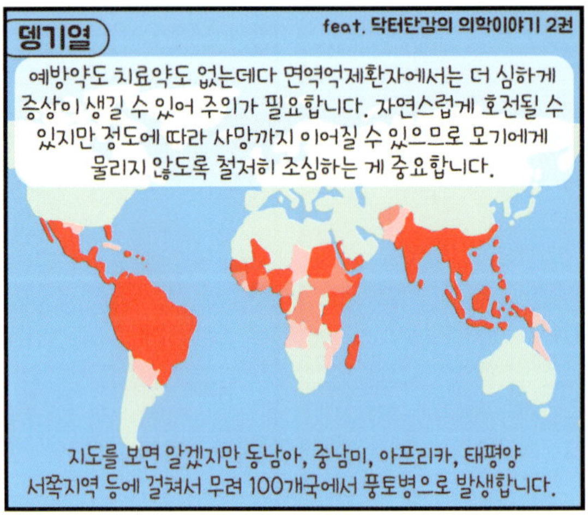
뎅기열
feat. 닥터단감의 의학이야기 2권
예방약도 치료약도 없는데다 면역억제환자에서는 더 심하게 증상이 생길 수 있어 주의가 필요합니다. 자연스럽게 호전될 수 있지만 정도에 따라 사망까지 이어질 수 있으므로 모기에게 물리지 않도록 철저히 조심하는 게 중요합니다.
지도를 보면 알겠지만 동남아, 중남미, 아프리카, 태평양 서쪽지역 등에 걸쳐서 무려 100개국에서 풍토병으로 발생합니다.

일상생활

원인이 무엇이었든지 간이식이라는 큰 수술을 감행하는 것은 건강하고 행복한 생활을 하기 위해서입니다. 간경화나 간암 등으로 병원생활을 해야 하는 사람들은 치료 때문에 미래에 대한 계획을 잘 세우기 힘든 상황이라는 것을 감안해봤을 때 성공적인 간이식을 통해 많은 환자들이 미래를 계획할 수 있는 기회를 드린다는 점에서 큰 보람을 느끼고 있습니다.

하지만 간이식 후의 일상생활은 이식 전과는 많이 다르기 때문에 주의해야 하는 점들이 많습니다. 이식 이전의 삶은 환자마다 다르지만 많은 경우에 항바이러스제를 복용하지 않고 살았던 분들도 많고 음주조절이 되지 않는 경우도 많이 있습니다. 뇌사자 간이식이든 생체 간이식이든 다른 사람의 희생을 통해 새로운 생명을 얻은 셈인 만큼 간이식 이후의 관리에 정성을 들여서 모두가 만족스러운 삶을 살아가면 더할 나위 없이 좋을 것 같습니다.

특히 간이식 이후 초반에 이식과 관련된 습관들을 몸에 배게 만드는 것이 중요합니다. 주기적인 생체징후 측정으로 자기 몸의 상태를 모니터링하는 습관은 매우 중요합니다. 물론, 발열이 있는 경우 두통, 오한, 몸살 등의 증상이 동반되기 때문에 그냥 모르고 지나치는 경우는 별로 없지만 간이식 이후에 생기는 고혈압, 고혈당 등의 문제들이 동반되는 경우 증상 없이 방치될 가능성도 있기 때문입니다. 앞서 면역억제제 부분에서 설명된 바 있지만, 이식 이후에 복용하는 약에 의해서 고혈압이나 고혈당이 생길 수 있고 필요한 경우 약물로 조절해야 할 수 있습니다. 이런 부분들을 놓치지 않기 위해서는 적절한 모니터링이 필요합니다.

약을 정해진 시간에 주기적으로 복용하는 습관 또한 중요합니다. 면역억제제를 매일매일 복용하는 이유는 우리의 면역체계는 쉬는 법이 없기 때문입니다. 매일매일 복용함으로써 간기능을 안정적으로 유지해야 합니다. 살다 보면 바빠서 하루에 두 번 정해진 시간에 복용하는 것도 벅찬 경우도 있을 수 있지만, 이런 환자들 중 일부는 간수치가 상당히 상승되어서 조직검사에서 거부반응이 확정되는 경우가 더러 있습니다. 잘 치료된다면 다행이지만, 순식간에 찾아온 거부반응이 결국 간기능부전까지 이어져 재이식을 필요로 하게 만드는 경우도 있다보니 간수치의 변화에 예민하게 반응할 수밖에 없는 현실입니다.

그럼 면역억제제를 영원히 먹어야 하냐고 궁금해하는 분들이 많습니다. 이에 대한 대답은 '천천히 줄여나갈 수 있지만 완전히 끊는 것은 사실상 불가능하다'고 대답할 수 있겠습니다. 이식 초반에 고용량으로 사용하던 면역억제제는 약제 자체의 독성과 감염의 위험성 등 때문에 조금씩 줄여나가는 것이 대부분의 장기이식 임상의들이 취하는 방법입니다. 하지만, 최근에는 간수치가 지속적으로 정상이었음에도 불구하고 오랜 시간이 지나 시행한 간 조직검사에서 감섬유화가 진행된 경우가 꽤 있다는 연구도 꽤 많습니다. 저 또한 삼성서울병원에서 소아 간이식을 받은 환자들에 대한 조직검사 결과를 토대로 해당 논문은 발표했었습니다. 이런 위험성은 피검사만 믿고 약을 계속 줄여나가는 것이 간을 장기간 동안 건강하게 쓰는 것에 오히려 악영향을 미칠 수 있고 어느 정도 선에서는 약을 계속 복용하는 것이 낫다라는 것을 보여주기도 합니다. 이런 이유로 약은 줄여나가되 완전히 끊지는 못하고 소량이라도 하더라도 매일 매일 약을 복용해야 합니다.

닥터 단감의 도시 서바이벌

"간에 좋다더라는 것들"

기획. 유진수, 이어진, 정지훈　　글그림. 유진수 (삼성서울병원)

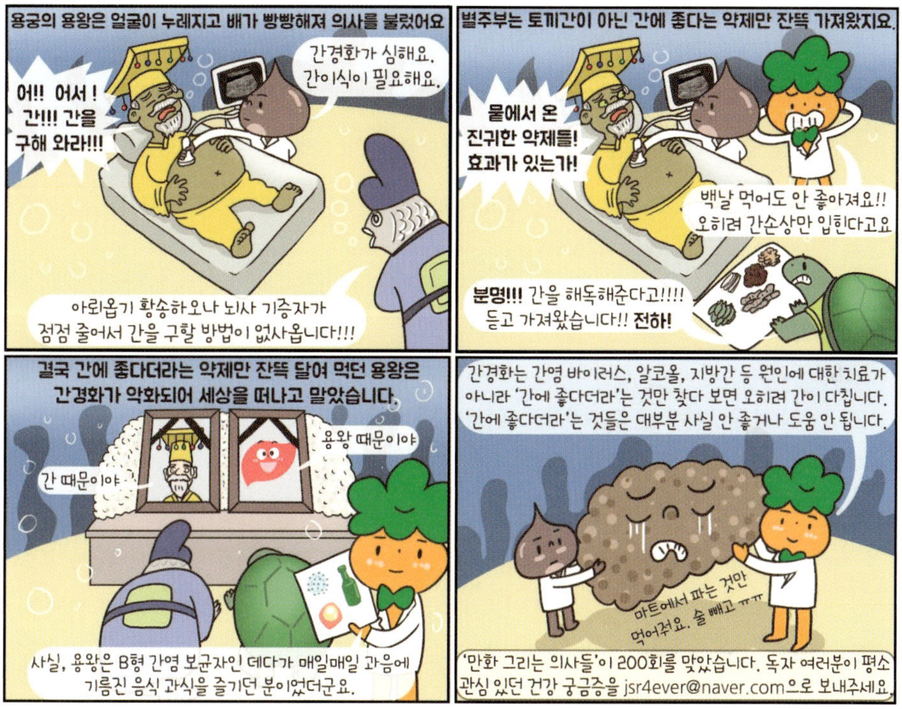

용궁의 용왕은 얼굴이 누레지고 배가 빵빵해져 의사를 불렀어요
어!! 어서! 간!!! 간을 구해 와라!!!
간경화가 심해요. 간이식이 필요해요.
아뢰옵기 황송하오나 뇌사 기증자가 점점 줄어서 간을 구할 방법이 없사옵니다!!!
별주부는 토끼간이 아닌 간에 좋다는 약제만 잔뜩 가져왔지요.
뭍에서 온 진귀한 약제들! 효과가 있는가!
백날 먹어도 안 좋아져요!! 오히려 간손상만 입힌다고요
분명!!! 간을 해독해준다고!!!! 듣고 가져왔습니다!! 전하!
결국 간에 좋다더라는 약제만 잔뜩 달여 먹던 용왕은 간경화가 악화되어 세상을 떠나고 말았습니다.
간 때문이야
용왕 때문이야
사실, 용왕은 B형 간염 보균자인 데다가 매일매일 과음에 기름진 음식 과식을 즐기던 분이었더군요.
간경화는 간염 바이러스, 알코올, 지방간 등 원인에 대한 치료가 아니라 '간에 좋다더라'는 것만 찾다 보면 오히려 간이 다칩니다. '간에 좋다더라'는 것들은 대부분 사실 안 좋거나 도움 안 됩니다.
마트에서 파는 것만 먹어져요. 술 빼고 ㅠㅠ
'만화 그리는 의사들'이 200회를 맞았습니다. 독자 여러분이 평소 관심 있던 건강 궁금증을 jsr4ever@naver.com으로 보내주세요.

특히 국내 환자분들은 건강관리를 위해서 '무엇을 먹어야 하는지'에 상당히 관심이 많습니다. 화학 물질로 이루어진 '약'은 몸에 안 좋고 자연스럽게 섭취하는 음식 등을 통해서 건강을 증진시키려는 문화가 있죠. 저는 간암/간이식을 집중적으로 하는 사람이긴 하지만 '닥터단감의 도시서바이벌' 등의 연재 등을 위해서 다양한 역학 연구들도 참고하고 공부하고 있습니다. 실질적으로 '무엇을 장기간 복용하는 것이 뭐에 좋다'라는 식의 연구는 대규모 코호트 연구 등을 통해서 검증을 하는 경우가 많은데 많은 경우 해당 음식/생활습관과 결과 사이에 과학적 인과관계 증명은 빠져 있는 경우도 많습니다. 그러면 간이식을 받은 사람들이 이식 이후에 건강하게 살아가려면 무엇을 먹는게 좋을까요?

저는 이런 질문에 '밥만 잘 드시면 됩니다'라고 답변을 드립니다.

간은 정말 다양한 기능을 하는 장기로 건강한 사람에서는 특별히 걱정을 안하고 있어도 자기 역할을 하고 있습니다. 하지만 간에 안 좋은 행동들을 하다 보면 천천히 우리의 몸을 망가뜨리게 되죠. 간이식 이후에 간이 몸에 잘 적응하게 만들기 위해서는 간이 필요로 하는 영양분들을 잘 공급해주는 것이 중요합니다. 그래서 단백질이 풍부한 식사를 거르지 않고 드실 것을 권합니다. 만약에 식사만으로 양을 채우지 못하는 상태라면 시중에 파는 유동영양식 등을 구매해서 드시는 것도 괜찮습니다. 하지만 당뇨나 신장질환 등이 있는 경우라면 간도 간이지만 당조절과 신장에 부담이 덜 가는 식사법에 유의해서 드셔야 하겠습니다.

간이식 환자는 술을 먹어도 되는가?

간이식 이후에 술을 마셔도 되느냐고 물으신다면 저는 단연코 '금기'라고 얘기할 것입니다. 물론 모든 간이식 환자들이 술 때문에 간이식을 받는 것은 아닙니다. 국내 간이식의 가장 큰 이유는 만성 B형 간염 때문입니다. 하지만 최근 들어서 알코올성 간질환에 의한 간이식이 급속도로 늘고 있습니다. 더욱 문제는 뇌사자 간이식을 받는 사람들의 다수가 알코올에서 기인한 간질환인 경우가 늘어나고 있는 것입니다.

알코올성 간질환으로 간이식을 받고 재음주로 인해 술 자체의 문제로 고생하는 경우도 많지만 또 다른 큰 문제는 건강관리가 어려워질 수 있다는 점입니다. 많은 재음주 환자들이 약을 빼먹는 경우가 많고 이때문에 입퇴원을 반복하는 경우가 많습니다. 결국 만성 거부반응 등으로 재이식을 기다리다가 사망하는 경우도 많고 재이식을 받았음에도 결과가 좋지 않을 가능성도 높습니다(재이식의 성공률은 첫 이식보다 떨어집니다).

알코올성 간질환으로 간이식을 받은 뒤 재음주를 하는 것의 위험성은 술 자체의 중독성에 기인하는 바가 큽니다. 일단 술을 다시 시작하게 되면 조절이 어려울 정도로 과음으로 이어지는 사람들을 많이 봤습니다. 간이식은 타인으로부터 간을 기증받은 특별한 혜택을 입은 것이라는 것을 잊어선 안됩니다. 그 누구도 무책임하게 기증받은 간을 함부로 사용하는 사람에게 간을 선뜻 주고 싶은 사람은 없을 것입니다. 간이식을 받는 것은 두 번째 삶을 사는 것과 같습니다. 첫 번째 삶의 방식을 고치지 못하는 것은 두 번째 삶 또한 첫 번째와 같은 결과로 귀결될 수 있다는 점 잊어서는 안되겠습니다. 물론, 저는 환자나 보호자들을 질책하고 가르치려고 하는 의사가 되고 싶지는 않습니다. 저 또한 부족한 점이 많기 때문에 누구를 훈계하고 그런 위치에 있고 싶지도 않고요. 하지만, 적어도 장기 이식 환자들은 가족들에게 또는 사회 공동체에게 빚을 지고 있다는 점은 잊어서는 안된다고 생각합니다. 그 점을 부각시켜서 이식 환우들에게 부담을 지울 생각은 추호도 없지만 적어도 기증받은 장기를 소중히 다뤄야 한다는 점은 환자들이 꼭 명심해야만 합니다. 간이식이 가능하게끔 기증한 분이나 수술하고 관리해준 사람이나 모두 환자들이 다시 술을 먹게 해주기 위해서 그 힘든 과정을 함께 해준 것이 아닙니다. 새로운 삶을 살 수 있도록, 그 삶 속에서 좋은 가치를 실현하기를 바라는 마음이었을 것입니다.

- Episode -

08

대사증후군

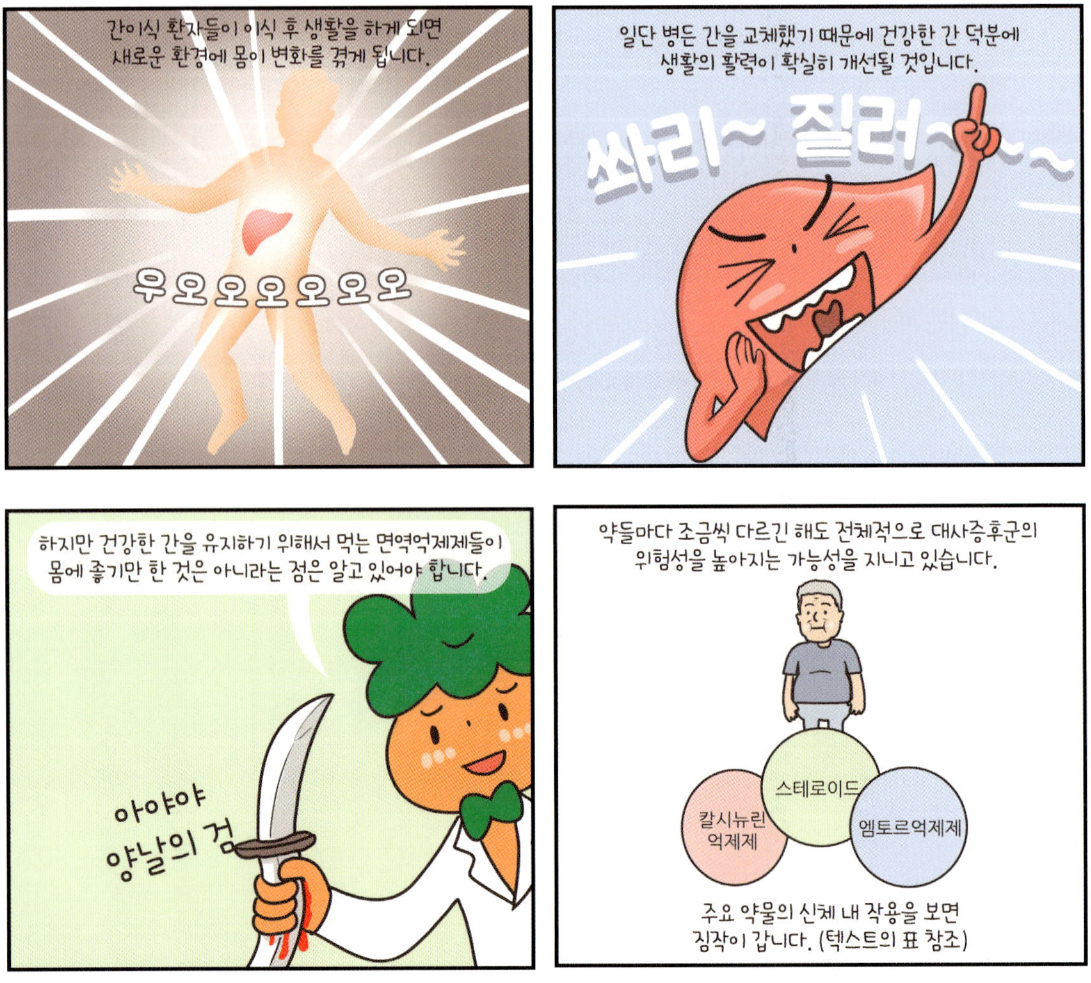

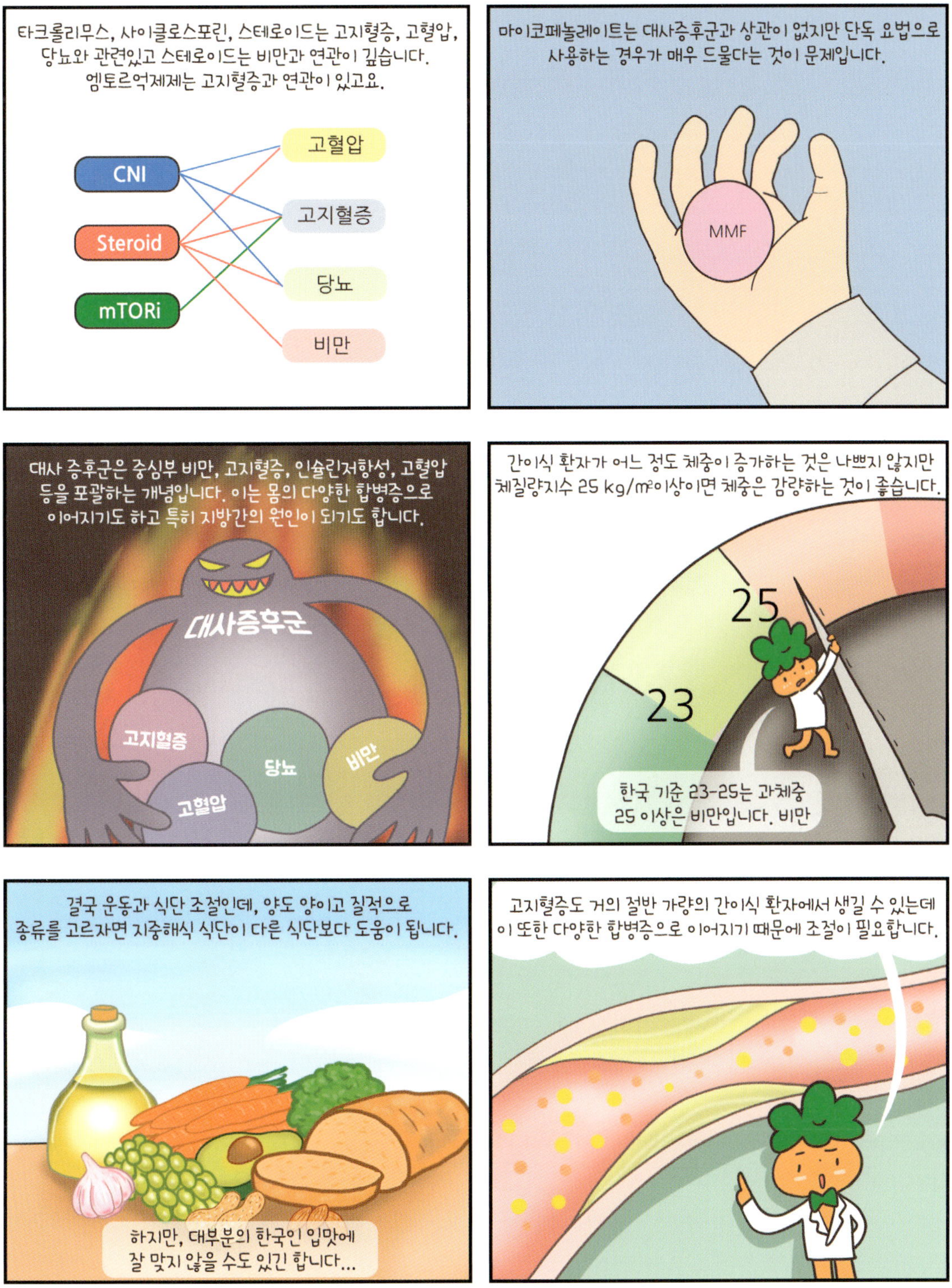
타크롤리무스, 사이클로스포린, 스테로이드는 고지혈증, 고혈압, 당뇨와 관련있고 스테로이드는 비만과 연관이 깊습니다. 엠토르억제제는 고지혈증과 연관이 있고요.
CNI
Steroid
mTORi
고혈압
고지혈증
당뇨
비만
마이코페놀레이트는 대사증후군과 상관이 없지만 단독 요법으로 사용하는 경우가 매우 드물다는 것이 문제입니다.
MMF
대사 증후군은 중심부 비만, 고지혈증, 인슐린저항성, 고혈압 등을 포괄하는 개념입니다. 이는 몸의 다양한 합병증으로 이어지기도 하고 특히 지방간의 원인이 되기도 합니다.
대사증후군
고지혈증
당뇨
비만
고혈압
간이식 환자가 어느 정도 체중이 증가하는 것은 나쁘지 않지만 체질량지수 25 kg/m²이상이면 체중은 감량하는 것이 좋습니다.
25
23
한국 기준 23-25는 과체중
25 이상은 비만입니다. 비만
결국 운동과 식단 조절인데, 양도 양이고 질적으로 종류를 고르자면 지중해식 식단이 다른 식단보다 도움이 됩니다.
하지만, 대부분의 한국인 입맛에 잘 맞지 않을 수도 있긴 합니다...
고지혈증도 거의 절반 가량의 간이식 환자에서 생길 수 있는데 이 또한 다양한 합병증으로 이어지기 때문에 조절이 필요합니다.

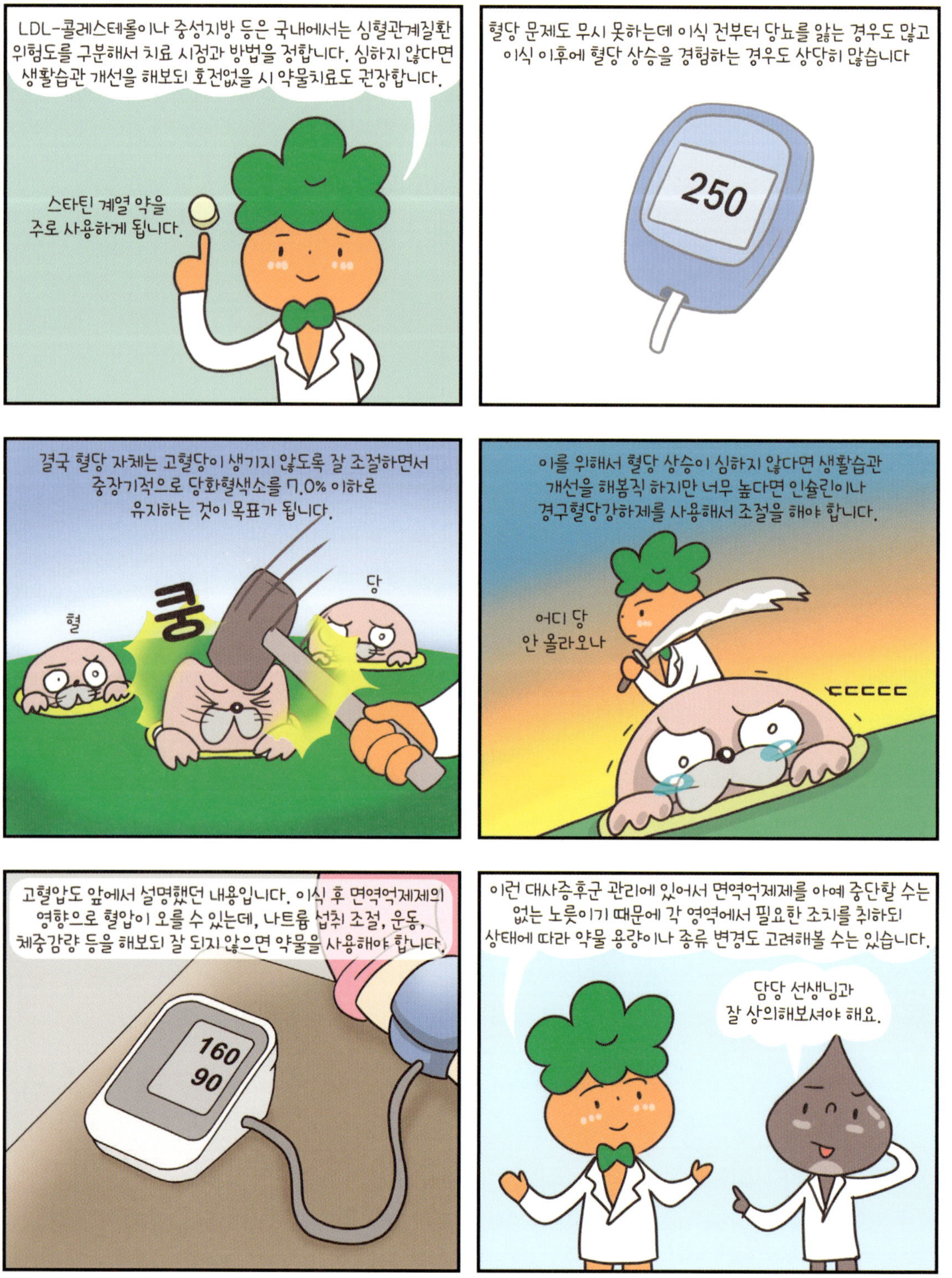
LDL-콜레스테롤이나 중성지방 등은 국내에서는 심혈관계질환 위험도를 구분해서 치료 시점과 방법을 정합니다. 심하지 않다면 생활습관 개선을 해보되 호전없을 시 약물치료도 권장합니다.
스타틴 계열 약을 주로 사용하게 됩니다.
혈당 문제도 무시 못하는데 이식 전부터 당뇨를 앓는 경우도 많고 이식 이후에 혈당 상승을 경험하는 경우도 상당히 많습니다
250
결국 혈당 자체는 고혈당이 생기지 않도록 잘 조절하면서 중장기적으로 당화혈색소를 7.0% 이하로 유지하는 것이 목표가 됩니다.
쿵
혈
당
이를 위해서 혈당 상승이 심하지 않다면 생활습관 개선을 해봄직 하지만 너무 높다면 인슐린이나 경구혈당강하제를 사용해서 조절을 해야 합니다.
어디 당 안 올라오나
ㄷㄷㄷㄷㄷ
고혈압도 앞에서 설명했던 내용입니다. 이식 후 면역억제제의 영향으로 혈압이 오를 수 있는데, 나트륨 섭취 조절, 운동, 체중감량 등을 해보되 잘 되지 않으면 약물을 사용해야 합니다.
160
90
이런 대사증후군 관리에 있어서 면역억제제를 아예 중단할 수는 없는 노릇이기 때문에 각 영역에서 필요한 조치를 취하되 상태에 따라 약물 용량이나 종류 변경도 고려해볼 수는 있습니다.
담당 선생님과 잘 상의해보셔야 해요.

episode 08

대사증후군

대사증후군은 사실 서구에서 더 주목받고 있는 질환입니다. 대사증후군은 중심부 비만, 고지혈증, 인슐린저항성, 고혈압 등을 포함하는 개념입니다. 이미지로 떠올리면 뚱뚱한 중년의 아저씨가 가지고 있을 법한 질환들을 생각하시면 되겠습니다.

대사증후군은 그 자체로 다양한 합병증으로 이어질 수 있는데 사실 이는 간에도 좋지 않습니다. 지방간은 알코올성 지방간과 비알코올성 지방간으로 나눌 수 있습니다. 비알코올성 지방간을 일으키는 것이 대사증후군에 포함되는 질병군입니다. 따라서 간이식 환자들은 건강한 간을 새로 받긴 했어도 이를 오랫동안 잘 관리하고 사용하시려면 대사증후군에 촉각을 기울여야 하는 것이죠.

문제는, 이식 후에 사용하는 약들이 대사증후군을 일으킨다는 점입니다. 면역억제제 중 가장 중요한 칼시뉴린억제제(타크롤리무스, 사이클로스포린)와 스테로이드는 고지혈증, 고혈압, 당뇨 등을 일으킬 수 있고 스테로이드는 특히 비만과 연관이 있습니다. 엠토르억제제는 고지혈증과 연관이 있습니다. 그나마 대표적인 면역억제제 중 마이코페놀레이트는 대사증후군 발생과 관련이 없습니다. 하지만 이 약만 쓰는 분은 별로 없고 다른 약들과 병합해서 사용하는 경우가 많기 때문에 대사증후군에 대한 관리가 필요합니다.

	고지혈증	고혈압	비만	당뇨
칼시뉴린 억제제 (타크롤리무스, 사이클로스포린)	+	++	+	++
마이코페놀레이트 아자싸이오프린	–	–	–	–
스테로이드	+	+	+	+++
엠토르억제제	++	++	–	–
IL2-수용체 항체	–	–	–	–

간이식 환자들은 첫 1년 사이에 10-20%가량 체중 증가가 있을 수 있습니다. 결국 과체중/비만은 이후 건강관리에 지대한 영향을 미치므로 운동과 식사 조절 등을 통해서 적정 체중을 유지하는 것이 좋습니다. 간이식 환자라고 해서 특별히 적정 체중을 다르게 계산하는 것은 아니기 때문에 체질량지수를 기준으로 판단하면 좋을 것 같습니다. 체질량지수가 23-25 kg/m^{2}를 과체중, 25 kg/m^2 이상이면 비만으로 보는데, 25 이상이라면 체중감량을 고려하는 것이 좋습니다. 운동의 종류는 상관 없지만, 간이식 환자들은 고령인 경우가 대부분이기 때문에 낙상 사고 등의 위험이 없는 가벼운 유산소 운동이 좋습니다. 식사와 관련해서는 전체적인 칼로리 조절도 중요하지만 먹는 음식의 질도 중요한 요소입니다. 개별 음식과 식재료가 다 다르므로 구체적으로 좋은 음식을 선정해주기는 어렵지만, 최근 각광받고 있는 지중해식 식단이라면 건강을 유지하는 데 무리가 없을 것으로 봅니다. 중요한 것은 맛이 있냐는 것이지만…

국내는 심각한 비만 환자가 별로 없기 때문에 사실 비만 수술을 받아야 하는 간이식 환자는 많지 않을 것입니다. 거의 질병 수준으로 심각한 비만에서 외과적 수술을 고려하게 되니까요. 게다가 간이식 수술을 받은 경우 위가 간과 유착이 되어 있기 때문에 수술이 그렇게 간단하지만은 않을 것이라는 것도 문제이긴 합니다.

고지혈증의 경우 연구에 따라 차이가 있지만 간이식 이후에 40-66%까지 나타날 수 있는 것으로 알려져 있습니다. 대표적인 면역억제제 세 종류가 고지혈증을 유발할 수 있으므로 매일 먹는 약이 영향을 무시할 수 없는 것입니다. 여기서 타겟이 되는 지표는 LDL-콜레스테롤과 중성지방입니다. 이 수치들은 평균 정상치가 있긴 하지만 실제로는 심혈관계 위험인자를 평가하고 그에 맞춰서 치료 시점과 방법을 결정합니다. 위험인자가 많은 경우라면 선제적으로 낮은 수치에서도 치료를 시작하는 식이죠. 살짝 올라간 경우는 주로 식사와 운동을 통한 조절로 개선을 바라볼 수 있긴 하지만 변화가 없다면 결국 약물을 통한 해결을 하는 방법이 있습니다. 또한 면역억제제의 용량이나 종류를 조정하는 방식도 고려해봐야 하겠습니다.

간이식 환자에서는 혈당 문제 또한 중요합니다. 이미 이식 전부터 꽤 많은 분들이 당뇨를 앓고 계신 경우가 많이 있습니다. 그리고 이식 이후에 혈당 상승을 경험하기도 합니다. 간이식 이후에 사용하는 면역억제제, 대표적으로 칼시뉴린 억제제와 스테로이드가 혈당 조절에 큰 영향을 미칩니다. 따라서 이를 고용량으로 사용하는 초기에는 특히 혈당이 높을 수 있고 인슐린 사용 등이 필요할 수 있습니다. 면역억제제를 자연스럽게 감량하게 되면서 혈당도 어느 정도 안정화될 수 있지만, 인슐린이나 경구혈당강하제 등을 사용해야 할 수 있습니다. 결국 혈당 조절의 방법은 간이식 환자라고 해서 일반 당뇨 환자와 다르지는 않습니다. 혈당이 어느 정도 높으냐의 기준에 맞춰서 이에 맞는 약으로 대응하는 것입니다. 마찬가지로 당화혈색소를 확인하면서 7.0% 이하로 유지하는 것이 치료의 목표가 됩니다. 마찬가지로 혈당의 조절에 있어서 면역억제제의 용량이나 종류를 조정할 여지가 있습니다.

고혈압의 경우 앞서 설명했기 때문에 더 길게 설명할 부분은 없습니다만, 이식 후 면역억제제 사용과 더불어 혈압 상승이 이어질 수 있기 때문에 관리가 중요합니다. 나트륨 섭취 조절, 운동, 체중감량 등의 생활습관 개선으로 혈압이 정상화되지 않는다면 혈압약 복용이 필요하며 주로 칼슘채널억제제나 베타차단제 등의 약을 사용하게 됩니다.

에필로그

간이식만화를 그리는데 전체 작업 기간은 1년이 걸렸지만 실제로 작업 시간은 그렇게 길지 않았습니다. 아직은 간이식을 예정 중이거나 간이식을 받은 환자들이 궁금해할 만한 내용을 모두 포함하지 못했다는 점도 있고 실제로 1년이라는 기간동안 만화 작업에만 시간을 들이기에는 너무나도 많은 다른 일들이 있었다는 것 때문이기도 합니다.

저는 이 만화를 그리기까지 다양한 종류의 내용을 포함하는 의학만화를 그려왔습니다. 닥터단감이라는 캐릭터를 그리게 된지 이미 10년이 지났습니다. 닥터단감이 유명한 캐릭터였다면 10주년을 기념할 법도 한 것 같지만 현실은 아직 많이 부족합니다. 닥터단감의 의학이야기 1/2권은 정말 의학의 다양한 영역에서 중요한 질환들을 다루었고 만화정신의학은 신경정신과 영역의 질환을 다루는 교과서적인 만화였습니다. 이외에도 동아일보에 연재 중인 네컷만화는 미래의학에 대해 다룬 '퓨처메디'와 건강상식을 다룬 '도시 서바이벌'로 계속 이어지고 있는 중입니다.

하지만, 제가 보고 있는 환자들을 대상으로 한 만화를 그리는 것은 처음이기 때문에 스스로 욕심도 있었고 저에게 더 큰 의미가 있기도 합니다. 욕심이라는 부분은 다양한 면이 있기 때문에 작품에 대한 욕심은 그림이나 내용을 더 신경 써서 그리게 만들지만 빠른 출간이라는 욕심은 그림을 대충 그리게도 합니다. 이 단행본 한 권에도 그런 양면적인 그림들이 함께 뒤섞여 있는 것 같은 점은 아이러니하기도 합니다.

간이식의 특별함

간이식은 확실히 특별합니다.

물론 간이식 환자들이 가진 문제가 다른 환자들이 가진 문제보다 더 중요한 문제를 가지고 있다는 것은 아닙니다. 건강에 문제가 있는 사람들이 가지고 있는 문제는 하나하나 모두 중요하고 그것이 얼마나 나쁜 질환인지, 치료하기 어려운지, 수술의 난이도가 복잡한지는 개개인의 환자와 의사가 가져야할 고민이지만 질병 사이에 순위가 매겨지는 것은 옳지 않습니다.

기증자가 존재해야 이루어지는 수술

하지만 그럼에도 불구하고 간이식이 특별하다는 이유는 환자의 건강을 위해 기증을 마다하지 않는 기증자들이 있기 때문입니다. 기증자들에게 최대한 문제가 생기지 않도록 최선의 노력을 다하고 대부분의 기증자들이 건강한 생활을 하긴 하지만 생체기증자들이 향후의 인생에 있어서 기증을 안 한 건강한 사람들에 비해서 크고 작은 건강 상의 문제를 맞닥뜨릴 확률은 높아질 수밖에 없습니다. 그런 부분을 감수하고 수술을 허락하는 것은 생체 기증자에게 큰 용기를 요하는 부분입니다. 생사의 기로에 놓여있는 가족을 위해 용기 있게 수술을 결정하는 아름다운 이야기가 쓰일 수 있도록 도와줄 수 있는 것이 장기이식 수술입니다. 뇌사 장기 기증을 하는 분들과 그들의 가족들 또한 비록 그들에게는 큰 슬픔일지라도 타인을 위해 희생하는 그 용기가 엄청나다고 할 수밖에 없습니다. 이런 특별한 일을 수행하는 사람으로서 소명의식과 책임감을 가지는 것은 어찌 보면 당연할 수밖에 없겠습니다.

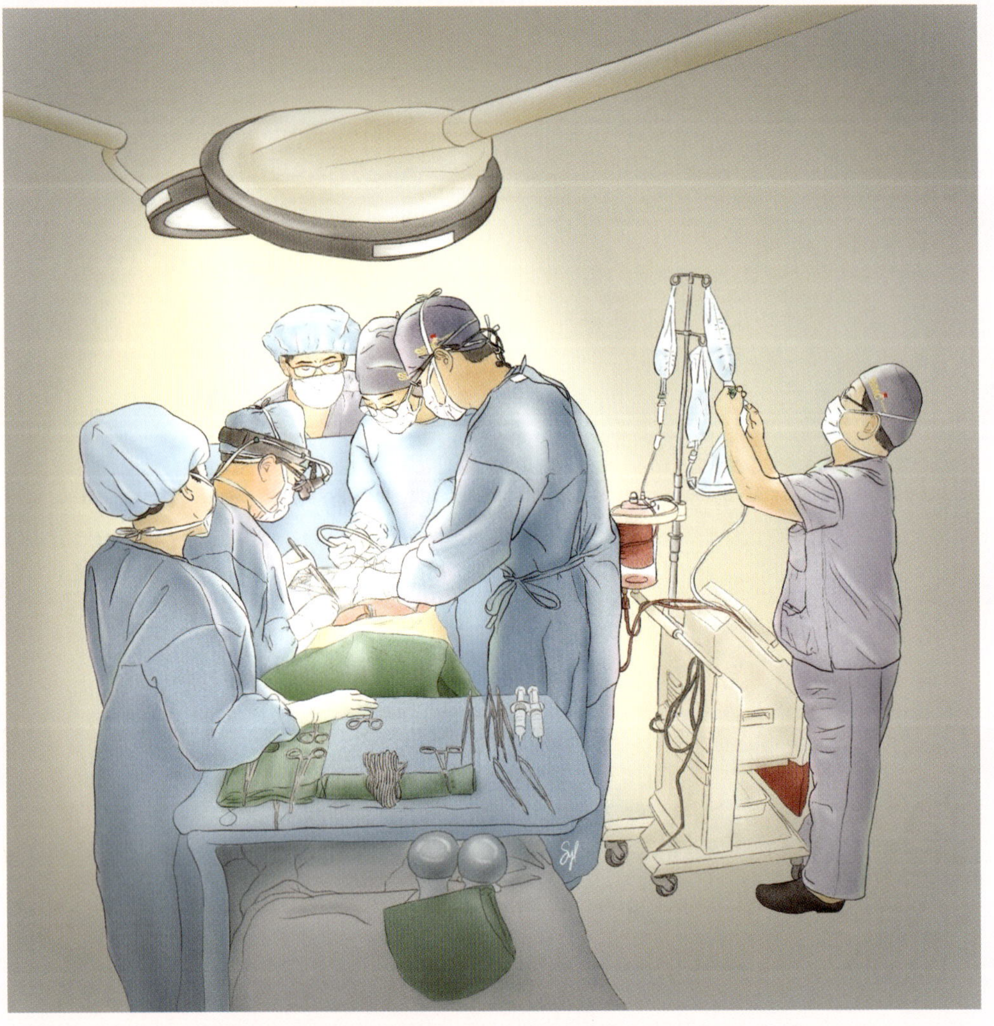

[그림설명] 보이지 않는 곳에서 묵묵히 일하는 체외순환사 김유상 선생님의 정년 퇴직 선물로 아티스트 임소영 작가가 그린 그림. 실제 수술 현장에서는 이보다 훨씬 많은 사람들이 수술에 관여하고 있습니다.

수많은 사람들이 함께 만들어가는 간이식

그리고 업무적인 측면에서도 간이식은 웬만한 병원 환경에서는 하기 힘든데 이는 성공적인 간이식이 이루어지는데 정말 수많은 사람들의 협력이 필요하기 때문입니다.

삼성서울병원에서는 2019년부터 명팀 선정 프로그램을 시작했습니다. 이전까지 올해의 교수를 선정하기는 했지만, 점점 세분화되고 있는 대학병원 시스템에서 팀워크를 강조하는 차원에서 새로운 시도를 한 것입니다. 영광스럽게도 첫 해에 삼성서울병원 명팀을 수상한 팀은 조재원 교수님께서 개원과 함께 이끌어온 '간이식팀'이었습니다. 물론, 10년이 지난 뒤에는 다양한 명팀들이 등장하겠지만 첫 번째로 수상했다는 점은 그 팀원으로서 영광이 아닐 수 없습니다.

간이식이 이루어지는데는 정말 많은 사람들의 도움이 필요합니다. 수술장에서는 간이식 수술을 하는 이식외과 의사들이 있지만 수술방에서 함께하는 마취과팀의 도움이 없다면 애초부터 불가능한 어려운 수술입니다. 삼성서울병원 김갑수 교수님께서 삼성 간이식팀의 태초부터 꾸려 오신 간이식 마취팀이 외과팀과 최선의 협력을 하는 점은 간이식 성적 향상의 가장 중요한 요소였습니다. 간이식 수술은 그 특성상 엄청난 출혈양을 동반하게 되고 혈역학적으로 매우 불안정할 수밖에 없습니다. 삼성서울병원에서 간이식을 배우고 다른 병원으로 가신 선생님들도 간이식을 실제로 하는데 있어서 가장 큰 첫번째 문제가 마취팀의 간이식 경험 부분이라고 얘기를 합니다. 요동치는 이른바 바이탈(vital, 생체징후를 의미하는 vital sign을 줄여서 바이탈이라고 부르곤 합니다)을 안정적으로 잡아주는 것이 불가능하다면 뱃속에서 간을 떼고 간을 붙이는 일이 애초부터 불가능하고, 수술방에서의 상황에 확신이 없다면 외과 의사가 환자에게 간이식을 하자고 얘기할 수가 없을 것입니다. 수술방에는 함께 수술하는 간호팀도 있습니다. 병원마다 다른 시스템을 가지고 있겠지만 삼성간이식팀 마취에 들어오는 간호팀은 최근에는 로테이션을 주기적으로 하는 편이긴 합니다. 꽤 오래전에는 자리를 오래 지켜 주신 방장 선생님도 있었지만, 간이식 수술이 많아지고 안정화되고 체계가 잡혀가면서 수많은 스크럽 선생님들이 경험하게 되면서 안정화되어가고 있다는 것입니다. 따라서 밤에 응급간이식을 하더라도 언제든 간이식 스크럽 경험을 해보신 선생님과 일할 수 있게 되어서 집도의도 매우 익숙한 환경에서 수술할 수 있습니다. 그리고 삼성간이식의 시작부터 간이식 체외순환을 담당하신 '김유상' 선생님도 항상 함께 하셨습니다. 체외순환사(Pefusionist)는 주로 흉부외과 수술에서 많이 활약하시는 분들입니다. 실질적으로 삼성병원에서 간이식 중에 체외순환을 안한지는 정말 오래되었습니다. 하지만 출혈된 혈액을 회수하여 다시 자가수혈 할 수 있게 해주는 혈구회수기 (cell saver)를 사용하면서 간이식 수술에 없어서는 안 되는 존재로 활약하셨습니다. 2022년 9월까지 근무하시고 이제 정년퇴직하시지만 25년여동안 해오신 일들은 간이식 수술 성적 향상에 절대적인 영향을 미쳤습니다.

수술방 바깥에서는 오히려 더 많은 분들의 도움을 필요로 합니다. 삼성서울병원에서 이식중환자팀은 이식중환자들에 대해 전문화된 케어를 해주고 있습니다. 수많은 병원에서 중환자의학과가 별도로 있고 이식중환자도 전담하는 교수들이 생기고 있지만 현재 삼성서울병원 이식 중환자를 책임지고 있는 길은미 교수가 이식외과 전문의 수련과 중환자의학을 접목한 것이 최초라고 볼 수 있습니다. 장기이식환자들은 안정적인 경우도 많지만 병세가 악화되면 롤러코스터를 타는 것처럼 상당한 불안정성을 보입니다. 이런 환자들에 적절한 시점에 적절한 조치를 취해주는 것이 중요한데 이를 책임지고 맡아주면서 삼성 간이식의 성적향상에 큰 기여를 하게 되었습니다. 간이식은 다른 수술과 다르게 수술만 잘하면 끝나는 것이 아니기 때문에 이런 시스템이 안정적으로 확립되는 것이 중요하겠습니다.

그리고 퇴원까지는 이식환자전문병동에서 케어를 받아야 합니다. 이식환자들은 수많은 약을 복용하고 매일 혈액검사와 주기적인 영상검사로 이상 여부를 확인해야 하고 갑자기 컨디션이 변화하는 경우가 많기 때문에 다른 환자들보다 케어의 수준이 높아질 수밖에 없습니다. 그리고 면역억제제를 복용하기 때문에 asepsis, 무균관리에 대한 철저한 수행이 필요합니다. 따라서 간호팀도 이식환자를 보는 것이 다른 환자들 보는 것보다 더 어려운 것이 현실이지만 이를 묵묵히 이끌어오고 있어서 환자들의 문제를 조기에 발견하고 해결하고 안정적으로 회복할 수 있도록 관리하는데 중요한 역할을 하고 있습니다.

앞에서 설명한 부분은 간이식을 받은 환자가 수술을 받고 퇴원할 때까지의 과정에 거치게 되는 장소를 중심으로 서술한 것이라면 그 뒤에서 외과팀과 긴밀하게 협조하는 다른 의사선생님들도 엄청나게 많습니다. 장기이식환자들은 감염으로부터 자유로울 수가 없습니다. 면역억제제를 복용하고 있는 이들은 수많은 기회감염의 위험에 노출되어 있는데 이 때문에 이식 전부터 필요한 예방접종을 시작하고 잠복결핵 등이 있는 경우 치료를 시작하게 되고 수술 이후에는 예방적 항생제 및 항진균제, 항바이러스제 등을 투약하게 됩니다. 그리고 이식 후 정상 컨디션을 찾아가는 여정에서 맞닥뜨리는 미생물들과의 싸움에서 감염내과 선생님들의 도움 없이는 어려운 것이 현실입니다. 미생물도 끊임없이 진화를 하게 되면서 다제내성균을 지닌 환자들이 다수로 변하는 현실에서 끊임없이 이들에 대해 연구하고 공부하시는 선생님들의 도움 없이는 최선의 진료를 하기 어렵습니다. 장기이식환자 전문 감염내과 교수님들이 저희에게 큰 버팀목이 되는 이유입니다. 메르스, 코로나 등을 거치면서 감염내과 전문의들의 부족에 대한 사회적 이슈가 터진 적이 얼마되지 않았습니다. 그만큼 감염을 전문으로 보시는 선생님들이 전국적으로 부족하고 다른 병원에서 간이식을 하시는 동료 선생님들도 감염을 전문으로 봐주시는 선생님들의 부재가 큰 어려움이라고 말씀하시기도 합니다. 환자가 어려운 문제에 봉착했을 때 도움을 요청할 수 있는 선생님들이 계시다는 점에서 행운이 아니라고 할 수밖에 없습니다.

영상의학과 선생님들은 분야를 막론하고 그 중요성을 얘기하지 않을 수 없는데, 특히 간이식 영역에서는 수술 전 준비부터 수술 후 생기는 각종 문제들을 해결하는데 있어서 너무나도 큰 도움을 주고 계십니다. 간이식 수술은 다른 어떤 수술보다도 복잡한만큼 수술 후에 문제가 생길 가능성도 높습니다. 생체 간이식 수술은 담도협착 등의 문제가 뇌사자 간이식보다 더 생기는 편이고, 문합한 혈관들이 좁아지기도 하고 감염에 의한 간농양이 발생하기도 하고 예측하지 못했던 일들이 발생할 수 있습니다. 이런 문제들을 함께 고민하고 중재술 등을 통해 해결해주는 영상의학과 교수님들의 역할이 수술 후 생기는 문제의 성공적인 해결에 필수적인데 이 부분에 있어서 세계 어느 병원의 선생님들 부럽지 않은 실력을 보여주시는 점이 가장 든든한 점입니다.

담도협착이나 담즙누출 등의 문제 등의 해결에 있어서 췌담도내과 선생님들의 도움이 반드시 필요합니다. 간이식 이후에 일정 비율의 환자들에게 담도문제가 발생하곤 하는데 수술 없이 이를 해결하기 위해서는 담도시술을 잘해 주시는 선생님들과 협조가 잘 되어야 합니다. 다행히도 이런 부분에서 저희에게 큰 힘을 보태 주시는 선생님들 덕분에 간이식 환자들을 안정적으로 관리할 수가 있었습니다.

간이식 환자들의 다수는 신장이 매우 취약한 상태에 놓여있습니다. 수치상으로 이상이 없던 사람들이 간이식을 받고 신독성이 있는 면역억제제를 복용하기 시작하면 그 밑천이 드러나는 경우가 상당히 많습니다. 다행히 이식 초반에 타격을 받은 신장이 시간이 지나면서 회복되는 경우가 많지만, 투석을 일시적으로 요하는 경우도 꽤 있습니다. 장기이식센터에서 함께 일하고 계신 신장내과 선생님들은 이런 환자들이 투석을 받지 않게끔 최대한 신장 상태를 유지해주시고 투석을 받더라도 신기능을 회복할 수 있게끔 옆에서 꼼꼼하게 체크를 해주시면서 간이식 환자들이 최대한 건강을 유지할 수 있게 도와주고 계십니다.

재활의학과와 영양팀 또한 특히 뇌사자 간이식을 받은 환자들에게 빛과 같은 존재입니다. 간부전 환자들은 심각한 영양결핍 상태에 빠져 있으며 침대에서 일어나기조차 힘든 경우가 많습니다. 간이식에서 영양과 재활의 중요성이 대두된 것은 최근 10년 사이의 일로 이 부분을 바짝 채워주고 도와주면서 간이식 환자들의 삶의 질 향상에 큰 기여를 하게 되었습니다. 또한 신경정신과 선생님들도 간기증자들의 사전평가부터 알코올성 간이식 환자들의 알코올 중독문제 해결에 있어서 큰 도움을 주고 계십니다.

간이식을 받는 환자들은 간암 환자이거나 간부전 환자입니다. 간 내과 선생님들은 삼성서울병원 간이식 역사의 초기부터 조재원 교수님과 함께 어떤 환자들에게 간이식이 적합할지 함께 고민하신 최고의 팀메이트였습니다. 간암환자의 치료에 있어서 간절제와 간이식이 도움이 되는 환자들을 선별하여 적절한 치료를 받도록 하고 간부전 환자들이 간이식을 받기까지 최적의 상태를 유지할 수 있게끔 잡아 주시고 이식 이후에도 각종 문제들을 함께 고민함에 있어서 간 내과 선생님들 없이는 간이식을 필요로 하는 환자들이 그 수혜를 받을 수 없었을 것입니다.

삼성서울병원 장기이식센터에서 함께 일하고 있는 선생님들 한 분 한 분의 역할 또한 이런 간이식 프로그램을 끌어가는데 필수적이었습니다. 간이식 예정자 및 생체 기증자의 준비 및 이후 외래에서의 관리, 그리고 각종 교육 프로그램을 만들고 유지하는데 이 분들의 노력이 없이는 불가능했을 것입니다. 특히 장기이식센터의 선생님들은 병원에서뿐만 아니라 전국을 함께 다니면서 뇌사 장기 기증자 수술에서 함께 동고동락한 가장 가까운 동료, 아니 가족과 같은 분들로 한 사람의 생명을 살리기 위해서 보이지 않는 곳에서 가장 고생하시는 분들로 그냥 감사가 아닌 정말 큰 빅 감사를 백 번 드려도 모자람이 없습니다.

그리고 이런 장기이식센터에서 함께 일을 하는 이식외과 의료진, 조재원 교수님, 박재범 교수님, 최규성 교수님, 김종만 교수님, 이교원 교수님, 그리고 수많은 전임의 선생님들이 없었다면 성공적인 프로그램을 이끌어가지 못했을 것입니다. 또한 장기이식센터의 기틀을 닦으신 김

성주 교수님과 복강경 생체 간기증자 수술 프로그램을 확립하신 권준혁 교수님도 삼성서울병원 간이식을 성공적으로 이끌어가는데 너무나도 큰 기여를 하셨습니다. 그리고 25년여간 변화의 흐름속에 이속에서 일하시고 다른 병원에서 일하고 계신 선배, 동료, 후배 교수님들도 빼놓을 수 없고요.

성공적인 간이식을 위해 노력하는 수많은 사람들에 대해 설명하다가 보니 무슨 수상소감을 말하는 것처럼 느껴집니다. 이 만화가 얼마나 많은 분들께 도움을 주게 될지 예상할 수는 없지만 적어도 원고를 하나 마무리 짓는 기분이 마치 시상식에서 수상 소감을 말해야 할 것 같은, 내가 이 자리에서 즐겁고 뜻깊은 일을 할 수 있게 되고 그 덕분에 이에 대한 만화를 그릴 수도 있게 도움을 받은 것만 같아 감사해야 할 사람들이 떠오르는 것 같습니다.

간이식 수술을 하는 의사의 삶

간이식을 처음으로 성공한 미국의 전설적인 외과의사 토마스 스타즐 (Thomas Starzl)이 처음으로 시도한 간이식은 엄청난 출혈에 대한 대응이 되지 않아서 실패했다고 기록되어 있습니다. 그때와 지금은 다르지만, 간이식 수술과 마취는 여전히 이에 대한 경험이 없는 사람들에게 금지된 영역으로 남아있게 됩니다. 심지어 제가 전공의 수련을 받던 12년전을 돌이켜보면 간이식 수술은 밤늦게 끝나는 수술로 기억되는 반면에 현재는 수술도 빨리 끝나고 수술 후 관리도 체계적으로 잘 이루어지고 있습니다. 다양한 병원에서 간이식 프로그램을 도입하기 위해서 간이식을 할 수 있는 의사를 찾고 있지만 정작 그런 곳으로 간 선생님들은 잘 짜인 시스템 속에서 일을 하다가 맨바닥부터 기초를 혼자서 먼저 쌓아야 하는 입장이 되니 엄청난 고생을 하게 되고 간이식수술 정착에 어려움을 겪곤 합니다. 그만큼 체계가 잘 잡혀 있는 곳에서 일을 하고 있는 저는 행운아라고 생각을 합니다.

사실 저는 간이식 자체에 매료되어서, 즉 어떤 소명의식을 가지고 이곳에 있는 것은 아니었습니다. 의사로서 무엇을 할지 고민하다가 온 곳이 외과였고, 외과에서 어떤 세부분과를 선택하는 것이 좋을까 고민했을 때 '이게 제일 잘나갈 것 같다', '이게 제일 멋있다'같은 기준보다는 '내가 이걸 하는게 나한테나 남한테나 제일 좋을 것 같다'라고 생각해서 하게 된 것이 이식

외과였습니다. 간 수술은 해부학적 이해도가 남달라야 하는데 그런 부분에서 흥미를 가지고 계속 파다가 보니 지금의 이 자리에 와 있는 것 같습니다. 거기에 남들이 '장기이식수술'에 대해 가지고 있는 '어렵고 고생스럽고 무섭지만 왠지 멋있는' 그런 이미지를 덮어쓰는 것은 일종의 덤, 보너스같이 느껴지기도 합니다.

장기이식의 세계에 발을 들이고 나서는 전국을 돌아다니면서 뇌사자 장기 기증 수술에 참여하기 시작했습니다. 북쪽에서부터 남쪽까지 하나하나씩 나열해보면, 동국대학교 일산병원, 명지병원, 인하대병원, 가천대길병원, 인천카톨릭대학교성모병원, 이대목동병원, 은평성모병원, 고대구로병원, 서울대학교병원, 고대안암병원, 서울성모병원, 한양대학교병원, 한림대 평촌성심병원, 아주대학교병원, 원주세브란스병원, 천안순천향대학교병원, 단국대학교병원, 충북대학교병원, 충남대학교병원, 전북대학교병원, 조선대학교병원, 목포한국병원, 순천성가롤로병원, 경북대학교병원, 안동병원, 울산동강병원, 동아대학교병원, 부산백병원, 창원삼성병원, 창원경상대학교병원, 진주경상대학교병원, 제주한라병원 등입니다. 고생스러운 여정이긴 해도 전국을 돌아다녀보는 기회가 되기도 하고 기증 간 또는 신장을 안전하게 이송해오는 길에는 그래도 혼자 대견한 생각이 들기도 하고 뿌듯하기도 하고 몸은 힘들어도 기분은 좋은 것이 '내가 밥 벌어먹기 위해 사는 일이 좋은 일이기도 하다'는 점에 다시 한번 감사하게 됩니다.

간이식의 세계에 들어 온 지 5년이 지난 2021년부터 시작된 작업

이 만화는 간이식에 발을 들인지 5년이 지나서야 작업을 시작할 수 있었습니다. 충분한 경험을 쌓는데 시간이 필요하기도 했고 그 전까지는 작업을 할 엄두가 나지 않았습니다. 사실 그동안 만화책 출간 등은 계속 했지만 모두 군의관시절의 작업물이었고 전역 후에는 실질적인 작업을 할 시간적 여유가 없었습니다. 일반인들에게 정확한 의료정보를 쉽게 전달하기 위해 시작했던 것이 만화작업이다보니 언젠가는 간이식과 간암에 대한 만화를 그리게 될 것이라고 생각은 했었지만, 시간은 매일매일 지나가고 있고 마냥 미룰 수 없다는 생각에 다시 펜을 잡게 되었습니다. 비록 원하는 수준의 양과 질로 완성된 것 같지는 않지만, 차차 살을 붙여나간다는 생각으로 부족한 원고를 출간하기에 이르게 되었습니다.

비록 이 책에는 삼성서울병원 기준의 내용이 많이 담겨있지만 저희 환자들 뿐만 아니라 다른 병원에서 이식을 받았거나 받을 예정인 분들에게도 도움이 되는 내용을 많이 담았으므로 두루두루 읽히길 기원하며 글을 마칩니다.

P.S. 대세 플랫폼인 유튜브도 시작했습니다. 닥터단감 만화를 통해 기존 내용과 새로 게재되는 내용들을 다루는 채널이니 구독/좋아요/알림설정 부탁드립니다.

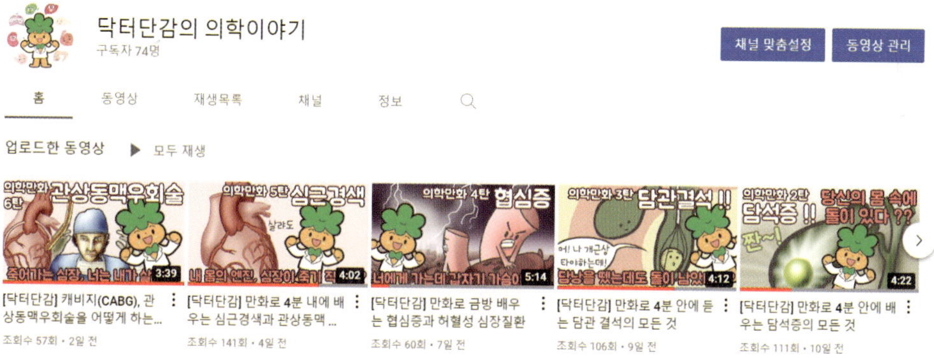

유튜브를 시작한지 10일 지난 2022년 9월 22일 유튜브채널의 상태. 1년쯤 뒤에 '그땐 그랬지'하며 혼자 흐뭇해할 수 있게 성장해있었으면 좋겠다라는 작은 바램을 가져봅니다.